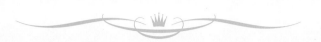

腹盆腔非脏器起源肿瘤CT诊断学

主编 高剑波 梁 盼

郑州大学出版社

图书在版编目(CIP)数据

腹盆腔非脏器起源肿瘤 CT 诊断学 / 高剑波，梁盼主编. -- 郑州 : 郑州大学出版社，2024.8
ISBN 978-7-5773-0347-5

Ⅰ.①腹…　Ⅱ.①高…②梁…　Ⅲ.①腹腔疾病 - 肿瘤 - 影像诊断　Ⅳ.①R735.04

中国国家版本馆 CIP 数据核字(2024)第 092851 号

腹盆腔非脏器起源肿瘤 CT 诊断学
FU-PENQIANG FEIZANGQI QIYUAN ZHONGLIU CT ZHENDUANXUE

选题策划	李振川	封面设计	苏永生
责任编辑	薛　晗	版式设计	苏永生
责任校对	张彦勤	责任监制	李瑞卿

出版发行	郑州大学出版社	地　址	郑州市大学路 40 号(450052)
出版人	卢纪富	网　址	http://www.zzup.cn
经　销	全国新华书店	发行电话	0371-66966070
印　刷	河南瑞之光印刷股份有限公司		
开　本	890 mm×1 240 mm　1 / 16		
印　张	13.75	字　数	429 千字
版　次	2024 年 8 月第 1 版	印　次	2024 年 8 月第 1 次印刷

书　号	ISBN 978-7-5773-0347-5	定　价:160.00 元	

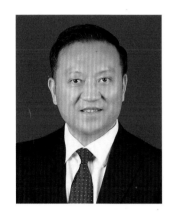

高剑波，医学博士、二级教授、主任医师、博士研究生导师，现任郑州大学第一临床医学院执行院长、首席专家，河南省影像重点学科第一学术带头人，曾任郑州大学第一附属医院副院长。还担任河南省消化肿瘤影像重点实验室主任，河南省国际联合影像重点实验室主任，河南省放射影像质量控制中心主任，河南省医学3D打印中心主任等。

学术任职：先后担任中华医学会影像技术分会第七、八届副主任委员，中华医学会放射学分会腹部专委会副主任委员，现任中国医师协会医学技术专业委员会副主任委员、中国医学装备协会放射影像装备分会会长、河南省医学会影像技术分会主任委员等多个学术职务。担任《中华放射学杂志》等国内外10余种专业学术期刊的常务编委、编委或审稿人。

学术成就：在国内外率先突破了功能CT精准诊断"四低技术（低辐射、低碘量、低浓度、低流速）"，构建了融功能CT成像和人工智能于一体的深度解析影像病理特征诊断新技术，创建了"充盈介质–四低扫描–体位模式–层级定量–能谱分析"等技术于一体的功能CT成像诊断消化系统疾病的新体系。先后主持完成各类科研项目30余项，其中主持完成国家自然科学基金面上项目3项，参与科技部课题2项，承担国家卫生健康委员会、国家工业和信息化部先进医疗装备应用示范项目2项，主持完成河南省杰出青年计划项目和河南省杰出人才基金项目各1项，获得河南省科学技术进步奖一等奖1项、二等奖6项。发表学术论文近600篇，其中SCI收录近100篇；获得国家级专利10余项。主编及参编医学影像学专著、教材20余部，其中担任总主编的"消化系统疾病X线/CT图文详解丛书（6册）"荣获2023年度国家出版基金项目。培养硕士研究生103名、博士研究生53名。

个人荣誉：享受国务院政府特殊津贴，为国家卫生计生突出贡献中青年专家。先后荣获第十三届中国医师奖、国之名医"卓越建树"以及河南省领军人才"中原名医"、河南省优秀专家、河南省高等学校教学名师、河南省优秀中青年骨干教师。河南省五一劳动奖章获得者。

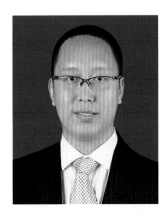

梁盼，医学博士、副主任医师、博士研究生导师，现为郑州大学第一附属医院放射科医生。2009年7月获得医学学士学位，2012年6月获得医学硕士学位，2016年7月郑州大学影像医学与核医学专业博士研究生毕业留校第一附属医院放射科工作迄今。

学术任职：现任河南省医学会影像技术分会青年委员、河南省医学会放射学分会青年委员以及河南省医学协会设备耗材管理分会委员等多个学术职务。担任郑州大学学报（医学版）青年编委。

学术成就：从事影像学医教研工作近10年，特别是在消化系统疾病影像诊断与新技术研究方面取得一些成绩。先后获得河南省科学技术进步奖一等奖1项、二等奖1项，中华医学会第22次全国放射学学术大会神经学组病例讨论第二名，中华放射学学术大会2018优秀论文奖，郑州大学第一附属医院"科技创新突出贡献奖"。先后主持完成各类科研项目7项，其中主持完成国家自然科学基金青年项目1项，课题负责人主持完成国家重点研发计划项目1项，主持河南省中青年卫生健康科技创新优秀青年人才培养项目1项，参与国家自然科学基金面上项目2项，国家卫生健康委员会、国家工业和信息化部先进医疗装备应用示范项目2项，其他省部级科研项目5项。作为第一或通讯作者发表SCI收录论文13篇，中华系列核心期刊论文4篇，其中作为委员及编写秘书，参与编写《胃癌影像学检查与诊断规范化流程专家共识（2022版）》；获得国家级专利3项。作为编委或秘书参编医学影像学专著、统编教材6部。目前已培养毕业硕士研究生2名、在读博士研究生1名。

个人荣誉：先后荣获河南省人力资源和社会保障厅嘉奖、郑州大学"三育人"先进个人。

作者名单

主　编	高剑波	梁　盼			
副主编	张永高	岳松伟	周志刚	吕培杰	柴亚如
编　委	胡申中	王会霞	李莉明	冯萌云	冯京京
	李培杰	苑倩倩	朱丽娜	朱兵兵	娄楚韵
	刘晨晨	路　昊	马雪妍	詹鹤凤	郭晓旭
	罗成龙	刘成枫	张容铭	胡志伟	程　铭
	赵曦瞳	刘　杰	许　歌	吕东博	杨芸晓
	李靖琳	高国超	雷丽敏	岳庆梅	陈云锦
	韩懿静	刘娜娜	黄文鹏	马雪研	

内容提要

　　本书主要分为 3 个部分，第 1 部分主要阐述了腹膜和腹腔间隙的解剖和生理基础，是准确定位诊断的前提；第 2 部分分享了常见腹盆腔非脏器起源肿瘤 CT 诊断与分析思路，包括定位诊断和定性诊断，参考征象包括病变数目、大小、形态、密度及强化特征，需多种征象综合分析；第 3 部分根据肿瘤起源，按照间叶组织源性肿瘤、神经源性肿瘤、泌尿生殖嵴源性肿瘤、其他源性肿瘤、囊肿性病变和继发性病变进行分章介绍，以典型病例图片为基础，结合其临床体征，对每种肿瘤的诊断要点进行总结归纳，并分析了相关的鉴别诊断疾病，具有较大的临床实用价值，有利于读者全面掌握各种类型肿瘤的诊断和鉴别。

前　言

腹盆腔非脏器起源肿瘤是指肿瘤位于腹盆腔,但并非实质脏器起源;其病种繁杂多样,且无法参照腹盆腔实质脏器肿瘤的特征,一直是临床诊断的难点。这类肿瘤通常体积较大,由于难以判断起源或者准确定位,定性诊断困难,一直困扰着影像科医生特别是基层影像科医生,严重影响下一步治疗策略的制定。

CT 具有覆盖范围广、图像客观的临床特征,其薄层图像和多种后处理成像技术(多平面重建、曲面重建、血管重建等)可对细节征象进行直观显示,对腹盆腔非脏器起源肿瘤的定位和定性诊断均有突出优势。腹盆腔结构复杂,脏腹膜和壁腹膜互相延续移行,形成的腔隙或结构在 CT 图像上常不能明确显示,造成部分非脏器起源肿瘤不易直接定位,需要根据腹盆腔脏器的位置、肿瘤与邻近器官的位置关系、推压移位等间接 CT 征象综合判断。不同腹盆腔非脏器起源肿瘤的好发部位存在差异,准确定位对肿瘤的定性诊断有辅助作用。

我们总结了常见腹盆腔非脏器起源肿瘤影像诊断的心得和体会,收集了各种类型腹盆腔非脏器起源肿瘤典型病例的临床和影像资料,分析了各种肿瘤影像诊断策略和经验,编写成《腹盆腔非脏器起源肿瘤 CT 诊断学》一书。本书主要分为 3 个部分,第 1 部分主要阐述了腹膜和腹腔间隙的解剖和生理基础,是准确定位诊断的前提;第 2 部分分享了常见腹盆腔非脏器起源肿瘤的

CT 诊断与分析思路;第 3 部分根据肿瘤起源,按照间叶组织源性肿瘤、神经源性肿瘤、泌尿生殖嵴源性肿瘤、其他源性肿瘤、囊肿性病变和继发性病变进行分章介绍,以典型病例图片为基础,结合其临床体征,对每种肿瘤的诊断要点进行总结归纳,并分析了相关的鉴别诊断疾病,具有较大的临床实用价值,有利于读者对各种类型肿瘤的诊断和鉴别的全面掌握。

虽然本书纳入了大量临床实际病例,并参阅了国内外最新的医学文献和相关资料,但腹盆腔非实质脏器肿瘤种类繁多,影像征象多样,同病异影和异病同影较为常见,某些病种较为少见,此书仅分享了编写者的临床诊断心得。希望此书的出版可以增强影像医师及临床医师对腹盆腔非实质脏器肿瘤的认识,在临床中遇到腹盆腔非实质脏器肿瘤时,能做出初步诊断和相关鉴别。限于编写者的认识和经验,书中观点如有不全面或不恰当之处,敬请广大读者批评和指正,以便再版时修订。

高剑波

2024 年 1 月

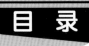

目 录

第 3 部分 临床篇

第 1 部分

基 础 篇

1

腹膜组织的胚胎及生理学

1.1 腹膜及体腔的发生

腹膜(peritoneum)是人体最大、最复杂的浆膜,薄而光滑,呈半透明状。据其覆盖位置不同分为壁腹膜和脏腹膜。壁腹膜覆盖于腹壁和盆壁的内侧面,由体壁的中胚层发育而来,而脏腹膜覆盖于腹腔和盆腔器官的表面,由脏壁的中胚层发育而来。

体腔包括心包腔、胸膜腔及腹膜腔,此处主要讲述腹膜腔。腹膜腔是壁腹膜与脏腹膜互相移行而形成的潜在的、不规则的腔隙。腹膜腔内含有少量浆液,有润滑作用。男性腹膜腔为完全密闭的腔隙,女性腹膜腔因为输卵管开口于腹膜腔而与腹腔相通,故女性生殖道感染可扩散至腹膜腔,引发腹膜炎。另外,腹膜还有吸收、防御、修复和再生、固定连接脏器等功能。

1.2 腹膜组织学结构及生理学

(1)组织学结构 腹膜由3层结构组成。一层为连续排列的扁平状间皮细胞。另一层为间皮细胞下的结缔组织,主要为细胞外基质等大分子物质构成的一层复杂的网络结构层,包括纤维连接蛋白、弹力蛋白、胶原蛋白、葡萄糖胺聚糖、成纤维细胞、巨噬细胞及肥大细胞。两者之间有一层基底膜,主要由Ⅳ型胶原、糖蛋白及蛋白多糖等组成,对间皮起支撑作用。

(2)生理学 间皮细胞为腹膜的主要组成成分,许多细胞组成一个单层细胞层覆盖整个细胞腔,形成一道机械屏障,避免微生物及间皮下组织暴露的侵袭。间质细胞除了充当细胞屏障的作用,还有润滑作用、溶质及液体的转运、调节腹膜中纤维蛋白溶解、促凝血活性、产生和重建细胞外基质、参与宿主的防御功能等。

2

腹膜的解剖学

2.1 腹膜与腹、盆腔器官的关系

基于腹膜覆盖腹腔和盆腔器官范围的不同,可分为腹膜内位、间位和外位器官。腹膜内位器官指几乎被腹膜覆盖全部表面的器官,如胃、十二指肠上部、空肠、回肠、盲肠、阑尾、横结肠、乙状结肠、卵巢、输卵管和脾等。腹膜间位器官指三面被腹膜覆盖,而另一面无腹膜的器官,如升结肠、降结肠、直肠上部、肝、胆囊、膀胱和子宫等。腹膜外位(后位)器官指仅前面被腹膜覆盖的器官,其余各面均无腹膜覆盖,如十二指肠降部和下部、直肠中部、胰腺、肾和输尿管等。

口诀:盲人上街乙栏横,鸡蛋未买回啤空,升降结肠直肠上,肝胆子宫和膀胱,十二水平十二降,直中输胰肾肾上。

注解:盲—盲肠;上—十二指肠上部;乙—乙状结肠;栏—阑尾;横—横结肠;鸡蛋—卵巢、输卵管;未—胃;回—回肠;啤—脾;空—空肠。

2.2 腹膜形成的结构和功能

腹膜由壁层向脏层移行,或由一器官移行于另一器官,构成双层腹膜结构。两层腹膜间常有神经、血管和淋巴管走行。根据其本身结构的特点和特定脏器的联系将腹膜分别命名为网膜、韧带和系膜。另外,腹膜在某一些特定的部位形成小而浅的隐窝、大而深的陷凹或在覆盖一些血管及韧带时向腹腔内形成隆起的皱襞。

(1)肝镰状韧带　呈镰状,一端起于脐以上的腹前壁正中线稍偏右侧和膈肌下方的壁腹膜,另一端连于肝膈面,外观上将肝分成左、右两叶。该韧带的游离下缘较肥厚,内含由脐至肝门的脐静脉索,特名为肝圆韧带(图2.1)。

(2)肝冠状韧带和左、右三角韧带　肝冠状韧带由膈肌下方的壁腹膜连于肝膈面的腹膜构成,呈冠状位,由前后两层构成。前层可视为镰状韧带的左、右两层分别向左、右侧的延续,后层则可理解为腹后壁的壁腹膜从膈下面向肝上面的反折。冠状韧带前、后两层之间有一定的距离,这部分的肝因无腹膜覆盖而被命名为肝裸区。在肝冠状韧带的左、右两端处,前后两层互相靠近形成左、右三角韧带。

(3)小网膜　是联系肝门与胃小弯、十二指肠上部之间的双层腹膜结构,呈冠状位。小网膜的左侧为肝胃韧带,系于肝门与胃小弯之间,内含胃左、右动静脉,胃上淋巴结和胃的神经等。右侧为肝十二指肠韧带,系于肝门与十二指肠上部之间,其游离右缘较肥厚,胆总管、肝固有动脉和门静脉走行其中。

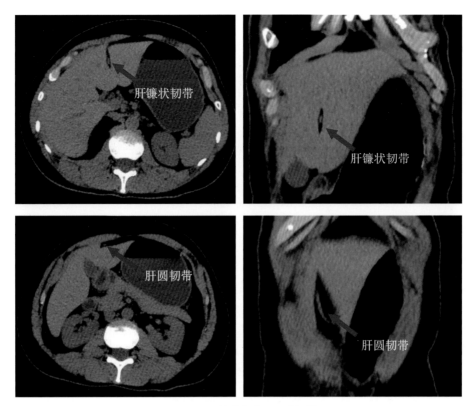

图 2.1　肝镰状韧带、肝圆韧带

（4）大网膜　由自胃大弯双层垂下至盆腔上口高度再向后上反折至横结肠的 4 层腹膜构成（图 2.2），呈围裙状遮于腹腔下部器官前方。其中前两层来自胃大弯下降至横结肠前方，汇合后称为胃结肠韧带，内有胃网膜血管走行。大网膜组织内含有吞噬细胞，执行重要的防御功能。当腹腔内器官发生炎症时，大网膜的游离部向病灶处移动，并包裹病灶以限制病灶蔓延。小儿大网膜较短，故当下腹部器官发生病变时，由于大网膜不能将病变区域包围局限，常导致弥漫性腹膜炎。

（5）胃脾韧带　为连于胃底部和脾门间的双层腹膜结构，与大网膜的左端相续，内含胃短动脉，为脾动脉向胃底的分支。

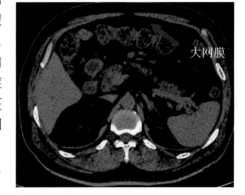

图 2.2　大网膜

（6）脾肾韧带和脾膈韧带　为系于脾门和左肾前面、脾门和膈肌的双层腹膜结构，其中反折至左肾前面的称为脾肾韧带。其上端部分附于膈肌，称为脾膈韧带。贲门、近贲门的胃底与膈肌之间的腹膜结构称为胃膈韧带。脾肾韧带内有脾血管走行，胰尾亦位于该韧带内。

（7）网膜囊和网膜孔　网膜囊是小网膜、胃后壁和腹后壁腹膜之间的扁窄间隙，又称为小腹膜腔，或 Winslow 囊。囊的前壁由上向下依次为小网膜、胃后壁的腹膜和胃结肠韧带；后壁是覆盖于胰腺、左肾和左侧肾上腺前方的腹后壁腹膜，下方还有横结肠及其系膜；上壁为膈肌下面的腹膜和肝尾叶；下壁为大网膜前两层与后两层的愈合部；左壁为脾、胃脾韧带、脾肾韧带和脾膈韧带；右侧借网膜孔与大腹膜腔相通。网膜孔（又称 Winslow 孔）上界为肝尾状叶，下界为十二指肠球部，前界为肝十二指肠韧带游离缘，后界为覆盖下腔静脉的腹后壁腹膜。

（8）小肠系膜　将空肠、回肠连于腹后壁的双层腹膜结构称为小肠系膜（图 2.3），呈扇形，附着于肠壁的一缘与小肠长度一致，而另一端附于腹后壁，长度仅 15 cm 左右，称为肠系膜根部。系膜的两层间有小肠血管及其分支、淋巴管和神经走行，并含有脂肪和淋巴结。

（9）阑尾系膜　呈三角形，将阑尾系于小肠系膜下端。在其游离缘中有阑尾血管走行。

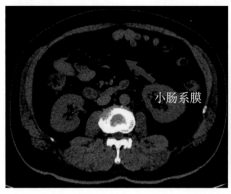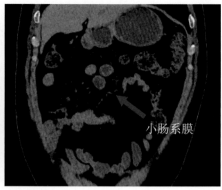

图2.3　小肠系膜

（10）十二指肠悬韧带（又叫 Treitz 韧带）　是横结肠系膜根与十二指肠空肠曲之间的腹膜皱襞，内含十二指肠悬肌。该肌由纤维和结缔组织构成，起于右膈肌脚，止于十二指肠空肠曲上部的后面，有悬吊固定十二指肠空肠曲的作用。手术时常以此韧带作为判定空肠起端的标志。

（11）横结肠系膜　将横结肠系于腹后壁，系膜根为横位，右端起自结肠肝曲，向左依次横过右肾、十二指肠降部、胰头、胰体、左肾至结肠脾曲（图2.4）。通常以横结肠系膜根部为标志将腹膜腔划分为结肠上区和结肠下区。此外，由膈肌连至结肠脾曲的腹膜皱襞称为膈结肠韧带，对脾起承托作用。

（12）乙状结肠系膜　位于左髂窝，将乙状结肠系于盆壁（图2.4）。系膜根部附着于左髂窝和骨盆的左后壁，内含乙状结肠的血管、淋巴管、淋巴结和神经等。由于乙状结肠活动度较大，加之系膜较长，故而易发生系膜扭转导致肠梗阻。

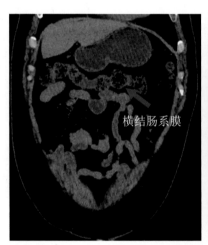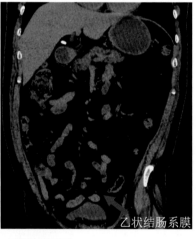

图2.4　横结肠、乙状结肠系膜

（13）腹后壁的隐窝　包括在十二指肠空肠曲左侧的十二指肠空肠隐窝，在回肠与盲肠的连接处有位于回肠上、下方的回盲上、下隐窝和位于盲肠后方的盲肠后隐窝（图2.5），在乙状结肠系膜根左侧的乙状结肠间隐窝等。这些隐窝一般均较浅，但腹腔病变时易积存残余的血液、脓液，术中冲洗腹腔时应予注意。在肝右叶后缘与右肾、结肠右曲之间有较大的隐窝叫肝肾隐窝（图2.5），仰卧位时是腹腔最低部位，上腹部的脓液及渗出液多聚积在此处。

（14）盆腔的陷凹　在男性膀胱与直肠之间有大而深的膀胱直肠陷凹。由于女性子宫存在于直肠和膀胱的中间，在子宫与膀胱、子宫与直肠间各形成一个陷凹，前者较小而浅叫作膀胱子宫陷凹；后者大而深叫作直肠子宫陷凹（又称 Douglas 陷窝），陷凹的底部与阴道后壁上份相邻，腹膜渗出液、脓、血等因重力作用常积存于此处，可经阴道后壁穿刺抽取。在直肠子宫陷凹的两侧腹膜形成自子宫颈后方，连至骶骨前面的弧形皱襞，称为直肠子宫襞（图2.6）。

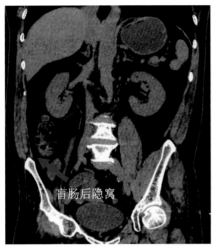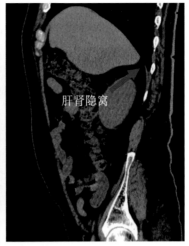

图2.5 盲肠后隐窝、肝肾隐窝

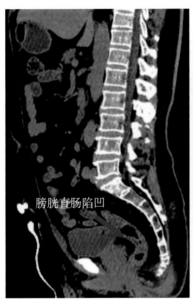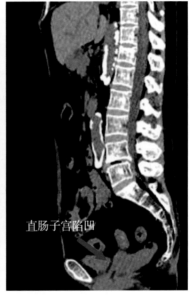

图2.6 膀胱直肠陷凹及直肠子宫陷凹

(15) 腹前壁下份的腹膜皱襞和窝 腹前壁下份从内面观形成5条向脐部集中纵行的皱襞,它们是位于正中的脐正中襞;位于脐正中襞两侧成对的脐内侧襞;最外侧的一对脐外侧襞。脐正中襞是胚胎时期脐管闭锁形成的脐正中韧带,其表面覆以腹膜而形成;脐内侧襞内含有闭锁的脐动脉的远侧段;脐外侧襞内含腹壁下动脉,故又名腹壁下动脉襞。5条皱襞在膀胱上方和腹股沟韧带上方形成三对浅凹,由内侧向外侧依次是膀胱上窝、腹股沟内侧窝和腹股沟外侧窝,腹股沟内侧窝和腹股沟三角位置相当,与腹股沟管浅环相对;腹股沟外侧窝则与腹股沟管深环相对。此外,在腹股沟内侧窝的下方隔着腹股沟韧带还有一个浅凹,称为股窝,为股环覆以腹膜而形成。

腹膜具有减少摩擦、分泌和吸收、支持和保护、防御和修复等功能。正常情况下,腹膜腔内含有少量浆液,能润滑腹膜表面,减少内脏器官活动时的摩擦。腹膜含有丰富的毛细血管及淋巴管,能吸收大量等渗液、血液或空气。现认为间皮具有吞噬能力,浆液内还含有游走的巨噬细胞,可自由进出腹膜腔与周围组织之间,起一定防御作用。腹膜有很强的修复能力,结缔组织可修复因缺氧或其他原因引起的损伤。

2.3 腹膜的血管、淋巴管及神经

腹膜下层的脂肪组织中有丰富的血管网、淋巴管网和神经末梢。腹膜的动脉来自肋间动脉和腹主动脉的分支。静脉血则回流到门静脉和下腔静脉。腹膜的淋巴液先引流入腹部淋巴结,再汇合于胸导管。壁腹膜系由第 6~12 肋间神经及第 1 腰神经的分支所支配。脏腹膜系由交感神经及迷走神经分支支配。壁腹膜神经属于周围神经,对痛觉敏感,定位准确。当壁腹膜受刺激时,可引起腹肌反射性收缩和反射性腹肌紧张,如腹膜炎时可引起腹膜刺激征。脏腹膜属于内脏神经,痛觉定位较差,但对牵拉、膨胀、压迫等刺激敏感,通常表现为腹部钝痛,重度刺激时可引起心率变慢、血压下降和肠麻痹。

2.4 腹膜腔的分区

以横结肠系膜为界将腹膜腔分为上、下两大部分:结肠上区和结肠下区。结肠上区以膈下间隙或肝为界分为肝上间隙和肝下间隙。肝上间隙又以镰状韧带为界分为左肝上间隙和右肝上间隙。左肝上间隙以冠状韧带分为其前方的左肝上前间隙和后方的左肝上后间隙。右肝上间隙以冠状韧带划分为右肝上前间隙、右肝上后间隙。冠状韧带前、后层之间的肝裸区称腹膜外间隙。肝下间隙指位于肝下方的间隙,借肝圆韧带分左肝下间隙和右肝下间隙(肝肾隐窝)。左肝下间隙又以小网膜和胃为界分为前方的左肝下前间隙和后方的左肝下后间隙,后者即网膜囊。结肠下区被小肠系膜进一步分为左、右两部分,两侧分别有位于升、降结肠系膜外侧的左、右结肠旁沟及小肠系膜与升、降结肠之间的左、右肠系膜窦(图 2.7)。

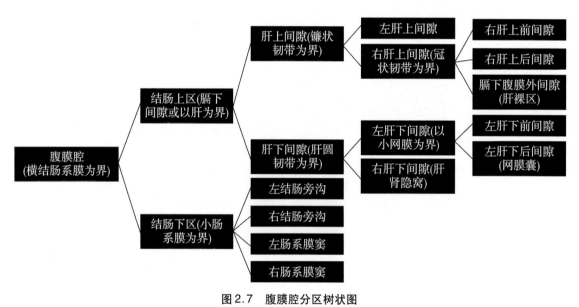

图 2.7 腹膜腔分区树状图

参考文献

[1]顾晓松.系统解剖学[M].2 版.北京:科学出版社,2012.

[2]马军,骆降喜.人体解剖学[M].武汉:湖北科学技术出版社,2014.

[3]漆德芳.腹膜及腹膜后间隙疾病[M].北京:清华大学出版社,2015.

[4]张绍祥.局部解剖学[M].3 版.北京:人民卫生出版社,2015.

[5]STANDRING S.格氏解剖学[M].41 版.丁子海,译.济南:山东科学技术出版社,2017.

[6]丁文龙,刘学政.系统解剖学[M].9 版.北京:人民卫生出版社,2018.

[7]薛利芳.腹膜后肿瘤疑难病例解析[M].北京:北京大学出版社,2020.

第 **2** 部分

诊 断 篇

3

腹盆腔 CT 检查基础

3.1 腹腔及腹膜后间隙解剖

腹膜为覆盖于腹、盆腔壁内和腹、盆腔脏器表面的一层薄而光滑的浆膜,呈半透明状。衬于腹、盆腔壁内的腹膜称为壁腹膜(parietal peritoneum)或腹膜壁层,由壁腹膜返折并覆盖于腹、盆腔脏器表面的腹膜称为脏腹膜或腹膜脏层。壁腹膜和脏腹膜互相延续、移行共同围成不规则的潜在性腔隙,称为腹膜腔,腔内仅有少量浆液。男性腹膜腔为一封闭的腔隙,女性腹膜腔则借输卵管腹腔口经输卵管子宫阴道与外界相通。

腹膜具有分泌、吸收、保护、支持、修复和固定脏器等功能。①分泌少量浆液(正常情况下维持在100~200 mL),可润滑、减少摩擦。②一般认为,上腹部特别是膈下区的腹膜吸收能力较强,因此,腹腔炎症或手术后的患者多采取半卧位,使有害液体流至下腹部,以减缓腹膜对有害物质的吸收。③具有防御功能,腹膜和腹膜腔内浆液中含有大量巨噬细胞,可吞噬细菌和有害物质。④腹膜有较强的修复和再生能力,所分泌的浆液中含有纤维素,其粘连作用可促进伤口的愈合和炎症的局限化,但若手术操作粗暴或腹膜在空气中暴露过久,也可因此作用而造成肠祥纤维性粘连等后遗症。

3.1.1 腹膜形成的间隙结构

壁腹膜与脏腹膜之间,或脏腹膜之间互相返折移行,形成许多结构。这些结构不仅对器官起着连接和固定的作用,也是血管、神经等进入脏器的途径。

(1)网膜囊和网膜孔 网膜是与胃小弯和胃大弯相连的双层腹膜皱襞,两层间有血管、神经、淋巴管和结缔组织等,包括小网膜和大网膜。网膜囊是小网膜和胃后壁与腹后壁的腹膜之间的一个扁窄间隙,又称小腹膜腔,为腹膜腔的一部分。网膜囊借肝十二指肠韧带后方的网膜孔与腹膜腔相交通。网膜囊有6个壁:前壁为小网膜、胃后壁的腹膜和胃结肠韧带;后壁为横结肠及其系膜以及覆盖在胰、左肾、左肾上腺等处的腹膜;上壁为肝尾状叶和膈下方的腹膜;下壁为大网膜前、后两层的愈着处;左侧为脾、胃脾韧带和脾肾韧带;右侧借网膜孔通腹膜腔的其余部分。

网膜囊(omental sac)是腹膜腔的一个盲囊,位置较深,周邻关系复杂,会和有关器官的病变相互影响。当胃后壁穿孔或某些炎症导致网膜囊内积液(脓)时,早期常局限于囊内,给诊断带来一定困难,或因体位变化,经网膜孔流到腹膜腔的其他部位,引起炎症扩散(图3.1)。

网膜孔(omental foramen)又称 Winslow 孔,高度平第 12 胸椎至第 2 腰椎椎体,可容纳 1~2 横指。上界为肝尾状叶,下界为十二指肠上部,前界为肝十二指肠韧带,后界为覆盖在下腔静脉表面的腹膜。

(2)腹膜襞、腹膜隐窝和陷凹 脏器之间或脏器与腹、盆壁之间的腹膜形成的隆起称腹膜襞,其深部常有血管走行。在腹膜襞之间或腹膜襞与腹、盆壁之间形成的凹陷称为腹膜隐窝,较大的隐窝称陷凹。

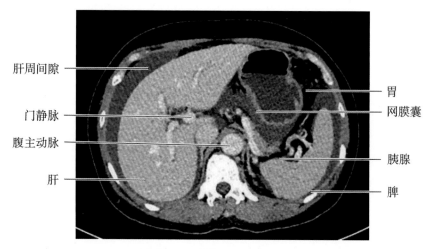

图 3.1　网膜囊(经肝门层面)

1)腹后壁的腹膜襞和隐窝:皱襞和隐窝的大小、深浅和形态,个体间差异甚大,发达处常是内疝的好发部位。常见的有位于十二指肠升部左侧的十二指肠上襞及其深面的十二指肠上隐窝(我国出现率为50%),十二指肠上隐窝开口朝下,与十二指肠下襞深面的十二指肠下隐窝(我国出现率为75%)开口相对。盲肠后隐窝位于盲肠后方,盲肠后位阑尾常位于其内。乙状结肠间隐窝位于乙状结肠左后方,乙状结肠系膜与腹后壁之间,其后壁内有左输尿管通过。肝肾隐窝位于肝右叶与右肾之间,仰卧位时,是腹膜腔的最低部位。

2)腹前壁的腹膜襞和隐窝:腹前壁内面的5条腹膜襞均位于脐下。脐正中襞是连于脐与膀胱尖之间的腹膜襞,内含胚胎时期的脐尿管闭锁后形成的脐正中韧带。脐内侧襞位于脐正中襞的两侧,左右各一,内含脐动脉闭锁后形成的脐内侧韧带。脐外侧襞又称腹壁动脉襞,左右各一,位于脐内侧襞的外侧,内含腹壁下动脉和静脉。腹股沟韧带上方,上述5条腹膜襞之间形成了3对浅凹,由中线向外侧依次为膀胱上窝、腹股沟内侧窝以及腹股沟外侧窝,腹股沟内侧窝和外侧窝分别与腹股沟管浅环和深环的位置相对应。与腹股沟内侧窝相对应的腹股沟韧带的下方有一浅凹,称为股凹,是股疝的好发部位。

3)腹膜陷凹:主要的腹膜陷凹位于盆腔内,为腹膜在盆腔脏器之间移行返折形成。男性在膀胱与直肠之间有膀胱直肠陷凹。女性在膀胱与子宫之间有膀胱子宫陷凹,在直肠与子宫之间有直肠子宫陷凹,后者又称 Douglas 腔,较深,与阴道后穹隆之间仅隔以阴道后壁和腹膜。站立或坐位时,男性的膀胱直肠陷凹、女性的直肠子宫陷凹是腹膜腔的最低部位,故腹膜腔内的积液多聚积于此(图 3.2)。临床上可进行直肠穿刺和阴道后穹隆穿刺以进行诊断和治疗。

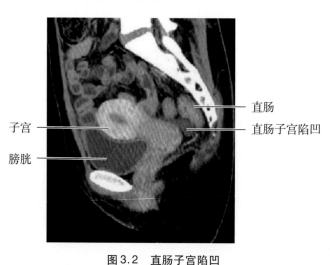

图 3.2　直肠子宫陷凹

3.1.2　腹膜腔的分区与间隙

腹膜腔借横结肠与横结肠系膜分为结肠上区（supracolic compartment）与结肠下区（infracolic compartment）。

（1）结肠上区　结肠上区又称膈下间隙，为膈与横结肠及其系膜之间的区域。由于肝的存在，可划分为肝上间隙与肝下间隙。存在积液的情况下，间隙的显示更加清晰（图3.3、图3.4）。

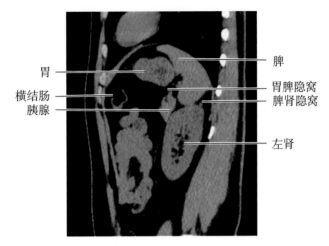

图3.3　结肠上区间隙（经左肾矢状面）

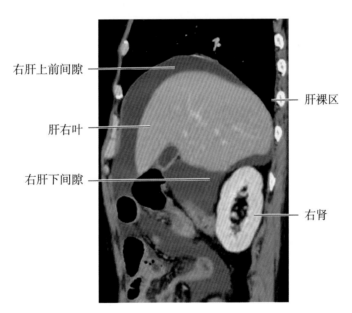

图3.4　结肠上区间隙（经右肾矢状面）

1）肝上间隙：指肝膈面的腹膜与膈下面的腹膜之间的间隙。肝上间隙借镰状韧带分隔为左肝上间隙与右肝上间隙。后者位于镰状韧带右侧、右冠状韧带上层前方。前者位于镰状韧带左侧，左冠状韧带再将其划分为前、后两部即左冠状韧带前层前方的左肝上前间隙和左冠状韧带后层后方的左肝上后间隙。冠状韧带两层间的裸区与膈之间称膈下腹膜外间隙，此隙主要位于右肝的后方（图3.5）。

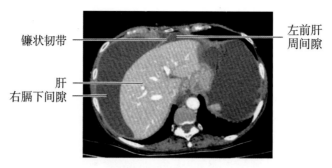

图3.5　肝上间隙

2）肝下间隙：则指肝脏面的腹膜同横结肠表面的腹膜及横结肠系膜之间的间隙。亦借镰状韧带与肝圆韧带划分为左肝下间隙与右肝下间隙，前者再借小网膜分为左肝下前间隙与左肝下后间隙，左肝下前间隙介于肝左叶脏面腹膜与小网膜、胃前壁腹膜之间，左肝下后间隙即网膜囊；右肝下间隙亦称肝肾隐窝，介于肝右叶脏面腹膜与右肾、右肾上腺表面腹膜之间，上界为右冠状韧带之下层，通过网膜孔与左肝下后间隙交通，并可向下与结肠下区之右结肠旁沟相通，右肝下间隙在人体仰卧时是腹膜腔的最低部位，如腹膜腔内有积脓、积液应避免这种体位，以免脓液积聚于此隐窝。

上述7个间隙中，任何一个发生脓肿时，均称膈下脓肿，其中以肝上、下间隙脓肿较为多见。膈下腹膜外间隙常为肝穿刺行肝内胆管造影术进针的部位。

（2）结肠下区　结肠下区为横结肠及其系膜与盆地上面之间的区域，包括左、右结肠旁沟与左右肠系膜窦4个间隙（图3.6）。

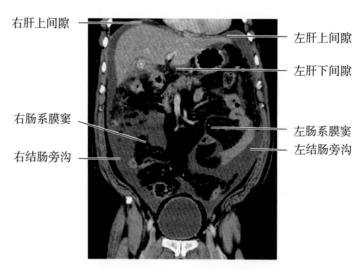

图3.6　结肠下区间隙

1）结肠旁沟：左结肠旁沟位于降结肠左侧壁脏腹膜与左侧腹壁的壁腹膜之间，其上方因有左膈结肠韧带而不与膈下间隙交通，向下则经左髂窝、小骨盆上口与腹膜腔盆部相交通。右结肠旁沟位于升结肠右侧壁脏腹膜与右侧腹壁的壁腹膜之间，因右膈结肠韧带发育差或缺失（不发育）而向上同肝肾隐窝交通，其下份亦经右髂窝和小骨盆上口同腹膜腔之盆部交通。

2）肠系膜窦：左肠系膜窦为肠系膜根左侧之腹膜同降结肠右侧壁之腹膜之间的斜方形间隙，此窦上界为横结肠表面腹膜与横结肠系膜之左侧半的腹膜，下界为乙状结肠及其系膜之腹膜，后界为腹后壁之壁腹膜，向下与腹膜腔盆部相通，如有积液可沿乙状结肠向下流入盆腔。右肠系膜窦则位于肠系膜根右侧与升结肠左侧壁腹膜之间的三角形间隙，上界为横结肠及其系膜右侧半的腹膜，后界亦为腹后壁壁腹膜，此窦下方有回肠末端相隔，故间隙内的炎性渗出物常积存于局部，向下不能直接通向盆腔。

3.1.3 腹膜后间隙解剖

腹膜后间隙(retroperitoneal space)是壁腹膜和腹横筋膜之间的解剖间隙及其解剖结构的总称,是充满脂肪、结缔组织和筋膜的潜在间隙。其前界为壁腹膜,后界为腰大肌和腰方肌筋膜,上界为横膈,下达盆底筋膜,两侧为侧锥筋膜。腹膜后间隙以肾前筋膜和肾后筋膜为分界线,将腹膜后间隙分为肾旁前间隙、肾周间隙和肾旁后间隙。

(1)肾旁前间隙 是后腹膜与肾前筋膜之间的区域,侧方为侧锥筋膜;此间隙向上延伸至肝裸区,向下经髂窝与盆腔腹膜后间隙相通。其内包括升、降结肠,十二指肠和胰腺(图3.7)。

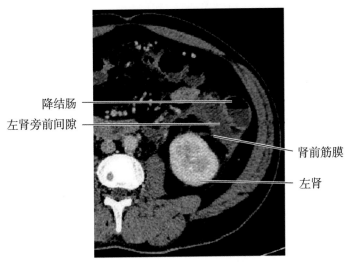

图3.7 左肾旁前间隙

(2)肾周间隙 为肾前筋膜与肾后筋膜之间的区域,向上与横膈相附着,外侧与侧锥筋膜相融,下方肾筋膜前后两层与髂筋膜及输尿管周围的结缔组织疏松融合或相连,因此,此间隙下部与髂窝相通;肾前筋膜越过主动脉和下腔静脉的前方与对侧肾前筋膜连续,肾后筋膜向后内附着于腰椎体。其内包括肾、输尿管、肾上腺及其周围脂肪(脂肪囊)(图3.8)。

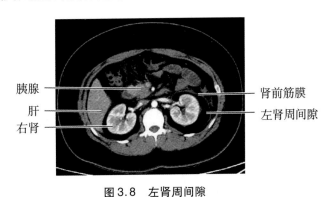

图3.8 左肾周间隙

(3)肾旁后间隙 是位于肾后筋膜与覆盖腰大肌和腰方肌前面的髂腰筋膜之间的区域,内部为脂肪组织、腰交感神经干、乳糜池和淋巴结等,无脏器结构(图3.9)。

(4)腹膜后间隙之间的交通 尽管腹膜后3个间隙解剖上是完整的,但它们之间存在潜在的交通,一个间隙的病变可波及另外的间隙。

主要包括以下方式:同侧的3个腹膜后间隙在髂嵴平面下潜在相通;两侧的肾旁前间隙在中线潜在相通。两侧的肾周间隙在中线是否相通,存在争议,多数人认为潜在相通;两侧的肾旁后间隙中线不相通,但通过腹前壁的腹膜外脂肪层使两侧在前方潜在相通;另外,盆腔的病变可直接蔓延至腹膜后3个

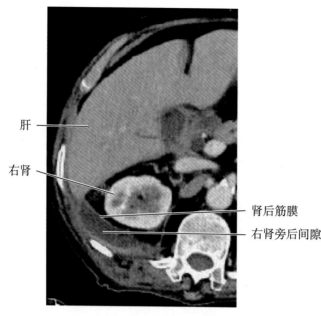

图 3.9　右肾旁后间隙

间隙,直肠、乙状结肠的病变也容易波及腹膜后间隙;任何一个间隙的病变,可因为脓液、胰腺消化酶的作用或肿瘤的侵蚀、破坏筋膜的屏障作用而直接侵犯其他间隙。

3.2　CT 断面解剖

3.2.1　腹盆部 CT 断面解剖

(1)腹部　位于胸部与盆部之间,分为腹壁和腹腔及其内脏器两部分,上方借膈连于胸部,下方经骨盆上口连通盆腔。腹腔可分为结肠上区、结肠下区和腹膜后隙 3 部分,腹腔内的器官众多,但其分布具有一定的规律性。消化系统的绝大多数器官位于前部。泌尿系统的器官、血管、神经及淋巴组织分布于腹膜后隙。消化系统包括消化道和消化腺。消化道包括口腔、咽、食管、胃、小肠(十二指肠、空肠、回肠)和大肠(盲肠、阑尾、结肠、直肠、肛门)等部。临床上常把口腔到十二指肠的这一段称上消化道,空肠以下的部分称下消化道。消化腺有小消化腺和大消化腺两种。小消化腺散在于消化管各部的管壁内,大消化腺有 3 对唾液腺(腮腺、下颌下腺、舌下腺)、肝和胰。消化系统是人体八大系统之一。在消化系统,除食管、直肠下端、肝裸区和部分肠道外,均被覆有腹膜而居于腹膜腔内。泌尿系统是人体代谢产物的重要排泄途径,还能调节水、盐代谢和酸碱平衡,并产生多种具有生物活性的物质,对维持机体内环境的稳定有重要作用。泌尿系统由肾、输尿管、膀胱和尿道组成。

(2)盆腔　位于躯干的下部,可分为盆部和会阴。前面以耻骨联合上缘、耻骨结节和髂嵴前份与腹部为界,后面以髂嵴后份和髂后上棘至尾骨尖的连线与腰区及骶尾区分界。盆部由盆壁、盆腔及盆腔脏器组成。盆壁和盆底围成盆腔,容纳消化器官、泌尿器官的下段及内生殖器等。盆腔脏器分属泌尿系统、生殖系统和消化系统。男、女性的盆腔器官虽有差异,但大致排列形式一致,它们在盆内大致的排列关系是:泌尿系统器官在前,消化系统器官在后,而生殖系统器官基本上位于二者之间。会阴部构成体腔的下壁,具有承托、保护盆腔脏器和控制管道的开闭功能等。

3.2.2　腹腔 CT 断面解剖

依据腹腔脏器的配布特点,腹部可分为上、下腹部。上腹部主要有肝、脾、胰、肾、肾上腺等实质脏器和胃等空腔脏器,下腹部主要是肠管等空腔脏器。

（1）经第二肝门的 CT 横断层面　腹部横断层面内的器官结构由胸腔脏器和腹腔脏器共同组成。膈呈环状，包绕腹腔内的肝和胃，其外周为胸腔脏器。膈后方的左、右肺下叶呈新月形，其周缘的腔隙为胸膜腔。肝位于腹腔内脏器的右侧，并越过中线伸向左侧；肝内的肝左、中间、右静脉均呈长条状，三大肝静脉出肝注入下腔静脉处即第二肝门。胃底位于腹腔脏器的左侧，与肝之间的器官结构有食管、胸主动脉。在 CT 增强图像上，肝左、中间、右静脉显示良好，可作为确定肝裂和划分肝段的标志性结构（图 3.10）。

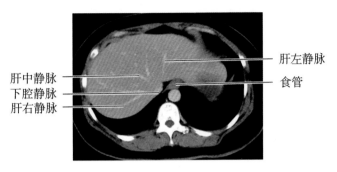

图 3.10　经第二肝门的 CT 横断层面

（2）经第 11 椎体下份的 CT 横断层面　腹部横断层面内的胸腔脏器基本消失。腹腔脏器的肝、胃和脾的断面逐渐增大。静脉韧带裂位于下腔静脉的左前方，与下腔静脉之间的肝组织为肝尾状叶。胃和脾位于腹腔脏器的左侧，CT 图像上，脾呈均匀的软组织密度影，略低于肝密度；脾内动、静脉分支细小，密度与脾实质相差不大，因此不易显示。在 CT 增强图像上，动脉期即开始强化，但强化不均匀，周围的皮质强化高于中央的髓质，呈"花斑脾"；在门脉期和实质期，脾呈均匀强化，其强化程度常高于肝（图 3.11）。

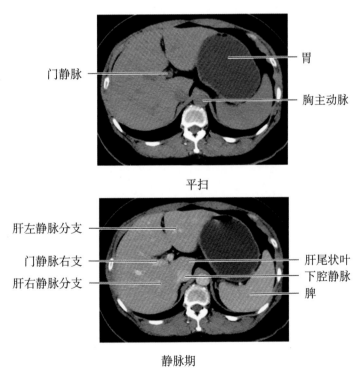

图 3.11　经第 11 椎体下份的 CT 横断层面

（3）经脾门 CT 的横断层面　腹腔内的脏器自右向左为肝、胃、结肠左曲和脾。肝内的肝门静脉左、右支较上一层面稍增粗，与静脉韧带裂、下腔静脉之间为肝尾状叶。胃位于脾与结肠左曲之间，胃体已基本消失。脾贴附于胸壁内面，其脏面有脾动、静脉出入，此处即为脾门。左肾上极的断面出现，位于脾和脊柱之间;左肾上腺位于左肾、脾和膈之间的三角形区域内,此区域为左肾上腺三角,是横断层影像上寻找左肾上腺的标志。右肾上腺位于脊柱右侧的下腔静脉与膈之间,较左肾上腺小(图3.12)。

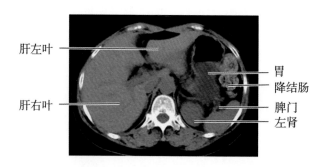

图3.12　经脾门CT的横断层面

　　(4)经幽门的CT横断层面　腹腔内的脏器以中线为界分为左、右侧区。右侧区内主要有肝及肝外胆道,左侧区内的主要器官结构自前向后为肝右叶、胆囊、幽门、胰、降结肠、脾和左肾。胆囊位于肝面的胆囊窝内,其左侧可见肝蒂内的胆总管、肝固有动脉和肝门静脉的断面;在CT图像上,肝门静脉与十二指肠上部之间是寻找胆总管的可靠部位。下腔静脉位于脊柱的前方。幽门位于腹腔脏器的左侧,其向右侧与十二指肠球部相连。胰位于幽门和降结肠的后方,呈横行的条带状。胰与幽门之间的腔隙为网膜囊,向右侧通过门腔间隙与腹膜腔相通。左肾和左肾上腺贴于腹后壁,与前方的胰、脾相邻(图3.13)。

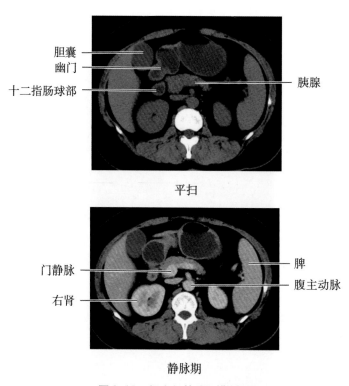

平扫

静脉期

图3.13　经幽门的CT横断层面

　　(5)经十二指肠水平部中份的CT横断层面　腹腔脏器内的右侧区主要为肝、升结肠和右肾,左侧区主要为空肠、降结肠和左肾。胰腺、十二指肠下曲和十二指肠水平部位于第2腰椎体的前方。左、右肾位于脊柱两侧,其前内侧均可见输尿管的断面。肠系膜上动、静脉既是胰颈、钩突和左肾静脉的识别标志,又有助于辨认肠系膜根的起始部(图3.14)。

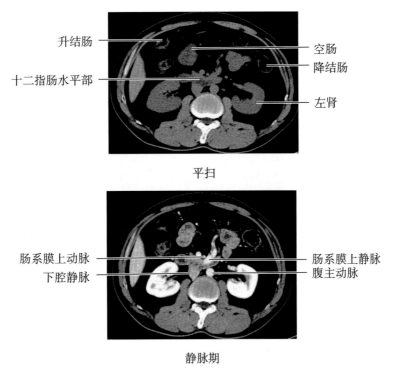

平扫

静脉期

图3.14　经十二指肠水平部中份的CT横断层面

（6）经第3腰椎的CT横断层面　腹腔脏器内的右侧区主要为回肠、升结肠和右肾,左侧区主要为左肾、空肠、降结肠和大网膜等。肠系膜及肠系膜根位于第2、3腰椎间盘的前方,二者之间有较粗大的下腔静脉和腹主动脉。空肠和回肠分别位于肠系膜的左、右侧,空肠壁厚、褶皱多,回肠壁薄、褶皱少（图3.15）。

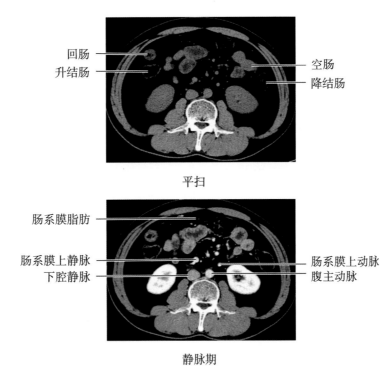

平扫

静脉期

图3.15　经第3腰椎的CT横断层面

（7）经第 3、4 腰椎间盘的 CT 横断层面　腹腔内脏器的右侧区主要为右肾、升结肠和回肠及肠系膜，左侧区主要为左肾、降结肠和空肠及肠系膜。升结肠的断面较大，位于回肠的后方。空肠与其右侧的肠系膜相连（图 3.16）。

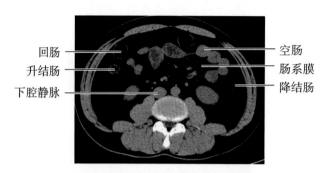

图 3.16　经第 3、4 腰椎间盘的 CT 横断层面

（8）经第 4、5 腰椎间盘的 CT 横断层面　腹腔内脏器的右侧区主要为升结肠和回肠及其肠系膜，左侧区主要为降结肠和空肠及其肠系膜。空、回肠的断面较上一层面减少，肠系膜的厚度和数量也相应减少。升结肠位于回肠的后方。腹主动脉位于第 4 腰椎椎体前方，其右侧有下腔静脉伴行（图 3.17）。

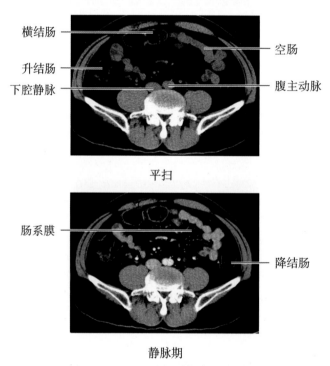

平扫

静脉期

图 3.17　经第 4、5 腰椎间盘的 CT 横断层面

（9）经第 5 腰椎、第 1 骶椎椎间盘的 CT 横断层面　腹腔内脏器的右侧区主要为升结肠、回肠及其肠系膜，左侧区主要为乙状结肠、空肠及其肠系膜。乙状结肠移至层面的左前部，与腹前壁相邻，经乙状结肠系膜连于腹后壁。空肠和回肠分别位于层面的左、右部，经肠系膜连于腹后壁。升结肠位于回肠的后方，贴于腹后壁。左髂总静脉和髂内、外动脉位于第 5 腰椎的左前方，右髂总动静脉和髂内、外动脉位于第 5 腰椎的右前方，左、右髂血管均走行于腰大肌前内侧的腹膜后隙内（图 3.18）。

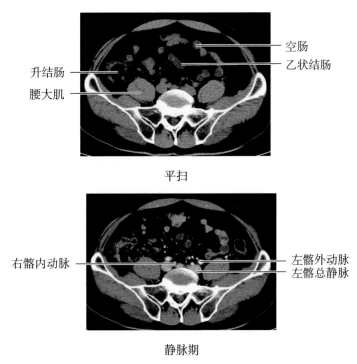

平扫

静脉期

图 3.18　经第 5 腰椎、第 1 骶椎椎间盘的 CT 横断层面

3.2.3　盆会阴部 CT 横断层解剖

（1）经第 1 骶椎的 CT 横断层面　此断面为盆会阴部的第 1 段区。髂骨翼呈"S"形,其内侧稍凹陷形成髂窝。盆腔内脏器主要为肠管和紧贴于盆壁的血管、神经,前部的肠管自右向左分别为盲肠、回肠和降结肠,后部是乙状结肠和空肠。髂总动脉通常于骶岬水平分为髂内外动脉。髂总静脉多位于髂总动脉分叉处下方,周围分布丰富的淋巴组织,盆腔脏器肿瘤多转移至此。输尿管走行于腰大肌旁。CT 平扫时输尿管呈点状软组织影,不易分辨。增强后,在排泄期输尿管内充满对比剂而呈高密度影(图 3.19)。

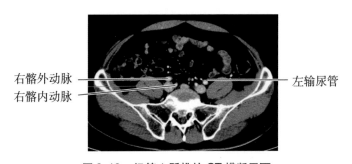

图 3.19　经第 1 骶椎的 CT 横断层面

（2）经第 2 骶椎的 CT 横断层面　断面中第 2 骶椎椎体与两侧骶骨翼的前缘均变得平直,两者之间可见骶前孔,其内容纳脂肪组织及骶神经前支,在骶翼与髂骨翼之间为骶髂关节,关节面较上一层面增大。盆腔的左右径较上一层面明显缩短,前后径增大。盆腔内脏器的前部由右向左分别为回肠、空肠和降结肠,后部是乙状结肠。男性的髂骨翼前部弓形伸向前外侧,女性则平直伸向前外侧。第 2 骶椎下缘层面,骶翼与髂骨翼间的骶髂关节断面增至最大。髂骨翼前端为髂前上棘(图 3.20)。

（3）经第 3 骶椎的 CT 横断层面　由第 3 骶椎构成的小骨盆后壁进一步凹陷,骶翼缩小,与椎体之间的骶后孔内可见脂肪组织及第 3 骶神经。骶翼与两侧的髂骨翼之间为骶髂关节。在第 3 骶椎前方出现梨状肌。髂内外动脉及输尿管等分别分布于髂腰肌和髂骨翼内侧的盆腹膜壁层深面。盆腔内,乙状

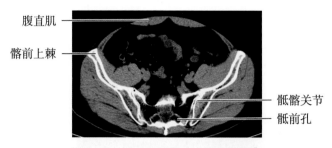

图 3.20　经第 2 骶椎的 CT 横断层面

结肠由左前向后转至第 3 骶椎前方,移行为直肠。女性子宫底位于断面中央,两侧为子宫阔韧带和卵巢。盆腔内脏器包含回肠、乙状结肠、子宫卵巢(女性)(图 3.21)。

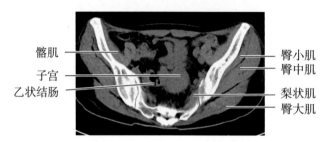

图 3.21　经第 3 骶椎的 CT 横断层面

(4)经第 4 骶椎的 CT 横断层面　盆腔侧壁由前向后分别由髂腰肌、闭孔内肌和梨状肌构成。女性子宫体断面两侧为卵巢及子宫阔韧带。骶椎前方为梨状肌。盆腔内右前方为回肠,中间为膀胱、子宫卵巢(女性)及输尿管,后方为直肠(图 3.22)。

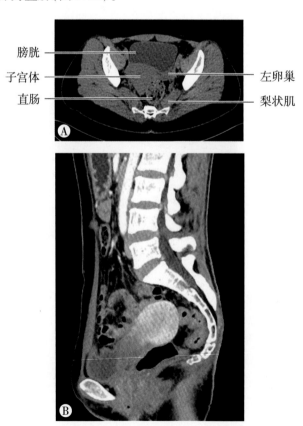

图 3.22　经第 4 骶椎的 CT 横断层面(A)及矢状位层面(B)

（5）经第5骶椎的CT横断层面　髂骨体的内侧为闭孔内肌,其后方与第5骶椎之间为坐骨大孔。由于梨状肌穿越坐骨大孔的中心且为孔内最大的结构,因此是骶丛和坐骨神经定位的重要标志。盆腔内,右侧见少许回肠,左侧见乙状结肠,中间见膀胱、子宫(女性),后方为直肠(图3.23)。

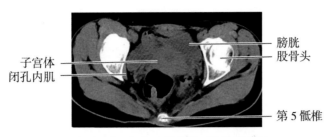

子宫体
闭孔内肌

膀胱
股骨头

第5骶椎

图3.23　经第5骶椎的CT横断层面

（6）经髋臼的CT横断层面　髋臼位于盆壁中部两侧,由髂骨体、耻骨体和坐骨体三者结合构成,与股骨头形成髋关节。关节前方由外向内依次是髂腰肌、股神经、髂外动脉和髂外静脉,男性在髂血管前方可见精索。膀胱与直肠之间为膀胱直肠凹陷。输尿管由此离开盆壁行向膀胱。膀胱空虚时,两侧输尿管口相距2.5 cm,膀胱充盈较慢时,可增至5 cm。盆腔内脏器由前向后分别为膀胱、精囊(男)/子宫(女)、直肠(图3.24、图3.25)。

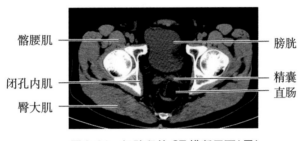

髂腰肌

闭孔内肌

臀大肌

膀胱

精囊
直肠

图3.24　经髋臼的CT横断层面(男)

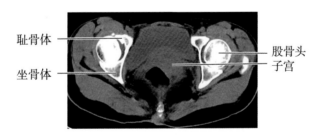

耻骨体

坐骨体

股骨头
子宫

图3.25　经髋臼的CT横断层面(女)

（7）经股骨头中份的CT横断层面　髋臼由两个三角形骨块组成,前为耻骨体,其伸向前内的突起为耻骨上支;后为坐骨体,其伸向后内的突起为坐骨棘。两三角形骨块借一薄的骨块相连,构成凹向外侧的髋臼窝,与股骨头相关节。股骨头内侧可见股骨头凹,为股骨头韧带附着处。盆腔内,前为膀胱,后为直肠,二者之间是膀胱直肠凹陷,该处是男性直立时腹膜腔的最低点。于膀胱后方出现精囊,其内侧为输精管。女性子宫断面为子宫颈部,其后部可见阴道穹隆后部和侧部。子宫前方的膀胱壁内可见左、右输尿管。直肠两侧可见倒8字形的肛提肌(图3.26)。

（8）经耻骨联合中份的CT横断层面　髂骨体的前方为髂腰肌。耻骨联合位于盆前壁中央,其前方可见阴茎及两侧的精索。盆腔内,前方的膀胱近消失。在前列腺断面中,前部有尿道通过,后部可见射精管穿行。盆腔内后方为直肠,在直肠两侧,肛提肌、闭孔内肌和臀大肌之间为坐骨肛门窝。在CT上,坐骨肛门窝为坐骨结节、肛管和臀大肌所围成的三角形低密度区域(图3.27)。

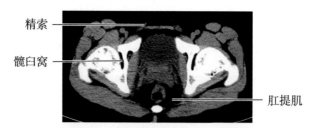

图 3.26　经股骨头中份的 CT 横断层面(男)

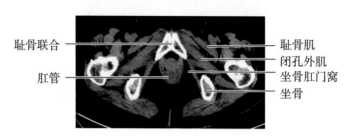

图 3.27　经耻骨联合中份的 CT 横断层面(女)

3.3　CT 检查前准备

　　腹盆腔内除实质脏器外,还有胃肠道、膀胱等空腔脏器,由于人体内的空腔脏器处于未充盈状态时,壁皱缩在一起,不利于病灶的检出和观察,因此胃肠道检查前准备在腹盆腔 CT 检查中显得尤为重要。充分的检查前准备能增加患者的配合度,获得良好的图像质量,增加病灶的检出率。实际工作中,常需借助口服对比剂使胃肠腔充盈,尽量扩大病灶与正常解剖结构间的差异,从而有利于病变的定位、定量及定性等的评估。水是目前广泛认可、应用最多的口服对比剂,尤其增强后,利用水与软组织间的密度差异,可增加病灶的检出率。

3.3.1　一般准备

　　一般准备包括:①医生对患者的病情和检查目的有充分的了解,根据病情要求安排患者家属或医护人员陪同,做好未检查部位的防护。②患者在检查前,去除检查部位的高密度、金属以及其他会影响检查结果的物品。③预先让患者了解检查过程,讲解屏气的重要性,取得患者合作并训练 1~2 次。④检查前禁食 4 h,最好于检查前 1 d 晚上开始禁食,不禁水。怀疑肠道疾病时,可进行清洁灌肠,使直肠、结肠无较大粪块存留,无气体积聚。胰腺炎、不明原因肠梗阻、诊断不明确急腹症及一些急诊的危急重患者等,不能做胃肠道准备。⑤检查前 1 周内不要服含重金属的药物,不做胃肠钡剂造影检查,避免该类药物和造影使用的硫酸钡等对比剂在 X 线作用下产生伪影,影响检查结果,已经进行钡剂检查的患者应待钡剂排空后进行检查。⑥应根据需要,检查前 15~20 min 口服温水 500~1 000 mL,检查前即刻在检查床上再服 200~300 mL,使胃肠腔充盈,便于正常胃肠道与腹部软组织密度病变的区分,还可减少肠腔积气等在 X 线作用下所产生的伪影,提高诊断的准确率。⑦行盆腔扫描时,应嘱患者提前 1 h 憋尿,待膀胱充盈时行 CT 扫描,使膀胱壁黏膜皱襞充分展开。⑧学龄前儿童、神志不清等无法配合扫描患者,必要时检查前给予镇静剂或行基础麻醉,减少检查时可能出现的运动伪影。

3.3.2　增强 CT 检查前准备

　　增强 CT(contrast enhanced CT) 检查,是指经静脉注射含碘对比剂后再行 CT 扫描的成像技术,增强检查可使病变组织与邻近正常组织间的密度差增加,从而提高病变的显示率,有利于发现平扫未提示或显示不清楚的病变,同时可观察血管结构和血管病变,有助于病变的定位、定性。

(1)确定增强患者　有碘过敏史,肝、肾功能异常,严重心脏疾病,甲亢及高过敏体质的患者慎做 CT 增强检查,糖尿病患者如服用二甲双胍,则应停药 48 h 后再进行该检查。

(2)与患者及家属签增强协议　将碘过敏试验、增强过程中可能出现的碘过敏反应以及意外、抢救措施等告知患者家属,并签署相关知情同意书。并叮嘱患者增强检查结束后按压针口、多饮水,以利于对比剂代谢。

(3)注射对比剂　CT 增强扫描用高压注射器静脉快速注射对比剂,开始注射后观察患者有无过敏反应,如出现过敏反应应立即停止注射并积极抢救。

3.3.3　CT 小肠造影检查前准备

小肠是人体食物消化和营养吸收的主要场所,是胃肠道中最长的一段肌性管道,成人小肠全长平均 5~7 m,可分为十二指肠、空肠和回肠,对机体的能量代谢起着至关重要的作用。CT 小肠造影(CT enterography,CTE)通过口服适量等渗甘露醇溶液,充盈小肠后行 CT 增强扫描,不仅能清晰显示肠道腔壁的断面,正确判断肠壁的厚度和病变形态,而且能清楚显示肠系膜及肠腔外的情况,大大提高了病灶检出率。目前,临床上认为中性对比剂(2.5% 等渗甘露醇溶液),对肠道的扩张效果最优异。口服法对肠道的充盈效果较好,且患者易于接受。

(1)心理护理　询问病史,告知患者检查的程序及目的,消除患者紧张感。

(2)肠道准备　嘱患者检查前 1 d 行流质或半流质饮食,避免服食豆制品等产气较多的食物,检查前 1 晚口服缓泻剂(硫酸镁或番泻叶)进行肠道准备,检查当日早上禁食。

(3)口服 2.5% 等渗甘露醇　将 20% 甘露醇 250 mL 加 1 750 mL 水配成 2.5% 等渗甘露醇溶液 2 000 mL,采用 250 mL 一次性杯具分次饮用,前 30 min 分 6 次(每杯 5 min 的速度)匀速饮服 1 500 mL,使远端小肠充盈扩张,如有肠梗阻患者则应适当减量;再饮用 250 mL,进一步充盈空肠近段;扫描前 10 min 注射肌肉松弛剂山莨菪碱(654-2)20 mg,以减少肠管蠕动,使肠管保持充盈状态并且减少 CT 扫描过程中因肠管蠕动产生的运动伪影;后再饮用 250 mL,使胃充盈后可进行 CT 扫描。儿童和老年人若不能耐受 1 500~2 000 mL 的等渗甘露醇溶液,可以服用 500~1 000 mL 剂量。前列腺肥大、青光眼和心律不齐等患者禁止注射山莨菪碱(图 3.28)。

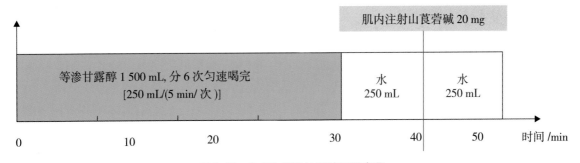

图 3.28　2.5% 等渗甘露醇口服步骤

3.4　CT 检查方法

3.4.1　常规平扫

(1)体位　仰卧位,足先进,两臂上举,身体置于检查床正中间,水平线对准人体腋中线。

(2)定位像　采用腹部或盆部正位像,用于确定扫描基线和精准扫描范围。

(3)扫描基线　①肝、脾和胃以膈顶为扫描基线;②胆囊和胰腺以肝门为扫描基线;③肾和肾上腺以肾上极为扫描基线;④腹膜后腔以肝门为扫描基线。

(4)扫描范围 ①肝、脾从膈顶扫描至脾下角;②胆囊及胰腺从肝门扫描至胰腺下缘;③肾从肾上极扫描到肾下极;④肾上腺从肾上腺上缘扫描到肾门;⑤腹膜后腔从肝门扫描到髂前上棘;⑥胃部从膈顶扫描到髂前上棘;⑦盆腔从髂嵴扫描至耻骨联合下缘。

(5)技术方案 ①扫描方式:常规螺旋扫描,螺距为 0.984 ~ 1.375。②扫描参数:管电压 100 ~ 120 kV,有效管电流 200 ~ 300 mAs(或自动毫安技术),转速 0.6 ~ 0.8 s/周。根据机型选择不同探测器组合(16×1.500 mm、32×1.200 mm、64×0.625 mm、128×0.600 mm、320×0.500 mm)。肝、脾、肾、胃部扫描层厚 5.00 mm,胆管、肾上腺层厚 1.25 ~ 3.00 mm。FOV(体部)为(300 ~ 350)mm×(300 ~ 350)mm。③重建参数:采用标准或软组织重建算法,适当调节窗宽和窗位,窗宽为 200 ~ 250 Hu,窗位 30 ~ 50 Hu。

3.4.2 增强扫描

3.4.2.1 常规增强扫描

(1)注射参数 腹部增强扫描均采用静脉内团注对比剂的方法,对比剂含碘浓度 270 ~ 400 mg/mL,流率 2.5 ~ 3.5 mL/s,用量 80.0 ~ 100.0 mL。儿童用量按体重 2 mL/kg 计算。

(2)扫描期相和延迟时间 ①肝、脾通常采用三期扫描,动脉期延迟 25 ~ 30 s,门静脉期延迟 50 ~ 60 s,实质期延迟 120 ~ 180 s;②胰腺增强扫描通常采用双期扫描,动脉期延迟 35 ~ 40 s,胰腺期延迟 65 ~ 70 s;③肾通常行皮质期、髓质期和分泌期扫描,皮质期延迟 25 ~ 30 s,髓质期延迟 90 ~ 110 s,分泌期延迟 3 ~ 5 min;④胃肠道采用推荐行肝动脉期和和门静脉期双期扫描;⑤盆腔动脉期扫描延迟 30 ~ 35 s,静脉期延迟 60 ~ 75 s。

3.4.2.2 腹部 CTA 扫描

用于显示腹主动脉及其分支血管,诊断腹主动脉夹层、腹主动脉瘤、腹腔分支血管异常等。

(1)扫描参数 扫描范围从膈顶至耻骨联合下缘水平;管电压 100 ~ 120 kV,管电流 180 ~ 250 mA,层厚 0.75 ~ 1.00 mm,层间距 0.72 ~ 1.00 mm。软组织算法重建。

(2)注射参数 对比剂总量 60 ~ 80 mL,流速 4 ~ 5 mL/s。

(3)扫描方法 团注跟踪法,监测层面在膈肌水平层面,阈值 80 ~ 120 Hu,延迟 4 s 曝光,该方法是腹主动脉 CTA 检查最常用的方法。

3.4.2.3 门静脉及下腔静脉 CTV 扫描

门静脉系统由肠系膜上静脉和脾静脉汇合而成,收集了消化道、脾、胰、胆囊的血液。下腔静脉由双侧髂总静脉汇合形成,收集下肢、盆腔和腹腔的静脉血,门静脉与腔静脉之间存在较多的交通支,在门静脉高压时,为了使淤滞在门静脉系统的血液回流,这些交通支大量开放,而建立侧支循环。

(1)门静脉及下腔静脉成像适应证 ①肝硬化门静脉高压患者,介入术前、术后评估门静脉高压及侧支循环情况;②巴德-吉亚利综合征;③门静脉海绵样变性疾病;④门静脉及下腔静脉内血栓情况;⑤肿瘤性病变治疗前评估。

(2)扫描范围 右心房至耻骨联合。

(3)扫描方案 门脉期一般打完药后 50 ~ 60 s 开始扫描,下腔静脉延迟 90 ~ 110 s,适用于绝大多数患者。对比剂含碘浓度 270 ~ 400 mg/mL,对比剂总量一般通过体重来计算,对比剂用量 1.5 mL/kg,80.0 ~ 100.0 mL,流率 3.0 ~ 4.0 mL/s。

3.4.2.4 CT 泌尿系统成像

通过静脉注入对比剂后,由于对比剂需要经过肾进行排泄,因此可以观察到对比剂经过肾,到达肾盂、输尿管、膀胱的过程。皮质期可显示双肾动脉情况(狭窄、闭塞、异常分支),输尿管壁及膀胱壁有无异常强化,病变强化性质;实质期可以显示病变的强化程度和强化性质;排泄期可显示全泌尿系统情况,有无梗阻、占位,显示腔内有无充盈缺损,膀胱有无形态改变。

(1)扫描范围 从肾上极到耻骨联合水平。

（2）扫描参数　管电压 120 kV，管电流智能毫安，层厚 5 mm，层间距 5 mm。

（3）扫描方法　检查前受检者膀胱充盈，注入对比剂总量 80～100 mL，注射速率 3.0～4.0 mL/s，行皮质期（动脉期）、肾实质期扫描。一般静脉注射对比剂后 30 s 进行动脉期扫描，90 s 后进行肾实质期扫描，下床活动 30 min 进行排泄期扫描。对于有输尿管狭窄、积水的患者需要延迟扫描，保证输尿管及膀胱充分显影。

（4）图像处理　将获得的原始图像经过计算机处理后进行三维重组，获得包括肾盏、肾盂、输尿管以及膀胱在内的整个泌尿系统的立体图像，同时观察邻近解剖结构的关系。

3.4.2.5　CT 灌注成像

CT 灌注（CT perfusion，CTP）成像技术是通过使用高压注射器，将碘对比剂经外周静脉快速注入体内，延迟 5 s 进行连续多次动态扫描，以获得某一器官全部层面内每一像素的时间-密度（time-density curve，TDC）曲线，其曲线反映的是对比剂在该器官中浓度的变化，间接反映组织器官灌注量的变化。根据该曲线利用不同的数学模型计算出血流量（blood flow，BF）（指肿瘤或组织器官中存在的血液总量）、血容量（blood volume，BV）（指每单位时间内肿瘤或组织器官内血液的流速）、对比剂平均通过时间（mean transit time，MTT）和表面渗透性（permeability surface，PS）（分别指血液通过毛细血管进入间质空间所需的平均时间和单向传输速率）、对比剂峰值时间（transit time to the peak，TTP）（对比剂达到病变或组织中最高增强峰所需的时间）等参数，对以上参数进行图像重建和伪彩染色处理得到各参数图。在实际工作中，腹部灌注成像常应用于肝及胰腺。

检查前指导并训练患者屏气、浅慢呼吸，并将腹部加压带固定于检查部位以减少呼吸产生的运动伪影。余检查前准备同 CT 增强检查。

肝 CTP 扫描方法：体位、扫描范围同上腹部扫描。注射对比剂 5 s 后进行灌注扫描，每 2 s（曝光时间 0.5 s，间隔 1.5 s）采集 1 次图像，共进行 25 次连续灌注扫描。CTP 采用轴扫模式，管电压 100 kV、管电流 80 mA，轴扫 Z 轴 16 cm 覆盖，60% ASIR-V，扫描层厚、层间距均为 5 mm，螺距为 0.992∶1，旋转时间为 0.5 s/圈。

胰腺 CTP 扫描：体位、扫描范围同上腹部扫描，管电压为 120 kV，管电流为 150 mA，螺距 1.375∶1。以 3～4.5 mL/s 静脉团注对比剂，剂量为 1 mL/kg，同时追加盐水 20 mL。于注射对比剂 6 s 后开始灌注扫描，共扫描 25 次：灌注早期扫描 8 次，平均每 1.8 s 扫描 1 次；灌注后期扫描 15 次，平均每 2.3 s 扫描 1 次；动脉期及静脉期各扫描 1 次，每 2.1 s 扫描 1 次。

3.4.2.6　CT 能谱成像

物质的吸收随 X 线能量的变化而变化，不同物质变化程度不同。而且任何物质都有其特征性的 X 线吸收曲线。利用两种不同能量的 X 线对同一种物质进行成像时，就有可能确定一个吸收曲线，继而确定这个吸收曲线所对应的物质。依据已知的物质（如碘、水）不同单能下的 X 线吸收系数，可以计算并重建各种单能量（如 40 keV、41 keV、42 keV…140 keV）下的 CT 图像，以及不同物质（如碘、水）密度的 CT 图像。这就是能谱 CT 成像的物理基础。能谱 CT 成像是依据不同函数模型得到肿瘤的灌注曲线及灌注参数，直接在毛细血管水平动态观察对比剂在病灶中的浓度变化，间接反映病灶血流灌注状态，以评价病灶的生理信息及血流动力学信息。

肝脏多期能谱增强：患者检查体位、扫描范围同上腹部 CT 扫描。常规上腹部平扫，采用管电压 120 kV、自动管电流技术，40% 自适应统计迭代重建（adaptive statistical iterative reconstruction-veo，ASIR-V）。采取监测腹主动脉 CT 值的自动触发技术，CT 值为 110 Hu 时，自动动脉期扫描，30 s 之后静脉期扫描，再隔 30 s 延迟期扫描。

3.4.2.7　CT 光谱成像

双层探测器光谱 CT 具有一个 X 线球管，但有两层探测器，上层吸收低能光子，下层吸收高能光子，从而将穿透人体的 X 线生成高低两种能量数据。这些数据经过图像后处理可获得不同的光谱图像，包括虚拟单能级图像、碘密度图、虚拟平扫以及有效原子序数图。其中，虚拟单能级图像代表单能量 X 线光子透照人体后产生的图像，低能级图像具有较好的软组织分辨力及较低的噪声，可以提高图像的信噪比(signal to noise ratio,SNR)和对比度噪声比(contrast-to-noise ratio,CNR),高能级图像可以减轻硬化束伪影。

扫描方法:使用 Philips IQon CT 机进行扫描,采用螺旋光谱 CT 成像模式,管电压 120 kV,电流以自动毫安秒技术控制,旋转速度 0.5 s/r,螺距 0.969∶1,患者采用仰卧位进行检查,且扫描前通过呼吸训练减少运动伪影。一次扫描同时获得两组图像,分别是厚层常规混合能量图像和薄层光谱图像。常规混合能量采用迭代重建算法,层厚和层间距均为 5 mm;薄层光谱图像的层厚 0.9 mm,层间距 0.7 mm。经后处理后得到常规 120 kVp 混合能量图像、虚拟平扫图像、40 keV 虚拟单能量图、无水碘密度图、碘密度图和有效原子序数图等。

3.4.2.8 一站式能谱联合灌注 CT 成像

一站式能谱联合灌注 CT 成像实现了注入一次对比剂,经一次扫描便同时获得两种不同成像技术图像,一方面获得能谱参数用于功能分析,另一方面获得病灶动态血流特征,两者的联合为影像诊断提供了更多有价值参数,但其辐射剂量一直是众多医师与患者关注的问题。

(1)肝能谱联合灌注扫描 仰卧位,足先进的方式。首先行常规腹部平扫,采用管电压 120 kV、自动管电流技术,扫描范围自膈顶至双肾下极,确定病变位置后,以病变为中心,进行一站式能谱联合灌注扫描。应用高压注射器经左侧肘前静脉注入对比剂。于注射对比剂 5 s 后开始一站式能谱联合灌注扫描。灌注流入期每 2 s(曝光时间 0.5 s,间隔 1.5 s)、流出期每 3 s(曝光时间 0.5 s,间隔 2.5 s)进行 1 次图像采集,共采集 19 次。CTP 采用轴扫模式,管电压 100 kVp、管电流 80 mA,80% ASIR-V,轴扫 Z 轴 16 cm 覆盖,扫描层厚、层间距为 5 mm,螺距为 0.992∶1,旋转时间为 0.5 s/圈。于注射对比剂后约第 25 秒、52 秒及 82 秒行三期能谱增强扫描,分别获得动脉期、门脉期及延迟期能谱增强图像,扫描范围同平扫,层厚、层间隔均为 5 mm。GSI 采用螺旋扫描,80/140 kVp 瞬时切换,管电流依据 GSI Assist 自动选择,50% ASIR-V,余参数同 CTP。图像重建:平扫及三期能谱增强数据联合 50% ASIR-V 水平重建,层厚、层间距均为 1.25 mm。重建窗宽为 350 Hu,窗位为 40 Hu。

(2)胰腺能谱联合灌注扫描 扫描方式为上腹部平扫和常规胰腺灌注与双期增强的能谱扫描(动脉期和静脉期)相间扫描,扫描时受检者取仰卧位,足先进,双臂自然伸直于头部两侧,上腹部加压束腹带并行幅度平稳呼吸。扫描范围如下。①上腹部 CT 平扫:自膈顶至脐水平范围;②灌注扫描范围:胰腺上下界(根据上腹部平扫定),即第一肝门水平至十二指肠水平段;③双期能谱扫描范围:自膈顶至肝下缘水平。扫描参数如下。①常规上腹部平扫:螺旋扫描,管电压为 120 kVp,管电流采用自动调节技术(100~450 mAs),螺距为 0.992∶1,扫描层厚为 5 mm,层间距 5 mm。②灌注参数:轴扫,自动管电压为 100 kVp,自动管电流为 100 mAs,40% ASIR-V,余同平扫设置。③能谱增强参数:螺旋扫描,管电压为 80 kVp 和 140 kVp 高低管电压瞬时(25 ms)切换,管电流采用自动调节技术,余同平扫设置。扫描期相分为 4 个部分,其中 1 期、3 期为灌注扫描,分别为灌注流入期、流出期,其中流入期采集 8 次图像,流出期扫描 14 次图像;2 期、4 期为能谱增强期,其中 2 期为动脉期,4 期为静脉期,各采集 1 次图像;共采集 24 次图像。在获取定位像后,先进行常规上腹部平扫,设定灌注联合能谱参数后,使用双筒高压注射器经肘前静脉留置针向患者体内注入非离子型碘对比剂,同时追加盐水 20 mL。对比剂注射剂量:流速 5 mL/s(依据患者血管可耐受流速而定),剂量 1 mL/kg。扫描结束后,对图像进行重建:将能谱扫描范围调至灌注范围,将原始 22 次灌注图像与 2 次能谱增强图像进行融合重建的灌注图像,层厚为 5 mm、1.25 mm,相当于连续灌注扫描 24 次图像。

3.4.2.9 CT 仿真内镜成像

计算机断层扫描仿真内镜成像(computed tomography virtual endoscope,CTVE)通过专用软件进行仿真内镜成像,模拟真实内镜成像,通过计算机虚拟现实技术,实现多视角及多透视方向的动态化成像,且可通过 3D 技术对肿瘤进行立体观察。

检查前,评估全部患者的结直肠充气情况,不理想者经肛门注气。使用多层螺旋 CT 仪对全部患者进行检查,患者取仰卧位。首先行平扫,扫描参数:管电压 120 kV,管电流 200 mA。采用薄层扫描法,间隔 3 mm,扫描范围为完全覆盖结直肠范围。

3.4.3　图像后处理方法

（1）多平面重组技术　多平面重组（multi-planar reconstruction，MPR）技术，可以任意显示不同方位的重建图像，对感兴趣区域进行不同方向的重建处理，良好地显示血管与其他解剖部位的关系。

（2）容积再现技术　容积再现（volume rendering，VR）技术，能同时显示空间结构和密度信息，直观显示血管及病变，可 360°任意角度观察，良好地显示血管间以及血管和其他解剖结构的空间关系。

（3）最大密度投影技术　最大密度投影（maximum intensity projection，MIP）技术，分辨率很高，组织结构失真少，可以客观显示血管状态，血管细节显示好，可良好显示血管周围解剖关系，便于观察病变的供血情况。

（4）曲面重组技术　曲面重组（curved planar reformation，CPR）技术，可将走行扭曲重叠的血管伸展拉直，显示在同一平面上，可较好地显示血管整体形态，可以旋转不同角度，从不方向观察血管。

（5）灌注图像分析后处理　灌注图像分析后处理在工作站上完成，将重建后灌注图像进行自动运动伪影矫正，后载入 CT perfusion 4D 软件中进行灌注分析，将腹主动脉作为流入动脉，计算生成灌注伪彩图，在病灶及邻近正常胰腺实质处勾画感兴趣区（region of interest，ROI），从而获得相应组织的灌注参数。

（6）能谱图像后处理　将动、静脉期能谱图像载入 GSI viewer General 软件打开，分别选择轴位Mono 界面在动、静脉期图像上，将 ROI 分别置于腹主动脉、病灶、邻近正常实质内，系统自动生成碘基图、水基图及能谱曲线，记录相应部位动静脉期碘浓度（iodine concentration，IC）、水浓度（water concentration，WC），并计算相应的标准化碘浓度（normalized iodine concentration，NIC），即病灶碘浓度与同层面腹主动脉碘浓度的比值。

（7）光谱图像后处理　得到的光谱数据由 Philips Intelli Space Portal 工作站进行后处理，以0.9 mm层厚进行重建获得光谱图像，其包括静脉期常规 CT（120 kVp）图像、虚拟单能量图像、有效原子序数图及无水碘图。

（8）计算机断层扫描仿真内镜成像　将扫描所获得原始数据传输至后处理工作站进行图像后处理，通过三维重建（3-dimensional，3D）技术行 CTVE 重建，重建层厚 1.0 mm，层间距 0.5 mm；随后通过3D 技术行 CTVE 检查，结合二维图像多平面重组与相关三维图像进行综合诊断。

参考文献

[1]郑君惠.CT 检查技术专家共识[J].中华放射学杂志,2016,50(12):916-928.

[2]高剑波,郭华,耿尚文.多层螺旋 CT 肠道成像的临床研究[J].中华放射学杂志,2011,45(4):362-366.

[3]李爱云.进展期胃癌肿瘤厚度与其病理特征的相关性研究[D].郑州:郑州大学,2021.

[4]郝辉,万娅敏,高剑波.一站式 CT 灌注成像联合增强扫描用于胰腺神经内分泌肿瘤[J].中国医学影像技术,2020,36(1):91-95.

[5]胡申申.一站式能谱联合灌注成像技术在肝癌诊断与鉴别诊断中的应用价值[D].郑州:郑州大学,2019.

[6]张智栩.640 层 CT 全肿瘤灌注成像在直肠癌灌注测量及生物学行为评估中的应用研究[D].郑州:郑州大学,2014.

4

腹盆腔非脏器起源肿瘤 CT 诊断与分析思路

4.1 病变定位诊断

正常情况下脏腹膜和壁腹膜互相延续、移行,形成的腔隙或结构在 CT 图像上常不能明确显示,起源或生长于这些部位的肿瘤称为腹盆腔非脏器起源肿瘤。腹盆腔非脏器起源肿瘤不易定位,需要结合腹部脏器的位置、肿瘤与邻近器官的位置关系、推压移位等间接征象综合判断。不同腹盆腔非脏器起源肿瘤的好发部位存在差异,准确定位对肿瘤的定性诊断有很大提示作用。

4.1.1 直接定位

当肿瘤直径较小时,结合轴位、冠状位和矢状位可以直接判断腹盆腔非脏器起源肿瘤的位置。

(1)腹壁肿瘤 多可见肿瘤起源于腹壁,病灶较大时可向外生长、突向腹腔内生长或跨腹壁同时向腹内外生长,根据病灶最大截面与腹壁的位置关系通常可以诊断(图 4.1)。

(2)小网膜囊肿瘤 小网膜是连接肝门和胃小弯间的腹膜结构,直接征象是肿瘤位于肝胃间隙内(图 4.2),以淋巴源性肿瘤多见,如消化道系统肿瘤的淋巴结转移。此外,外生性胃肠间质瘤也常位于小网膜囊内。

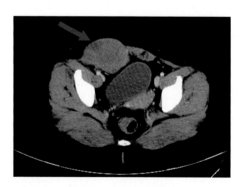

图 4.1 腹壁纤维瘤

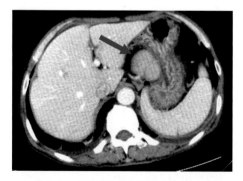

图 4.2 肝胃间隙巨大淋巴结增生症

(3)肠系膜肿瘤 肠系膜是间叶源性软组织肿瘤的好发部位。正常肠系膜呈脂肪密度不易显示,当腹膜腔除脏器及肠管以外的其他结构显示时,多考虑肠系膜起源肿瘤(图 4.3)。

(4)腹膜后间隙肿瘤 腹膜后间隙是腹盆腔非脏器起源肿瘤的高发部位。前肾旁间隙位于后腹膜与肾前筋膜之间,此部位起源肿瘤可将肾前筋膜向后推移(图 4.4)。肾周间隙位于肾前筋膜和肾后筋膜之间,此部位起源肿瘤可导致肾周脂肪囊增大,肾受压(图 4.5),较大时常伴肾前筋膜、胰腺和十二指肠等结构向前推移。后肾旁间隙位于肾后筋膜与腹横筋膜之间,是神经源性肿瘤的好发部位(图 4.6),此部位起源肿瘤可引起大血管的推压移位。

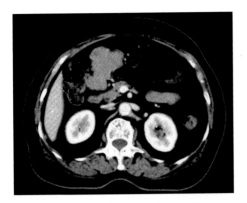

图 4.3　肠系膜区胃肠道外间质瘤

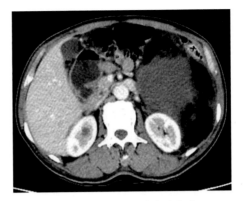

图 4.4　前肾旁间隙脂肪肉瘤

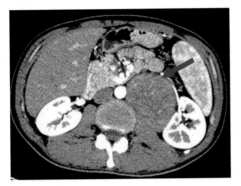

图 4.5　肾周间隙平滑肌肉瘤

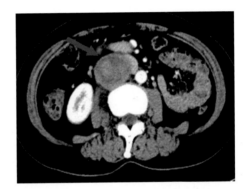

图 4.6　后肾旁间隙神经鞘瘤

4.1.2　间接定位

　　腹盆腔非脏器起源肿瘤患者多无典型的临床表现,发现时病灶直径已较大或填充腹腔或盆腔间隙,直接定位困难,需要结合腹腔内邻近器官结构的位置及推移关系综合评估。

　　(1)腹腔肠系膜区肿瘤　根据起源部位不同,小肠可向各个方向移位;鉴于升结肠和降结肠属于腹膜间位器官,如果病灶位于升结肠和降结肠内侧,多考虑位于腹膜腔内,肠系膜起源可能(图 4.7)。

　　(2)胰腺和十二指肠肿瘤　鉴于胰腺和十二指肠降段、水平段属于腹膜后位器官,如果向前受压推移多考虑腹膜后肿瘤(图 4.8)。

　　(3)肾周间隙肿瘤　可造成肾前筋膜前移,肾周脂肪囊扩大(图 4.9)。

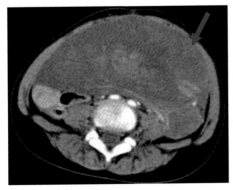

图 4.7　肠系膜横纹肌肉瘤

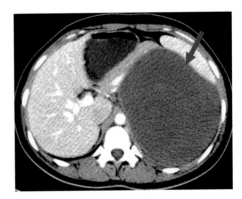

图 4.8　腹膜后节细胞神经瘤

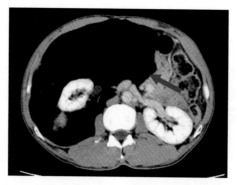

图 4.9　肾周间隙脂肪肉瘤

（4）盆腔肿瘤　盆腔肿瘤位置判断需要综合观察病灶与膀胱、子宫及直肠的位置关系，包括膀胱子宫间隙、子宫直肠间隙、直肠后方骶前间隙。如直肠子宫陷凹肿块可将子宫受压前移（图 4.10）。

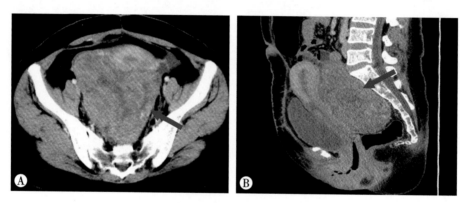

图 4.10　直肠子宫陷凹术成熟性畸胎瘤

4.2　CT 影像征象分析

4.2.1　病变数目

腹盆腔非脏器起源肿瘤以单发病灶多见，也可呈多灶性生长。如巨大淋巴结增生症（angiofollicular lymph node hyperplasia；又称 Castleman 病），根据病灶数量及分布，可分为单中心型和多中心型，单中心型 Castleman 病多表现为孤立、边缘光整的软组织肿块，多呈明显不均匀强化（图 4.11）；淋巴瘤可表现为单发软组织肿块，也可表现为多发淋巴结肿大呈融合状包绕大血管生长（图 4.12）；神经母细胞瘤易发生淋巴结转移，原发灶与转移淋巴结均表现为多发病灶征象（图 4.13）。

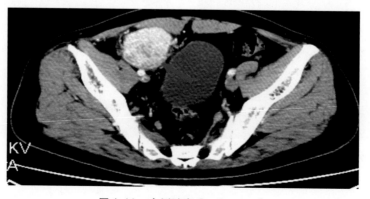

图 4.11　右侧髂窝 Castleman 病

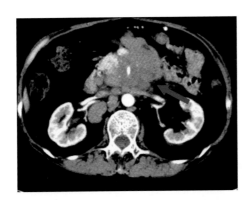

图 4.12   肠系膜及腹膜后淋巴瘤

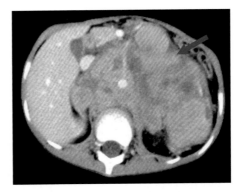

图 4.13   神经母细胞瘤伴转移

4.2.2   病灶大小形态

CT 多平面重建后处理及定量测量工具可对病灶的大小形态进行准确分析(图 4.14)。病灶的生长方式及形态可为肿瘤的定性诊断提供有效信息。良性肿瘤多形态规整、边界清楚;肿瘤形态不规则、分叶征象多可提示恶性病灶的诊断(图 4.15)。神经源性肿瘤多位于腹膜后肾旁间隙,椎间孔扩大征象是诊断的重要征象(图 4.16)。

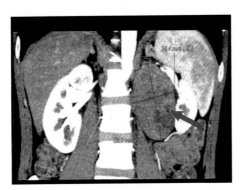

图 4.14   左侧肾周间隙平滑肌肉瘤

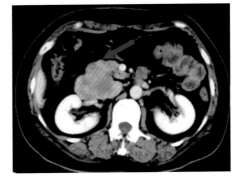

图 4.15   腹膜后异位嗜铬细胞瘤

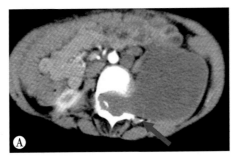

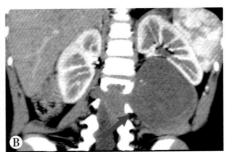

A.动脉期轴位;B.动脉期冠状位。

图 4.16   左侧后肾旁间隙节细胞神经瘤

4.2.3   密度特征

根据病灶在 CT 图像上的密度差异,可分为囊性密度、实性密度、囊实性密度肿瘤。囊性病灶分为单囊和多囊,其中单发囊性肿块多为单纯囊肿,局限性积液包裹也可表现为单发囊性肿块,如胰腺假性囊肿;厚壁囊性肿块多为脓肿,可呈单房或多房;薄壁多房囊性肿块,内伴细分隔是淋巴管瘤的典型 CT 征象(图 4.17)。囊实性肿块伴脂肪及钙化成分可提示畸胎瘤的诊断(图 4.18);仅含脂肪成分多为高分化脂肪肉瘤。实性软组织肿块体积较大时,容易发生坏死,见于多种类型软组织肿瘤,不易定性诊断;实性肿块内伴钙化成分,常见于神经母细胞瘤(图 4.19)。

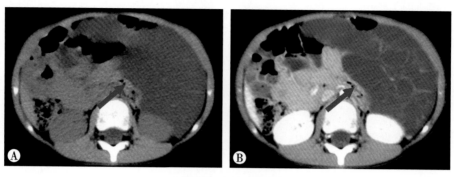

A.平扫轴位;B.静脉期轴位。

图4.17 肠系膜淋巴管瘤

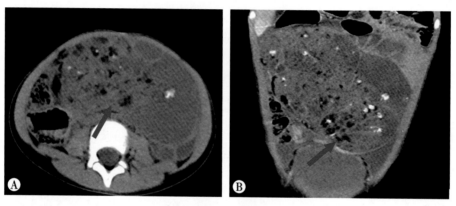

A.平扫轴位;B.静脉期冠状位。

图4.18 腹腔畸胎瘤

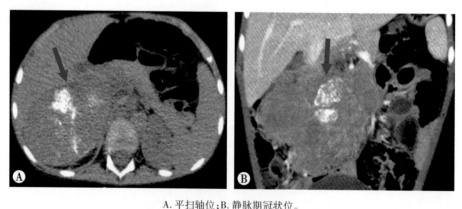

A.平扫轴位;B.静脉期冠状位。

图4.19 腹膜后神经母细胞瘤

4.2.4 强化特征

(1)根据病灶在 CT 图像上的强化程度差异分类 可分为无强化、轻度强化、中度强化和明显强化肿瘤。囊性病变无强化特征,囊壁及分隔可强化。轻度强化指增强后病灶 CT 值增加在 20 Hu 以下,腹盆腔非脏器起源肿瘤的节细胞神经瘤和纤维瘤(图 4.20)通常为轻度强化,部分节细胞神经瘤呈无强化的假囊性征。中度强化指增强后病灶 CT 值增加在 20~40 Hu。明显强化指增强后病灶 CT 值增加在 40 Hu 以上,提示肿块为富血供病变。

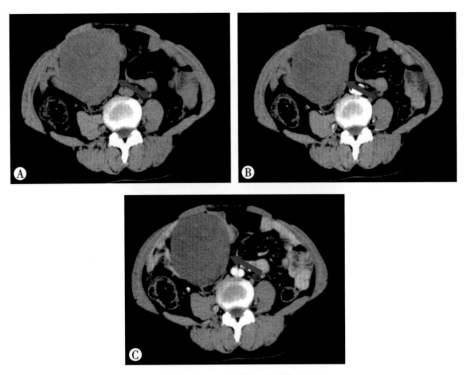

A. 平扫;B. 动脉期;C. 静脉期。

图 4.20　腹膜腔纤维瘤

（2）根据病灶在 CT 图像上的强化方式差异分类　可分为均匀强化和不均匀强化肿瘤。均匀强化指增强后肿块内密度均匀一致,如淋巴瘤多呈中度均匀强化(图 4.21);不均匀强化根据强化方式可分为周边环形强化、内不均匀絮片强化等各种特征,如脓肿增强后呈环形强化,明显花环样强化是炎性肌纤维母细胞瘤的特征(图 4.22)。

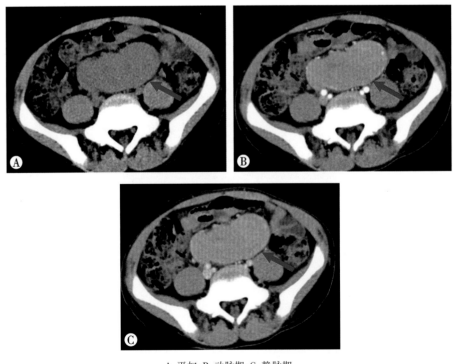

A. 平扫;B. 动脉期;C. 静脉期。

图 4.21　腹膜腔淋巴瘤

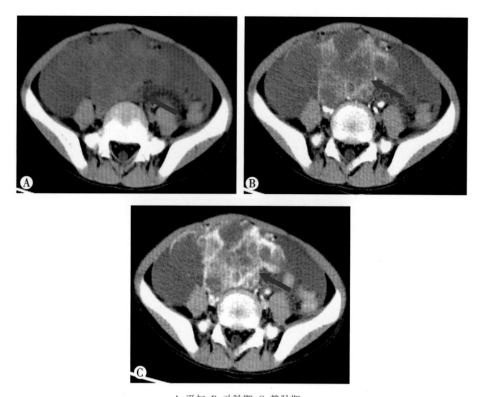

A. 平扫；B. 动脉期；C. 静脉期。

图 4.22　肠系膜炎性肌纤维母细胞瘤

（3）根据病灶在 CT 图像上的动脉期和静脉期强化差异分类　可分为渐进性强化和快速流出式强化肿瘤。渐进性强化指静脉期强化较动脉期进一步增加，静脉期 CT 值高于动脉期（图 4.23），腹盆腔非脏器起源肿瘤多见此强化方式；快速流出式强化指肿块动脉期强化显著，静脉期强化程度减低，静脉期 CT 值低于动脉期（图 4.24），常见于嗜铬细胞瘤。

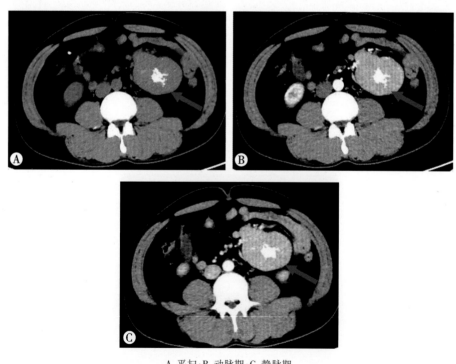

A. 平扫；B. 动脉期；C. 静脉期

图 4.23　肠系膜 Castleman 病

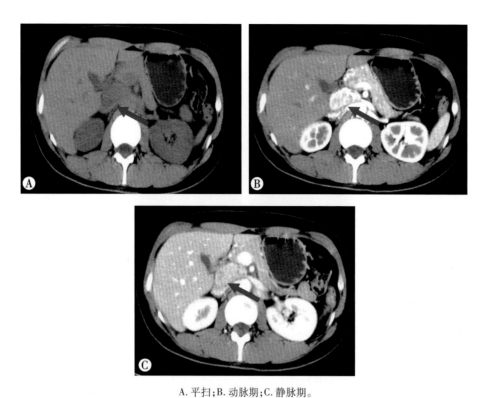

A. 平扫；B. 动脉期；C. 静脉期。

图 4.24　腹膜后异位嗜铬细胞瘤

4.2.5　血管信息

通过 CT 后处理重建的容积再现（volume rendering，VR）、最大密度投影（maximum intensity projection，MIP）等方式可三维显示肿瘤内部供血动脉的起源及管腔形态，肿瘤内部滋养供血动脉的起源也可提示肿瘤的起源和性质，三维重建图像还能显示肿瘤与邻近血管结构的位置关系和侵犯情况，为临床外科提供直观清晰的术前评估信息（图 4.25、图 4.26）。

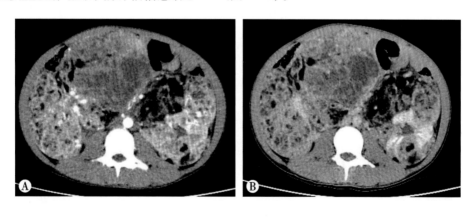

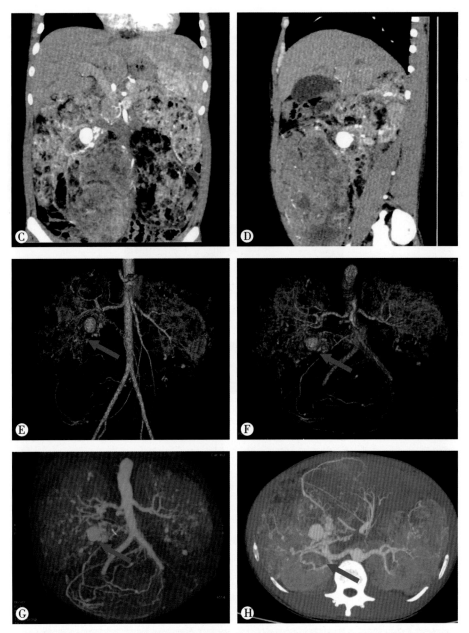

A. 轴位动脉期,双肾及腹腔巨大混杂密度肿块,密度不均匀,内伴脂肪密度及增粗滋养血管; B. 轴位静脉期,实性成分明显不均匀强化;C. 冠状位动脉期,可见肿瘤内供血动脉局部呈瘤样扩 张;D. 矢状位动脉期,显示肿瘤内瘤样扩张供血动脉与肾分界不清;E. VR 前后位,显示肿瘤内多发 大小不等动脉瘤形成;F. VR 斜上位,滋养动脉起源于肾动脉分支;G. MIP 斜上位,显示多发动脉瘤 形态位置及瘤内滋养动脉;H. MIP 轴位,显示与肾动脉的关系。

图 4.25　腹腔及双肾多发血管平滑肌脂肪瘤

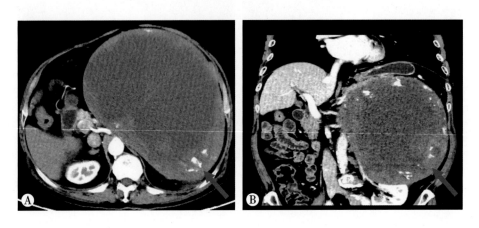

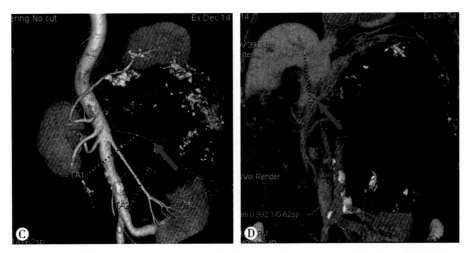

A.轴位动脉期,左中腹巨大混杂密度实性肿块,密度不均匀,内伴絮片低密度囊变区及斑片状钙化;B.冠状位静脉期,显示肿瘤内钙化分布主要位于肿瘤边缘;C.动脉期 VR,肿瘤内滋养动脉起源于左侧肾上腺动脉,并直观显示脾及左肾受压推移情况;D.门静脉期 VR,显示门静脉及脾静脉受肿块推移情况。

图 4.26　腹膜后横纹肌肉瘤

4.3　病例分析

不同类型肿瘤的好发年龄人群和部位存在差异,部分可伴有特异性的临床表现、体征和实验室检查征象。临床工作中,除分析病灶的影像学征象外,还需要结合患者的年龄、性别、临床表现和体征、实验室检查等征象分析评估,综合诊断肿瘤性质。

【病例展示】

病例 1

(1)病例摘要　患者男性,58 岁。①主诉:断续腹痛伴腹胀半年。②查体:左侧上中腹部饱满,可触及团块肿块,质感不均,局部质硬、局部质软,无明显压痛。

(2)CT 表现　图 4.27A:轴位平扫,左侧上中腹部巨大混杂密度肿块,位于结肠脾曲和左肾之间,含不规则片状低密度脂肪成分及团状低密度实性组织。图 4.27B:轴位动脉期。图 4.27C:轴位静脉期,实性成分无明显强化。图 4.27D:轴位静脉期,肿块下缘实性成分呈轻度不均匀强化。图 4.27E:矢状位静脉期,显示肿块位于左肾前方,密度混杂,上缘为低密度脂肪组织,下缘为轻度强化实性组织。图 4.27F:冠状位静脉期,显示肿块全貌,边界清楚,周围结构推压移位。

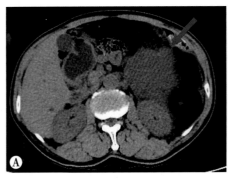
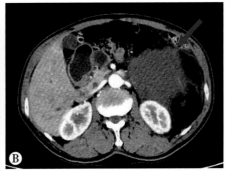

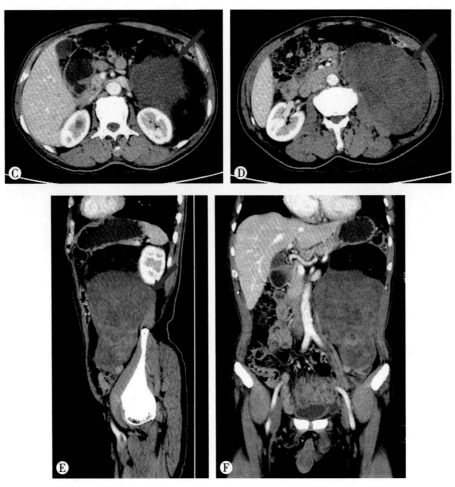

图 4.27　脂肪肉瘤

（3）诊断思路分析

1）定位诊断：根据结肠脾曲的移位，以及病灶与左肾筋膜的关系，不难判断为腹膜后左侧肾前间隙肿块。

2）影像征象：混杂密度肿块，内有低密度脂肪组织和软组织密度区，增强后实性软组织呈轻度不均匀强化。

3）综合分析：中老年男性患者，含脂肪成分首先考虑脂肪肉瘤。

脂肪肉瘤主要含 3 种组织成分：纤维组织、黏液组织和脂肪组织。依脂肪细胞分化程度以及 3 种组织成分所占比例不同（尤其是脂肪组织所占比例）根据 CT 表现分成 3 种类型：①实质型，CT 值在 +20 Hu 以上；②假囊肿型，具有较均匀的低密度，CT 值在 −20 ～ +20 Hu，内为黏液组织，强化不明显；③混合型，具有散在的脂肪密度区，CT 值低于 −20 Hu，可同时有高于 +20 Hu 的实性成分。分化程度高的脂肪肉瘤有较丰富的成熟脂肪组织属于混合型，CT 容易诊断；分化程度低的脂肪肉瘤显示以实质为主的实质型表现，有时较难与其他软组织密度肿瘤鉴别。

（4）手术记录　左侧腹膜后可见大小约 32 cm 混杂成分包块，上缘为脂肪组织，有包膜，与周围组织无明显粘连。

（5）术后病理　高分化脂肪肉瘤。

病例 2

（1）病例摘要　患者男性，1 岁。①主诉：黑便半个月。②查体：腹腔饱满，质软，无法触及轮廓。

（2）CT 表现　图 4.28A：轴位平扫，腹腔前方见不规则大片脂肪低密度肿块，内可见条絮分隔，肠管受压后移。图 4.28B 轴位动脉期、图 4.28C 轴位静脉期，无明显强化。图 4.28D：轴位静脉期，显示肿块弥漫分布至腹部前方大网膜区。图4.28E(冠状位静脉期)、F(矢状位静脉期),显示肿块与周围结构关系,腹腔脏器均受压后移。

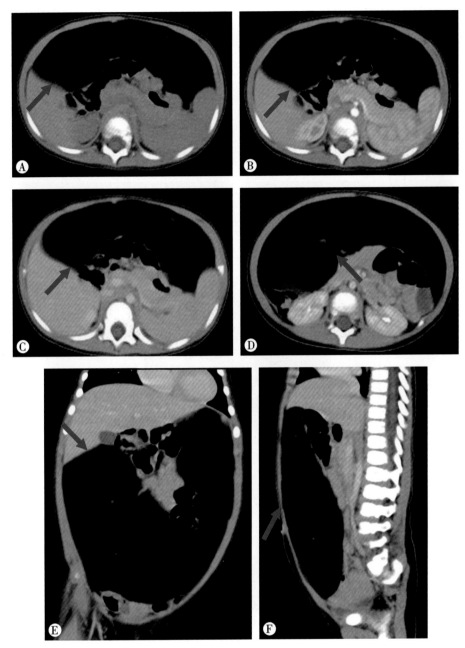

图4.28 脂肪母细胞瘤

(3)诊断思路分析

1)定位诊断:定位于腹腔前方,大网膜起源可能,弥漫分布。

2)影像征象:大片脂肪低密度肿块,内可见条絮分隔,肠管受压后移,无明显强化。

3)综合分析:1岁婴幼儿患者,弥漫脂肪密度伴分隔,考虑脂肪源性肿瘤;脂肪瘤多呈均匀一致脂肪低密度,通常有完整包膜,边界清楚,此例不符合;脂肪肉瘤根据分型不同影像表现各异,且多发生于中老年患者,结合年龄及密度特征考虑大网膜起源脂肪母细胞瘤可能。

脂肪母细胞瘤是一种少见的软组织良性肿瘤,起源于胚胎期间叶组织,好发于3岁以内的婴幼儿,以四肢和躯干的表浅位置最为常见。可分为局限型和弥漫型,弥漫型脂肪母细胞瘤多位于深层软组织或胸腔、腹腔,界限不清或多发。

(4)手术记录 大网膜可见弥漫分布大片脂肪成分瘤体组织,质软,边界不清,大网膜弥漫受累;

术中判断无法完整切除,行部分切除术。

（5）术后病理　弥漫型脂肪母细胞瘤。

（6）随访　弥漫型脂肪母细胞瘤术后易复发,本例手术未能完整切除,故需要定期随访。

病例3

（1）病例摘要　患者女性,29岁。①主诉:腹胀3个月,发现腹部肿块1周。②查体:中腹部膨隆,触及圆形质硬肿块,无压痛。

（2）CT表现　图4.29A:轴位平扫,腹腔前方见类圆形混杂密度囊实性肿块,囊性成分为主,内伴不规则斑片状高密度钙化,周边可见少许实性成分,边界清楚。图4.29B:轴位静脉期,肿块内实性成分中度强化。图4.29C:矢状位静脉期,显示肿块上下范围,呈哑铃状,下缘压迫膀胱。

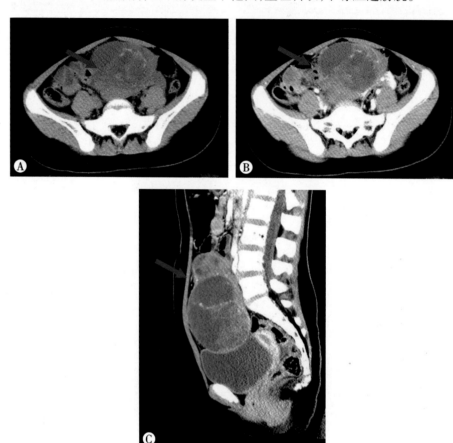

图4.29　畸胎瘤

（3）诊断思路分析

1）定位诊断:位于腹腔中线部位,压迫膀胱,推移周围肠管,定位于腹腔。

2）影像征象:囊实性肿块,密度混杂伴钙化,实性成分中度不均匀强化。

3）综合分析:本例患者年轻女性,不具有畸胎瘤的典型CT征象,但结合患者年龄、性别及钙化成分,应考虑未成熟性畸胎瘤的可能。部分未成熟性畸胎瘤呈完全实性密度,无钙化和脂肪成分,难以与间叶源性软组织肉瘤鉴别。

是来源于有多向分化潜能的生殖细胞肿瘤,好发于儿童及青年,性腺器官、纵隔、腹膜后多见,腹腔者以中线部位多发。畸胎瘤分为成熟性和未成熟性,成熟性畸胎瘤多为不规则囊性肿块,边界清楚,密度混杂不均匀,其内可见脂肪密度、囊性密度及钙化密度,CT征象典型,易于诊断。

（4）手术记录　腹腔间隙哑铃状囊实性肿块,约15cm,边界清楚,邻近结构无明显粘连,周围肠管推压移位;膀胱上壁局部受压。

（5）术后病理　未成熟性畸胎瘤。

病例 4

（1）病例摘要　患者男性,6 岁。①主诉:腹部膨隆半年,血尿 3 d。②查体:中下腹部饱满,可触及质硬肿块,轻压痛。

（2）CT 表现　图 4.30A:轴位平扫,中下腹巨大混杂密度实性肿块,密度不均匀,内伴絮片低密度囊变区。图 4.30B:轴位动脉期,可见多发增粗迂曲的滋养动脉显影。图 4.30C:轴位静脉期,实性成分渐进性中度不均匀强化。图 4.30D:轴位静脉期,显示左侧肾盂扩张积水并左肾实质灌注减低。图 4.30E:冠状位动脉期,显示肿块下缘不规则,左下缘可见不规则突起压迫膀胱。图 4.30F:矢状位动脉期,显示腹腔内肠管受压前移。

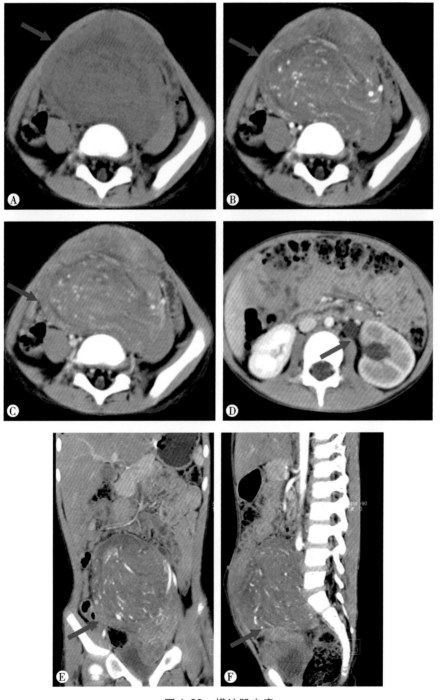

图 4.30　横纹肌肉瘤

（3）诊断思路分析

1）定位诊断：根据腹腔内肠管的移位及膀胱受压关系，判断肿瘤位于腹膜后间隙。

2）影像征象：中下腹巨大混杂密度实性肿块，密度不均匀，内伴絮片低密度囊变区，病灶内可见多发增粗迂曲的滋养动脉显影，实性成分渐进性中度不均匀强化。

3）综合分析：儿童腹膜后实性软组织肿瘤，大范围考虑间叶源性软组织肉瘤；根据动脉期肿瘤内增粗滋养动脉及静脉期实性成分渐进性不均匀强化的特征，诊断横纹肌肉瘤可能；左肾积水及左肾灌注减低，考虑肿瘤侵犯或压迫左侧输尿管所致。

横纹肌肉瘤可发生于任何年龄，儿童多见，儿童期横纹肌肉瘤常来自缺乏横纹肌的部位，起源于具有向横纹肌方向分化的间叶组织。组织类型可分为胚胎型、腺泡型和未分化型。儿童以胚胎型多见，好发于头颈部，腹部中以腹膜后、膀胱、前列腺、阴道为好发部位。CT 上多表现为实性软组织肿块，部分病例会有动脉期增粗滋养动脉的表现，大部分病例缺乏特征性影像表现，影像学定性诊断困难，需穿刺活检或手术才能确诊。

（4）手术记录　腹膜后实性肿块，约 17 cm，质硬，周围肠管推压移位；膀胱左上壁局部侵犯粘连，与肿瘤分界不清，左侧输尿管下段局部受压；行肿瘤及部分膀胱切除术。

（5）术后病理　横纹肌肉瘤，胚胎型。

病例 5

（1）病例摘要　患者女性，59 岁。①主诉：双下肢肿胀、静脉曲张半年。②查体：右中腹部饱满，可触及实性肿块，质硬；双下肢皮肤颜色加深，皮下可见蚯蚓状曲张静脉。③下肢静脉造影：双下肢浅静脉曲张，深静脉未见血栓征象，深静脉瓣膜功能尚可。

（2）CT 表现　图 4.31A：轴位平扫，右侧中腹部团块实性软组织密度肿块，密度欠均匀，比较清楚。图 4.31B：轴位动脉期，病灶呈轻中度不均匀强化，可见腹主动脉受压左移，右肾动脉受包绕管腔纤细，十二指肠受压向前移位。图 4.31C：轴位静脉期，肿块实性成分渐进性明显不均匀强化，下腔静脉与肿块分界不清，管腔内可见软组织充盈缺损影。图 4.31D：冠状位静脉期，显示肿块与下腔静脉关系，下腔静脉管腔局部闭塞。

（3）诊断思路分析

1）定位诊断：根据十二指肠及腹主动脉移位、肾动脉受侵等征象，定位于腹膜后。

2）影像征象：腹膜后实性软组织肿块，不均匀渐进性强化，下腔静脉与肿块分界不清，管腔内可见软组织充盈缺损影。

3）综合分析：结合患者病史，以下肢肿胀及静脉曲张首诊入院，需要排查下肢深静脉及下腔静脉病变；结合下肢静脉造影结果需要重点排查下腔静脉病变。腹膜后实性软组织肿块，不均匀渐进性强化特征考虑软组织肉瘤可能性大；结合下腔静脉闭塞及肿块与下腔静脉的位置关系要想到下腔静脉起源病变可能，下腔静脉管壁含有平滑肌组织，故最终诊断平滑肌肉瘤可能。

腹部平滑肌肉瘤主要起源于腹膜后的平滑肌组织，包括血管平滑肌、腹膜后潜在间隙平滑肌、胚胎残留平滑肌等，生长方式包括完全在血管外生长、完全在血管内生长及同时在血管内外生长，CT 多表现为密度多不均匀实性肿块，增强渐进性不均匀强化。血管内生长或同时血管内外生长易发现特异征象，通常为肿块旁髂静脉或下腔静脉局部管径增粗伴管腔闭塞，远端静脉管腔扩张；当腹部软组织肿块伴静脉管腔内异常时，需考虑平滑肌肉瘤的可能。也需要与其他肿瘤侵犯血管相鉴别，外源性肿块侵犯血管通常是外压或包绕性改变，常伴管腔狭窄。完全血管外生长者以肾周好发，密度及强化特征无特异性，与腹部其他性质软组织肿瘤鉴别困难，需要依靠穿刺或手术病理确诊。

（4）手术记录　腹膜后大小约 16 cm 实性肿块，起源于下腔静脉管壁并向外生长，下腔静脉管腔局部闭塞，右肾动脉部分受侵；腹主动脉及十二指肠受压移位。

（5）术后病理　平滑肌肉瘤，下腔静脉起源。

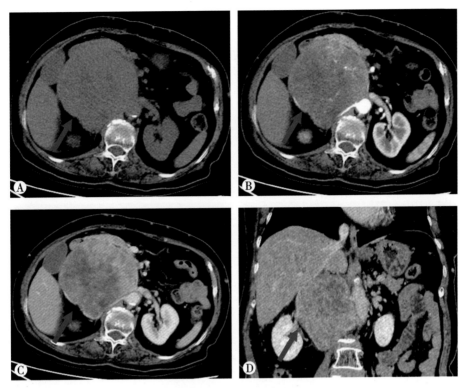

图 4.31　平滑肌肉瘤

病例 6

（1）病例摘要　患者男性，6 岁。①主诉：发热 7 d。②查体：右腹饱满，触及质硬肿块。

（2）CT 表现　图 4.32A：轴位平扫，右中腹部混杂密度实性肿块，内伴絮片状不定型钙化。图 4.32B：轴位平扫，显示病灶内钙化结节及多发腹膜后肿大淋巴结。图 4.32C：轴位动脉期，肿块实性成分轻度不均匀强化，腹主动脉及肾动脉淹没。图 4.32D：轴位静脉期，肿块实性成分渐进性中度不均匀强化，下腔静脉及门静脉受包绕并向前移位。图 4.32E：冠状位静脉期，显示肿块上下范围及腹膜后多发肿块与大血管的关系。图 4.32F：冠状位静脉期，显示腹膜后多发肿大淋巴结及血管穿行征象。

（3）诊断思路分析

1）定位诊断：根据肿块与腹主动脉、下腔静脉及门静脉的包绕移位关系，定位于腹膜后。

2）影像征象：混杂密度实性肿块，内伴絮片状不定型钙化，多发腹膜后肿大淋巴结，轻度不均匀强化，腹主动脉及肾动脉淹没，下腔静脉及门静脉受包绕并向前移位。

3）综合分析：根据肿块内多发钙化密度想到畸胎瘤和神经源性肿瘤易发生钙化，结合肿块为实性且无脂肪和囊性成分，排除典型畸胎瘤的诊断；肿块呈多结节状伴多发淋巴结转移，考虑为恶性，儿童患者恶性神经源性肿瘤伴大血管包绕，是神经母细胞瘤的影像学特征。结合患者年龄、病变密度、形态数目及周围血管关系综合分析，考虑神经母细胞瘤的诊断。

神经母细胞瘤是起源于交感神经系统或来源于神经嵴的多能交感干细胞，好发于腹膜后和肾上腺，3 岁以下婴幼儿为发病高峰。CT 征象为腹膜后形态不规则实性肿块，无包膜，多伴钙化；恶性程度高，周围浸润和转移征象主要表现为沿脊柱前跨越中线多发肿块，腹膜后淋巴结转移融合包绕腹膜后大血管，表现出主动脉淹没征，需要与淋巴瘤鉴别，淋巴瘤多不含钙化成分。此外，神经母细胞瘤易伴发骨转移，CT 检查怀疑神经母细胞瘤需要骨窗仔细观察骨质结构有无破坏征象。

（4）穿刺病理　小圆细胞恶性肿瘤，结合形态学及免疫组化，符合神经母细胞瘤。

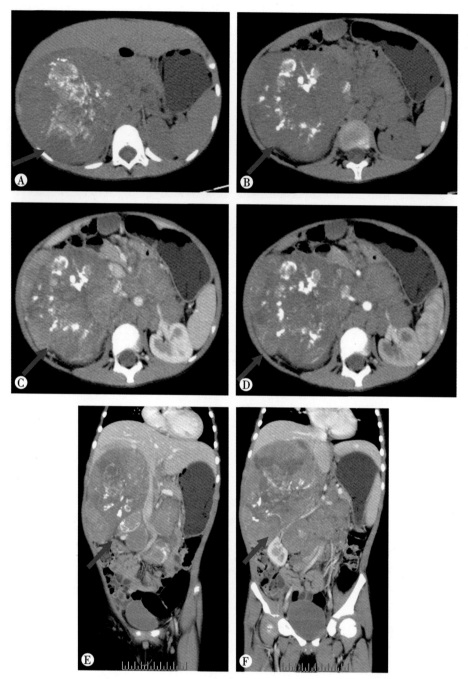

图 4.32　神经母细胞瘤

病例 7

（1）病例摘要　患者男性，9 岁。①主诉：发热 10 d。②查体：腹平坦，未触及肿块征象，无压痛。

（2）CT 表现　图 4.33A：轴位平扫，右肾上极前缘可见椭圆形低密度肿块，边缘伴小斑片状钙化。图 4.33B：轴位动脉期，显示病灶无明显强化，包膜强化，胰头受压向前移位。图 4.33C：轴位静脉期，病变仍无强化，显示肿块钻缝生长特征，部分突入下腔静脉左缘，呈不规则形，包膜清楚。图 4.33D：冠状位静脉期，显示肿块上下范围，呈均匀一致低密度。

（3）诊断思路分析

1）定位诊断：根据肿块与下腔静脉位置关系及胰头前移征象，定位于腹膜后肾前间隙。

2）影像征象：右肾上极前缘椭圆形低密度肿块，边缘伴小斑片状钙化，钻缝生长特征，部分突入下腔静脉左缘,呈不规则形,包膜清楚。

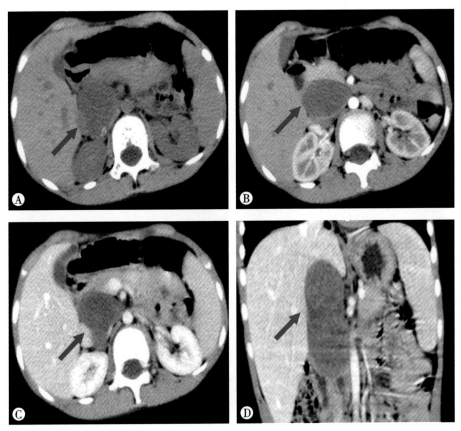

图 4.33　节细胞神经瘤

3)综合分析:根据强化不明显的特征考虑囊性病变或无强化实性病变,病变密度高于水且内伴钙化,考虑实性肿块可能性大;无强化的实性肿块想到两种可能,节细胞神经瘤和卵巢的卵泡膜细胞瘤,根据病变位置排除卵巢病变,诊断为腹膜后节细胞神经瘤。

节细胞神经瘤是一类起源于脊柱旁交感神经丛的良性肿瘤,常无明显临床症状;好发于腹膜后脊柱旁,多单侧生长,有完整包膜;圆形或椭圆形,质软呈钻缝生长特征,部分瘤内伴点状或条状钙化。CT 平扫通常呈均匀稍低动脉,增强无强化或轻度强化;部分肿瘤 CT 上类似囊性肿瘤,呈"假囊性征",此时需要结合病变部位、钙化及密度测量等特征综合诊断。

(4)手术记录　右侧腹膜后见大小约 8 cm 包块,质软,包膜完整,内伴局灶钙化。周围未见明显肿大淋巴结。

(5)术后病理　节细胞神经瘤。

病例 8

(1)病例摘要　患者男性,60 岁。①主诉:腹痛伴发热半个月,尿频 10 d。②查体:下腹部稍膨隆,排尿后下腹可触及实性肿块,质硬。

(2)CT 表现　图 4.34A:轴位静脉期,腹膜后多发肿大淋巴结,中度均匀强化,左肾积水。图 4.34B:轴位动脉期,显示腹膜后软组织病灶包绕腹主动脉。图 4.34C:轴位动脉期,盆腔弥漫软组织肿块,中度均匀强化,内可见滋养动脉。图 4.34D:轴位静脉期,盆腔弥漫软组织肿块,中度均匀强化,伴髂静脉受侵。图 4.34E:冠状位静脉期,显示病变弥漫生长,自腹膜后至盆腔均匀强化软组织影。图 4.34F:矢状位静脉期,显示腹主动脉受包绕,膀胱及盆腔结构受压。

(3)诊断思路分析

1)定位诊断:病灶包绕腹主动脉生长,定位于腹膜后。

　　2）影像征象：病变范围弥漫，呈均匀软组织密度，中度均匀强化，伴有多发腹膜后淋巴结肿大及大血管包绕符合淋巴瘤的特征。与常见淋巴瘤不同，该病例伴有左肾积水，考虑盆腔病变侵犯左侧输尿管所致，另外伴有髂静脉管腔受侵；常见淋巴瘤多表现为大血管的包绕，但管腔一般通畅，侵犯征象少见。

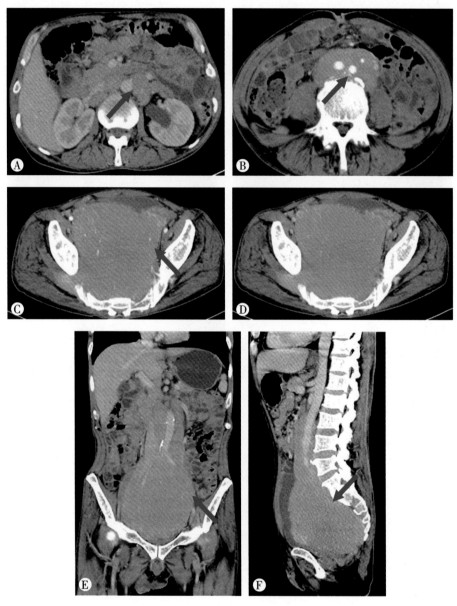

图4.34　淋巴瘤

　　3）综合分析：本例老年男性患者，伴有发热，仍将淋巴瘤作为第一考虑。穿刺病理证实此例为弥漫型淋巴瘤，既有淋巴结肿大，又有软组织病变，临床诊断中需要结合多种征象综合分析。图4.34B所示腹膜后软组织包绕腹主动脉层面的征象与腹膜后纤维化特别相似，但结合淋巴结肿大及盆腔肿块排除腹膜后纤维化诊断。

　　淋巴瘤是免疫系统常见的恶性肿瘤，原发于淋巴结及结外淋巴组织，可侵及全身所有脏器；小儿腹部淋巴瘤绝大多数为非霍奇金淋巴瘤（non-Hodgkin lymphoma，NHL），发病高峰在4～7岁，成人以中老年男性多见；腹盆腔非脏器起源淋巴瘤好发于肠系膜和腹膜后。淋巴瘤根据其形态学特征可分为肿块型、多结节型和弥漫型。肿块型表现为单发淋巴结肿大和多发淋巴结肿大融合成孤立团块灶，多呈中度均匀强化，部分内可见血管穿行征象；孤立性肿块需要与巨淋巴结增生相鉴别，巨淋巴结增生可伴钙化，增强多呈明显强化。多结节型表现为多发区域性淋巴结肿大，密度多均匀，部分合并坏死表现为环形强化，淋巴结融合形成"血管包埋征"和"漂移征"，常为腹主动脉、肠系膜血管和肾血管，此型需要与腹膜后淋巴结转移瘤相鉴别,淋巴结转移更易发生坏死,相关部位检查可查到原发肿瘤。弥漫型表现为腹膜后、肠系膜弥漫性软组织及互不融合的淋巴结肿大,多为均匀软组织密度,增强后多呈中度均匀强化,内可伴血管穿行。

（4）穿刺病理　B细胞性非霍奇金淋巴瘤。

病例9

（1）病例摘要　患者女性,20岁。①主诉:腹痛、腹胀1月余。②查体:左中腹部膨隆,可触及质硬肿块,轻压痛。

（2）CT表现　图4.35A:轴位平扫,左侧中腹部团块实性软组织密度肿块,密度均匀,边界清楚,左肾受压下移,十二指肠局部受压后移。图4.35B:轴位动脉期,病灶内可见散在轻度不均匀强化。图4.35C:轴位静脉期,肿块实性成分渐进性轻中度不均匀强化,下腔静脉与肿块分界不清,管腔内可见软组织充盈缺损影。图4.35D:轴位静脉期,显示肿块向下生长至盆腔。图4.35E:冠状位动脉期,显示肿块前下缘肠系膜上动脉分支供血。图4.35F:冠状位静脉期,显示肿块整体轮廓,腹部生长巨大实性肿块,界清。

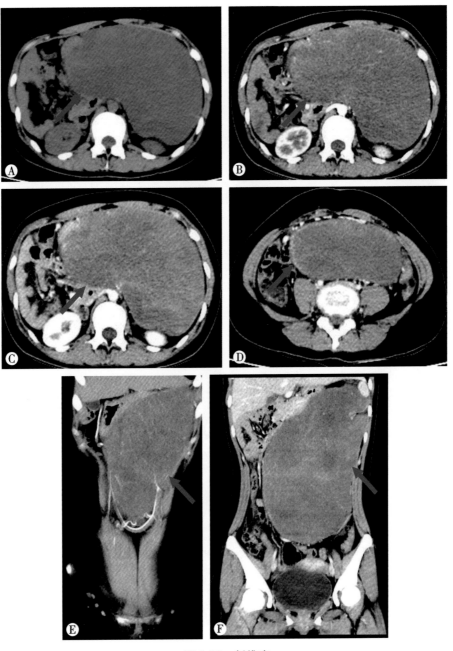

图4.35　纤维瘤

（3）诊断思路分析

1）定位诊断：根据左肾及十二指肠的移位以及病变整体生长范围，定位于腹膜腔，突至盆腔生长。

2）影像征象：实性软组织密度肿块，密度均匀，边界清楚，左肾受压下移，十二指肠局部受压后移，轻度不均匀强化。

3）综合分析：实性软组织密度，边界清楚，密度基本均匀，考虑软组织肿瘤可能性大。增强后肿块呈轻中度渐进性强化，血供不丰富，但无坏死成分，考虑纤维源性肿瘤可能。

纤维瘤因其侵袭性生长的特征又叫侵袭性纤维瘤，是一种具有恶性行为的良性肿瘤，具有易复发的侵袭性生物学特性，但不发生远处转移。其好发部位为腹壁肌肉、臀部、头颈、四肢；腹内型主要位于肠系膜、网膜及腹膜后。CT 上通常表现为体积较大的实性软组织肿块，密度通常等于或稍低于肌肉，均匀实性密度，坏死少见。当遇到腹壁或腹腔密度均匀软组织肿块，且内部无坏死时要想到纤维瘤可能。

（4）手术记录　腹腔左侧见约 28 cm 实性包块，质韧，包膜完整，周边可见增粗滋养动脉。

（5）术后病理　纤维瘤。

病例 10

（1）病例摘要　患者男性，65 岁。①主诉：双下肢肿胀 2 月余。②查体：双下肢皮下软组织水肿，指压凹陷；腹部平坦，无压痛。③超声提示：双肾积水。

（2）CT 表现　图 4.36A（轴位动脉期）、B（轴位静脉期），显示腹膜后片状软组织影包绕腹主动脉及下腔静脉，轻中度均匀强化。图 4.36C：轴位静脉期，显示双侧肾盂扩张积水并左肾实质灌注减低。图 4.36D：矢状位静脉期，显示病变上下范围，弥漫条状软组织包绕腹主动脉。图 4.36E：冠状位静脉期，显示腹主动脉及下腔静脉受包绕范围，下腔静脉管腔不均匀狭窄。

（3）诊断思路分析

1）定位诊断：直接定位于腹膜后大血管周围。

2）影像征象：均匀片状软组织密度包绕腹主动脉和下腔静脉，下腔静脉管腔部分狭窄；双肾及双侧输尿管上段扩张积水，考虑输尿管中下段受累梗阻所致。患者以双下肢肿胀就诊，可能是因为下腔静脉回流不畅致下肢静脉淤血，也可能是患者肾积水致肾功能不全所致。

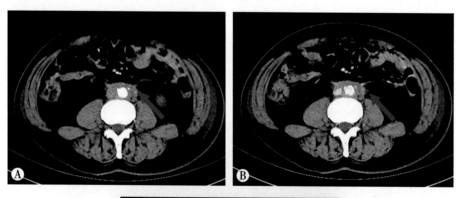

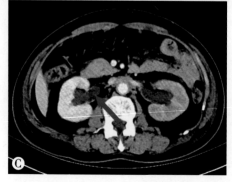

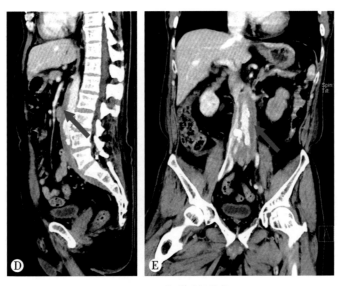

图 4.36 腹膜后纤维化

3）综合分析：中老年男性患者，结合患者症状及 CT 表现，首先考虑腹膜后纤维化。

腹膜后纤维化是一种病因不明的腹膜后间隙的纤维炎性组织增殖性疾病，多见于 40 ～ 60 岁男性。大部分无明显症状，当病变累及输尿管时，可产生尿路梗阻症状，患者通常以此为首发症状就诊；少数病例由于下腔静脉受累导致下肢水肿或深静脉血栓形成。故当临床中见到无明显泌尿系统肿瘤、结石等所致的肾积水征象时，须仔细观察腹膜后有无异常软组织，排查腹膜后纤维化所致肾积水。

腹膜后纤维化 CT 表现通常具有特征性，表现为腹膜后片状、板状或边界清楚的软组织密度肿块，包绕腹主动脉、下腔静脉和输尿管，活动期病变含有丰富的毛细血管网。多呈明显强化，静止期则强化不明显；腹主动脉和下腔静脉可有受压表现，但通常无明显向前移位。征象不典型时需要与腹膜后淋巴结转移瘤和淋巴瘤鉴别。腹膜后淋巴结转移通常表现为腹主动脉旁单个或多个类圆形软组织密度结节，当淋巴结融合成团时可呈片状改变，推移或包绕大血管；相关部位检查还能发现原发瘤灶。腹膜后淋巴瘤可分为多结节状或团片状，多呈中度均匀强化；当腹主动脉和下腔静脉后方淋巴结增大时，向前推移包绕腹主动脉和下腔静脉，称为"主动脉淹没征"，但通常无血管管腔的狭窄，可与腹膜后纤维化鉴别。

（4）穿刺病理 纤维结缔组织增生伴以淋巴细胞、浆细胞为主的炎症细胞浸润，局灶 IgG4 细胞阳性，结合临床综合考虑腹膜后纤维化。

（5）治疗后复查 患者双肾积水并左肾功能降低，给予双肾造瘘术和泌尿系统置管术；激素方案治疗 1 个月后复查。CT 表现如下。图 4.37A（轴位动脉期）、B（轴位静脉期），显示腹膜后片状软组织影范围较前略减小。图 4.37C：轴位静脉期，显示双侧造瘘管，原肾盂积水好转。图 4.37D：矢状位静脉期，显示病变整体范围均减小。图 4.37E：泌尿系统 VR 重建，显示双肾造瘘管及双侧泌尿系统置管影，泌尿系统无明显扩张积水。

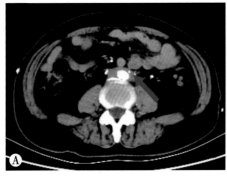
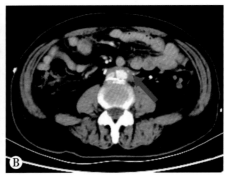

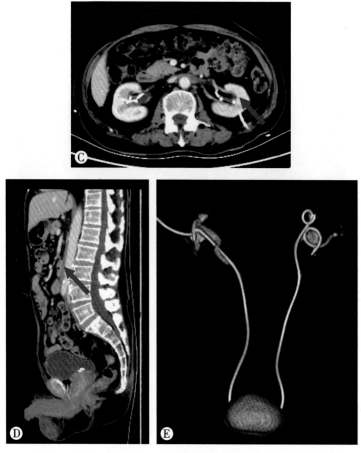

图 4.37　腹膜后纤维化治疗后

腹盆腔非实质脏器肿瘤种类较多,部分缺乏特异征象,需结合多方面(年龄、部位、形态、密度信号及强化特点、供血血管等)征象进行综合诊断。CT 对腹盆腔非实质脏器肿瘤的定位及定性有很大价值,特别是 CT 薄层图像和后处理重建技术对细微结构和征象的显示,可为肿瘤的准确诊断提供有效信息。

成人腹盆腔起源不明肿块,脂肪成分为主应首先考虑脂肪肉瘤,既含脂肪成分,又有钙化或骨化则首先考虑畸胎瘤,含气体成分须考虑胃肠道外间质瘤的可能,多结节融合肿块须首先考虑淋巴瘤;征象不典型者需要综合其部位、形态、密度及强化特征做出初步诊断及相关鉴别诊断。儿童处于生长发育阶段,腹盆腔非实质脏器肿瘤临床表现缺乏特异性,具有发病年龄早、肿块大、生长快、转移早的特点。儿童腹盆腔起源不明实性肿块,含钙化、包绕血管,首先考虑神经母细胞瘤;含脂肪成分,首先考虑畸胎瘤。囊性肿块应首先考虑淋巴管瘤,多房壁薄支持诊断;需与囊性畸胎瘤进行区分,脂肪和钙化成分有助于鉴别诊断;须注意部分节细胞神经瘤有"假囊性征"。

本书将在临床篇对各种类型腹盆腔非实质脏器肿瘤的临床特征及 CT 征象进行分析总结,通过病例展示分享不同肿瘤的诊断经验。肿瘤的部位、病理类型、临床分期对患者的治疗和预后有很大影响,早期发现、早期诊断对指导临床合理治疗至关重要。作为影像工作者,我们应该掌握各种不同类型肿瘤的 CT 特征,仔细分析征象、总结经验,争取做到正确的定位和定性诊断,更好地服务临床。部分定性困难者,应做出准确的定位并描述清楚肿瘤与周围血管及脏器结构毗邻关系,指导临床评估手术可行性。

参考文献

[1] 高剑波,王滨.医学影像诊断学[M].北京:人民卫生出版社,2020.

[2] 徐克,郭启勇.韩萍.医学影像学[M].8 版.北京:人民卫生出版社,2018.

[3] 高剑波.中华医学影像技术学(CT 成像技术卷)[M].北京:人民卫生出版社,2017.

[4] 步宏,李一雷.病理学[M].9 版.北京:人民卫生出版社,2018.

[5] 黄子星,宋彬.腹膜后间隙的影像解剖与临床实践[J].中国普外基础与临床杂志,2021,28(12): 1651-1654.

[6] 王敏,刘修恒,陈志远,等.腹膜后巨大肿瘤的诊断和治疗体会[J].国际泌尿系统杂志,2020,40(6): 1114-1115.

[7] CZEYDA-POMMERSHEIM F,MENIAS C,BOUSTANI A,et al.Diagnostic approach to primary retroperitoneal pathologies:what the radiologist needs to know[J].Abdom Radiol (NY),2021,46(3):1062-1081.

[8] 任项项,刘钢山,吴硕东,等.原发性腹膜后脂肪肉瘤的诊治分析[J].中华普通外科杂志,2019, 34(7):576-579.

[9] BALJER B C,KOLHE S,CHAN C D,et al.Advances in image enhancement for sarcoma surgery[J]. Cancer Letters,2020(483):1-11.

第 **3** 部分

临 床 篇

5
间叶组织源性肿瘤

5.1 脂肪源性肿瘤

5.1.1 脂肪瘤

【病例展示】

病例 1

（1）病例摘要　患者女性,53 岁。①主诉:体检发现右上腹部占位 10 d。②查体:腹部柔软,右上腹压痛。

（2）CT 表现　图 5.1A:轴位平扫,右上腹部见一团片状脂肪密度灶,密度均匀,边缘见菲薄包膜,邻近肠管轻度受压。图 5.1B:轴位动脉期。图 5.1C、D:轴位静脉期。图 5.1E、F:冠状位及矢状位静脉期,病灶未见强化。

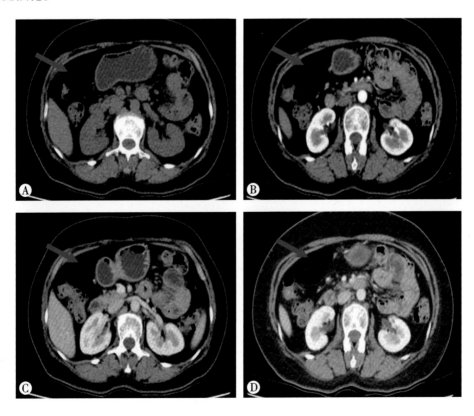

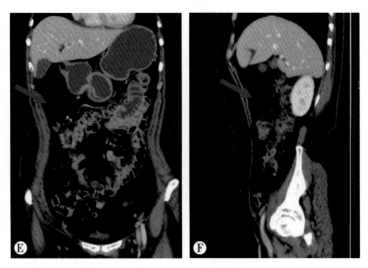

图 5.1　胆囊前脂肪瘤

（3）手术记录　胆囊前可见一大小约 9 cm×8 cm 包块，质软，活动可，与大网膜相连，肝、胃、结直肠未见明显异常。

（4）术后病理　脂肪瘤。

病例 2

（1）病例摘要　患者男性，63 岁。①主诉：腹痛 3 d，加重 2 h。②查体：腹部柔软，右侧腹部压痛。

（2）CT 表现　图 5.2A、B：轴位平扫，腹腔右侧见巨大混杂密度肿块，以脂肪成分为主，CT 值约为 −113 Hu，其内另见多发团块状及结节状软组织影，边缘伴钙化，病灶边界清，边缘见菲薄包膜，邻近结肠及右肾推向前方。图 5.2C、D：轴位动脉期及静脉期，病灶未见明显强化。图 5.2E、F：冠状位及矢状位静脉期，腹主动脉及下腔静脉左移。

（3）手术记录　腹膜后肿物大小约 30 cm×22 cm×8 cm，质地软，肿瘤内有钙化灶，位于升结肠后方，将结肠系膜及右肾推向前方，腹主动脉及下腔血管左移，结肠系膜菲薄。

（4）术后病理　脂肪瘤。

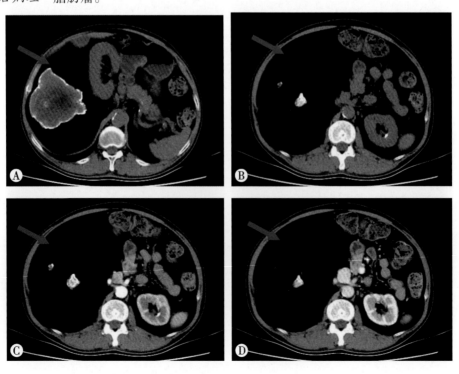

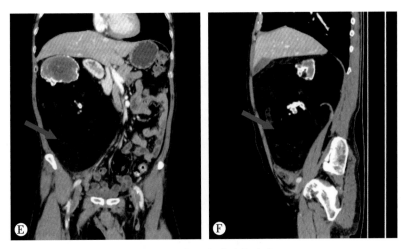

图5.2　右侧腹膜后脂肪瘤

病例 3

（1）病例摘要　患者女性,76 岁。①主诉:体检发现左侧腹膜后占位1 d。②查体:腹部柔软、无压痛。

（2）CT 表现　图5.3A:轴位平扫,左侧腹膜后见一脂性密度灶,边缘见包膜,大小约 10 cm×8 cm,上缘与左肾下极分界不清,左侧结肠向上推压。图5.3B（轴位动脉期）和图5.3C、D（轴位静脉期）,病灶未见明显强化。图5.3E、F:冠状位及矢状位静脉期,可见滋养血管从左肾下极发出。

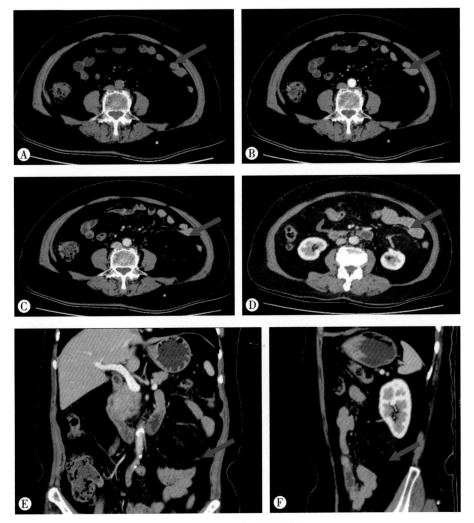

图5.3　左侧腹膜后脂肪瘤

（3）手术记录　左肾下方见一类圆形肿块，大小约10 cm×8 cm，上达脾结肠韧带，向下达盆腔入口，肿块将左侧结肠向上推压，肾和肿块之间粘连，可见肿瘤滋养血管从左肾发出。

（4）术后病理　脂肪瘤。

【病例分析】

脂肪瘤（lipoma）是临床极为常见的体表良性肿瘤，由脂肪组织构成，生长缓慢，少有恶变，腹盆腔非脏器起源者少见。腹盆腔非脏器起源脂肪瘤是一类来源于脂肪组织的少见良性肿瘤。组织学上主要由分化成熟的脂肪细胞构成。本病多见于中青年患者，发病无明显性别差异，病程一般较长，可数月到数年不等，临床上主要以腹盆部包块或周围脏器受压而出现相应症状就诊。术前诊断主要依靠影像学检查，因CT能清楚显示肿瘤的部位、边界及其与周围结构的关系，并能利用CT值判断肿瘤组织学构成，还可借助增强扫描以了解其血供情况及强化特征，有助于肿瘤的鉴别诊断，因而CT是检查脂肪瘤最具价值的影像学方法之一。大部分情况下，CT可明确定位定性诊断脂肪瘤。

【诊断要点】

（1）平扫特征　脂肪瘤作为一种良性肿瘤，表现为局限型脂肪包块，瘤体有包膜，与周围组织界限清楚，病程较长，呈渐进膨胀性生长，因而肿瘤表现为边缘清楚的类圆形肿块。肿瘤增大到一定程度时，由于其生长不均匀性，致边缘呈分叶状；较大脂肪瘤对周围器官、组织有推移、压迫。

脂肪瘤由分化成熟的脂肪细胞组成，细胞排列紧密，因此CT显示肿瘤内绝大部分为均匀性明显脂肪影；肿瘤内纤细条索状及条片状稍高密度影，考虑为少量纤维间隔及细小血管，CT值为−120 ~ −40 Hu。

（2）增强特征　肿瘤无明显强化。

【鉴别诊断】

脂肪瘤主要应与含脂肪成分的肿瘤相鉴别。

（1）脂肪肉瘤　脂肪肉瘤（liposarcoma）呈浸润性生长，边界多不清楚，肿瘤内密度不均匀，一般来说，即使分化良好的脂肪肉瘤内含大量的成熟脂肪组织，因同时含有其他组织成分，其CT值也常高于良性脂肪瘤，增强后肿瘤内可有不同程度强化，可伴有腹膜后淋巴结肿大或腹水。

（2）畸胎瘤　畸胎瘤（teratoma）由于包含原始3个胚层组织，肿瘤内含有骨组织、软组织、液体、脂肪和毛发等不同成分，其内可见多种不同密度的成分混合存在，诊断不难。

（3）肾上腺髓样脂肪瘤　是一种少见的无功能良性肿瘤，瘤内含有不同量的骨髓成分和脂肪，肿瘤通常较小。CT表现为肾上腺区含脂肪成分的肿块，边缘清楚，并可见多少不等的软组织密度影，部分肿瘤内可见钙化斑或蛋壳样钙化，增强扫描病灶内软组织成分呈轻中度强化（图5.4）。

（4）不典型梭形细胞/多形性脂肪瘤样肿瘤　男性略多见，主要累及四肢和肢带部位，最常见于手、足，其次由于大腿、肩部、臀部、前臂、膝部等，少见于头颈部、生殖器区、躯干、纵隔、腹膜后受累非常罕见。肿瘤无完整包膜，呈结节或多结节状生长，边界不清（图5.5）。

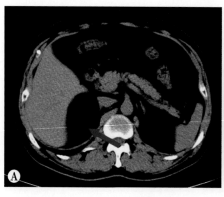
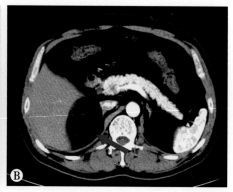

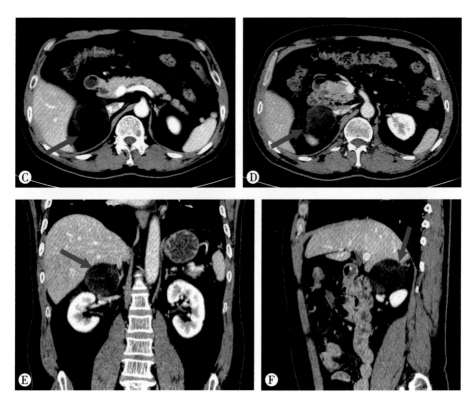

A、B 为轴位平扫、动脉期图像;C、D 为轴位静脉期图像;E、F 为冠状位、矢状位静脉期图像。图中显示右侧肾上腺区见一含脂肪成分的肿块,边缘清楚,并可见软组织密度影,增强扫描病灶内软组织成分呈轻中度强化。

图5.4　右侧肾上腺髓样脂肪瘤

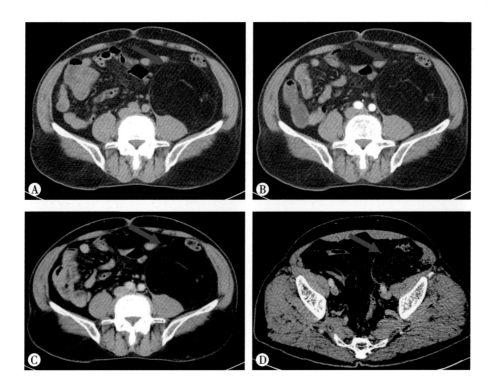

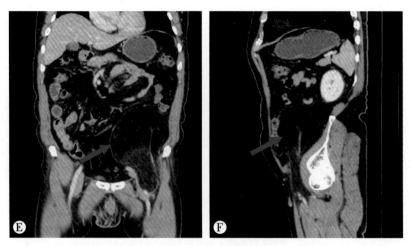

A、B 为轴位平扫、动脉期图像;C、D 为轴位静脉期图像;E、F 为冠状位、矢状位静脉期图像。图中显示左侧腹膜后见一巨大含脂肪成分的肿物,上端位于脐上水平,下端突入腹股沟,肿瘤无完整包膜。

图 5.5　不典型梭形细胞/多形性脂肪瘤样肿瘤

5.1.2　脂肪肉瘤

【病例展示】

病例 1

（1）病例摘要　患者男性,57 岁。①主诉:腹部膨隆伴进行性增大 3 年。②查体:腹部柔软、有压痛。

（2）CT 表现　图 5.6A 轴位平扫:腹腔及腹膜后可见巨大低密度灶,内密度不均,见大量脂肪密度影及不规则软组织影。图 5.6B、C:轴位动脉期及静脉期,病灶实性成分轻度强化。图 5.6D:冠状位静脉期,显示肿块周围脏器及肠管受压推移。

（3）手术记录　腹腔内巨大占位性病变,上达肝脏脏面,下达盆腔,左边紧邻脾门,右贴右侧腹壁,肿瘤质地柔软,包膜完整。

（4）术后病理　脂肪瘤样脂肪肉瘤。

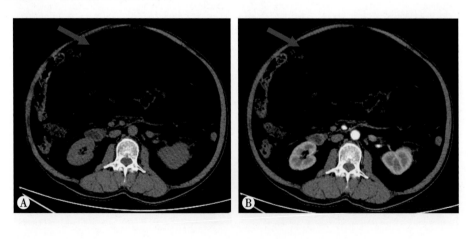

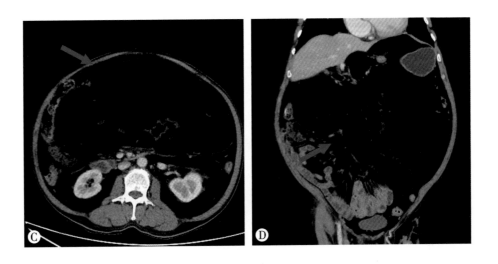

图 5.6　腹腔内脂肪瘤样脂肪肉瘤

病例 2

（1）病例摘要　患者女性,61 岁。①主诉:腹胀 2 月余。②查体:腹部膨隆,腹盆腔可触及直径约 30 cm 类圆形、分叶状包块。

（2）CT 表现　图 5.7A:轴位平扫,腹盆腔内见一巨大肿块影,肿块以脂肪成分为主,内见少许条片状稍高密度软组织影。图 5.7B、C:轴位动脉期及静脉期,软组织成分轻度强化。图 5.7D:冠状位静脉期,显示邻近组织结构受压移位。

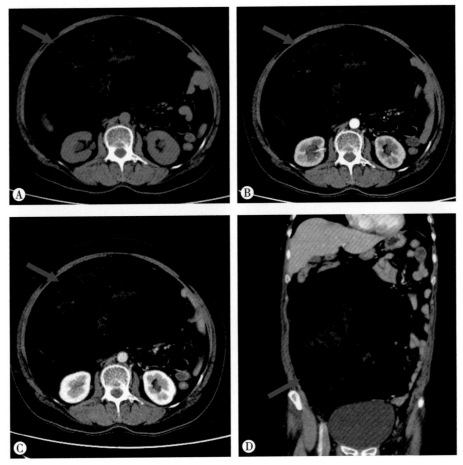

图 5.7　腹盆腔内脂肪瘤样脂肪肉瘤

（3）手术记录　腹盆腔见巨块型肿瘤，直径约 30 cm，类圆形、分叶状，自右向左上腹部推挤。

（4）术后病理　脂肪瘤样脂肪肉瘤。

病例3

（1）病例摘要　患者男性，76 岁。①主诉：发热、腹痛 1 周。②查体：腹部质韧、有压痛。

（2）CT 表现　图 5.8A：轴位平扫，腹腔内见巨大混杂密度肿块影，其内见钙化影及脂肪密度影。图 5.8B（轴位动脉期）和图 5.8C、D（轴位静脉期），病灶呈轻度不均匀强化。图 5.8E、F：冠状位及矢状位平扫，病灶上缘约平胃下缘，下缘至盆腔内。

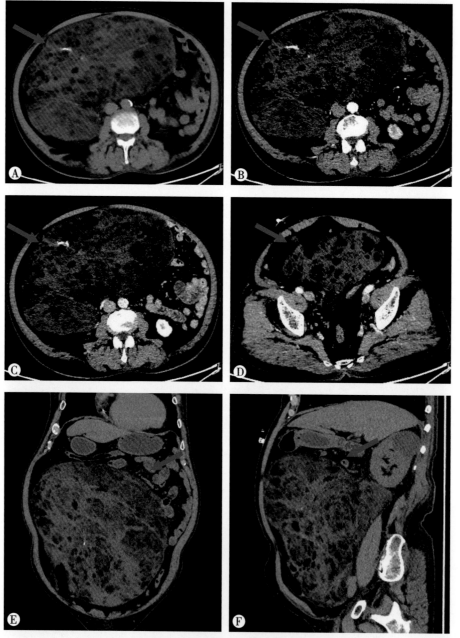

图 5.8　腹腔内硬化性脂肪肉瘤

（3）手术记录　腹腔内可见巨大肿瘤，包膜完整，小肠结肠受压。

（4）术后病理　硬化性脂肪肉瘤。

病例4

（1）病例摘要　患者男性,70岁。①间断发热1月余,左大腿疼痛20 d。②查体:腹部柔软、无压痛、反跳痛。左大腿压痛阳性。

（2）CT表现　图5.9A、B:轴位平扫,左侧腰大肌旁见软组织肿块,边缘光整,大小约7.6 cm×5.4 cm。图5.9C、D:冠状位及矢状位平扫,肿块与左侧腰大肌、髂腰肌分界不清。

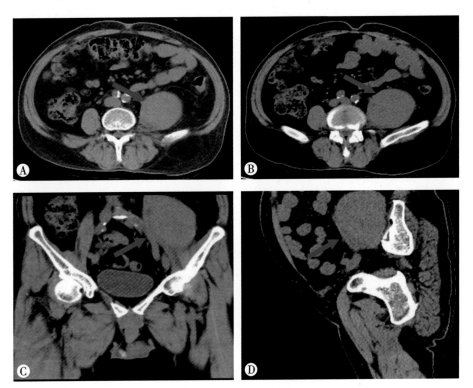

图5.9　盆腔炎症性脂肪肉瘤

（3）手术记录　盆腔左侧可触及不规则肿块,质韧、包膜完整。

（4）术后病理　炎症性脂肪肉瘤。

病例5

（1）病例摘要　患者女性,54岁。①主诉:腹部质韧8月余。②查体:腹部无压痛、反跳痛。腹部质韧、可触及包块。

（2）CT表现　图5.10A:轴位平扫,中腹部见一巨大软组织密度肿块影,密度不均,内见钙化及脂肪密度影,边缘见包膜。图5.10B、C(轴位动脉期)和图5.10D(轴位静脉期),呈轻度不均匀强化。图5.10E、F:冠状位动脉期及矢状位静脉期,肿块与左肾分界不清,左肾受压上移,腹主动脉右移。

（3）手术记录　肿块主要位于左侧腹部,包膜完整,大小约20 cm×20 cm,质硬,与左侧肾分界不清、左肾受压上移,降结肠位于肿块左后外侧,生殖血管位于肿块右内后侧。

（4）术后病理　炎症性脂肪肉瘤。

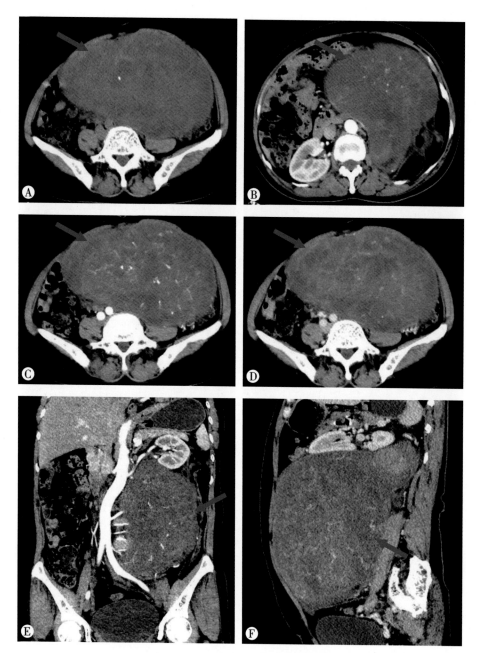

图 5.10　左侧腹部炎症性脂肪肉瘤

病例 6

（1）病例摘要　患者男性,58 岁。①主诉:右下腹痛 1 月余。②查体:腹部柔软、无压痛。

（2）CT 表现　图 5.11A:轴位平扫,右侧腹腔内见巨大不规则混杂密度肿块影,边界清晰,密度不均。图 5.11B:轴位平扫,肿块内见少量脂肪密度影。图 5.11C、D:轴位动脉期及静脉期,病灶实性成分中度不均匀强化。图 5.11E:冠状位静脉期,肿块周围肠管受压推移。图 5.11F:矢状位静脉期,肿块内见少量脂肪密度影,横结肠受压前移。

（3）手术记录　腹腔内巨大占位性病变,质地柔软,包膜完整,邻近小肠、结肠受压推移。

（4）术后病理　黏液性脂肪肉瘤。

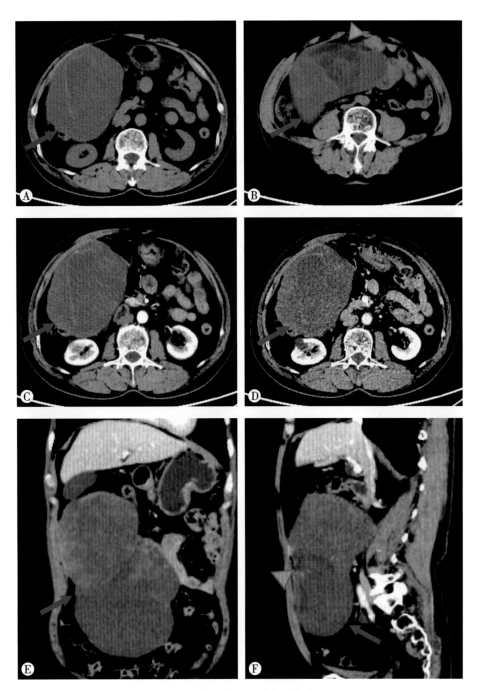

图5.11 腹腔内黏液性脂肪肉瘤(1)

病例7

(1)病例摘要 患者男性,44岁。①主诉:发现腹部包块40天余,渐进性增大,伴反酸、烧心、恶心呕吐。②查体:腹部无压痛、反跳痛,可触及包块,质硬,移动度差。

(2)CT表现 图5.12A:轴位平扫,腹腔内见巨大肿块影,密度不均匀,形态不规则,邻近组织结构受压推移。图5.12B:轴位平扫,肿块边缘见少量脂肪密度影(箭头所示);腹腔可见积液影。图5.12C、D:轴位动脉期及静脉期,中度不均匀强化。图5.12E:冠状位静脉期,肝及周围肠管受压。图5.12F:矢状位静脉期,腹腔大血管受压后移。

(3)手术记录 腹腔可见血性腹水约2 000 mL,引流管吸引腹水后可见腹腔巨大占位,并见多处破裂出血点,占据2/3腹腔,起自小肠系膜,侵犯横结肠系膜、与大网膜及小肠炎性粘连,肝、胃、脾、盆腔、腹壁及网膜未见转移性结节。

（4）术后病理　黏液性脂肪肉瘤。

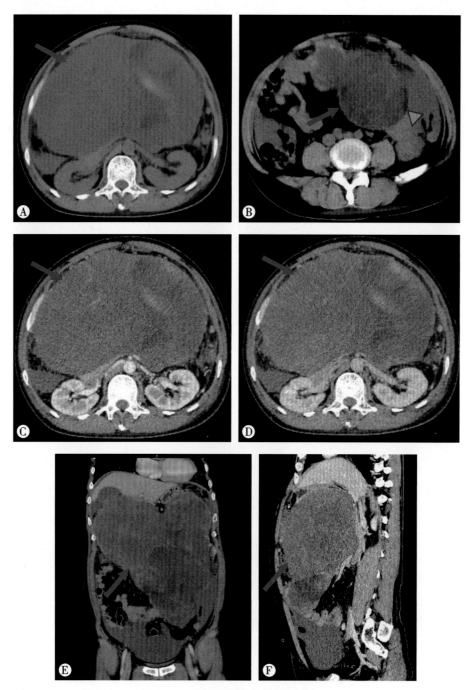

图 5.12　腹腔内黏液性脂肪肉瘤（2）

病例 8

（1）病例摘要　患者男性，52 岁。①主诉：左腰部及左侧大腿间断疼痛 3 个月。②查体：左肾区叩击痛。

（2）CT 表现　图 5.13A：轴位平扫，病灶内密度不均，见不定型钙化灶，与左侧腰大肌、髂肌分界不清。图 5.13B、C：轴位动脉期及静脉期，病灶呈不均匀轻中度强化，内可见片状未强化区。图 5.13D：冠状位静脉期，左侧腹膜后见巨大软组织肿块影，向上约平肾上腺水平，向下至左侧盆腔，显示肿块周围脏器及肠管受压推移。

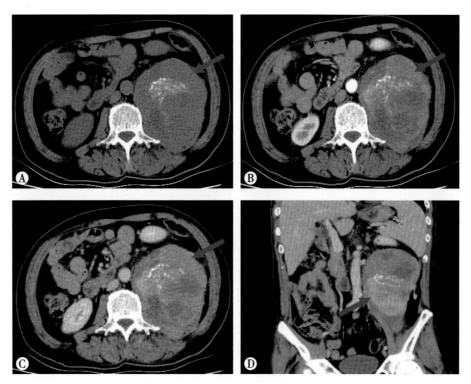

图 5.13 腹膜后去分化脂肪肉瘤(1)

（3）手术记录 左侧腹膜后巨大软组织肿块,压迫第 2～3 腰椎硬膜、神经根,肿瘤边缘见包膜。

（4）术后病理 去分化脂肪肉瘤。

病例 9

（1）病例摘要 患者男性,46 岁。①主诉:饭后腹胀 10 d。②查体:腹部无压痛、反跳痛。腹部腹肌紧张、上腹部触及包块,质硬,位置固定。

（2）CT 表现 图 5.14A:轴位平扫,腹腔内中线偏左可见巨大混杂密度肿块影(29.9 cm×22.2 cm),中央可见囊实性肿块(23.3 cm×18.6 cm),内可见分隔、壁结节及点片状钙化灶,外周可见大量脂肪密度影,左肾包绕其中,位置上移,左肾筋膜毛糙,左肾盂轻度积水,邻近腹腔脏器受压移位。图 5.14B(轴位动脉期)和图 5.14C、D(轴位静脉期),增强后分隔及壁结节见轻度强化,与左侧腰大肌、髂肌分界不清。图 5.14E、F:矢状位及冠状位静脉期,腹腔大血管受压移位。

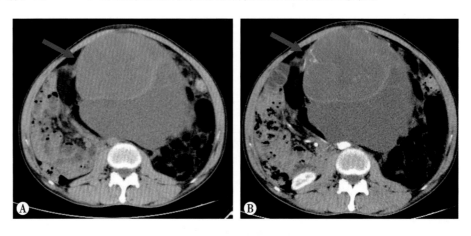

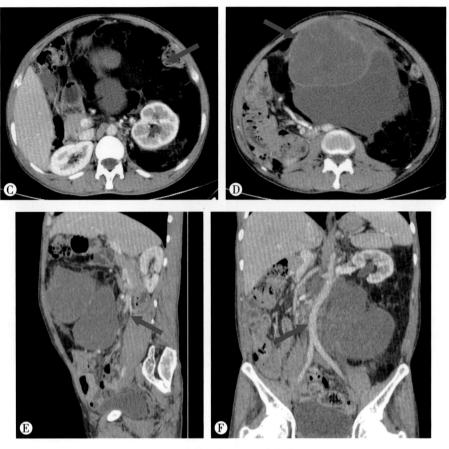

图 5.14　腹膜后去分化脂肪肉瘤(2)

(3)手术记录　肿瘤位于腹膜后,大小约 20 cm×25 cm,包绕左侧肾及胰腺后脂肪,小肠受压向前移位。

(4)术后病理　去分化脂肪肉瘤。

病例 10

(1)病例摘要　患者男性,37 岁。①主诉:发现腹部肿块 3 月余。②查体:腹部柔软、有压痛。

(2)CT 表现　图 5.15A、B:轴位动脉期及静脉期中下腹见多发巨大团块状软组织密度影,密度不均匀,边界不清,含不等量脂肪成分,较大者位于中腹部,大小约 104 mm×83 mm,实质部分呈中度强化,内可见斑片状未强化坏死区。图 5.15C、D:冠状位及矢状位静脉期,周围肠管受压移位,分界不清。

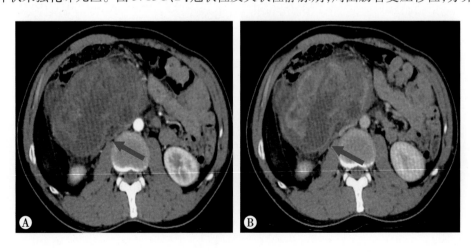

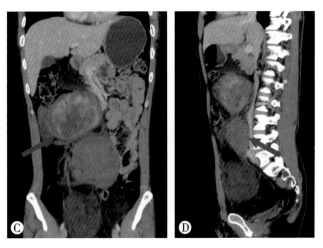

图5.15　腹膜后多形性脂肪肉瘤(1)

(3)穿刺活检病理　多形性脂肪肉瘤。

病例 11

(1)病例摘要　患者女性,61 岁。①主诉:左下腹隐痛 3 月余,发现腹部肿块 3 d。②查体:左中下腹部触及一大小约5.0 cm×6.0 cm×4.0 cm 包块,质硬,活动度尚可,轻度压痛。

(2)CT 表现　图 5.16A、B:轴位动脉期及静脉期左侧腹腔内见不均质团块状软组织影,大小约7.5 cm×7.0 cm,边界清,左侧腰大肌及部分小肠受压,轻度不均匀强化,其内见滋养血管影。图 5.16C、D:冠状位动脉期及矢状位静脉期,肿块向内侧牵拉降结肠。

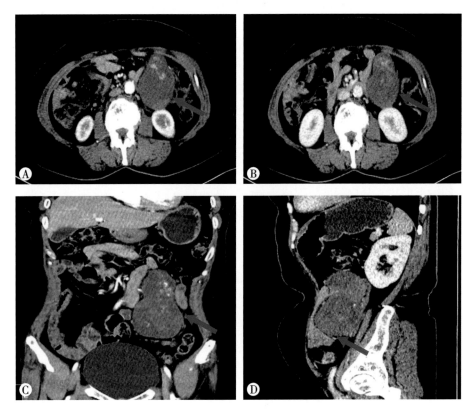

图5.16　腹膜后多形性脂肪肉瘤(2)

(3)手术记录　肿块来源于腹膜后,大小约 13 cm×8 cm,位置相对固定,肿块与肾无明显关系,向内侧牵拉降结肠及乙状结肠。

（4）术后病理　多形性脂肪肉瘤。

【病例分析】

脂肪肉瘤起源于原始间充质细胞并向脂肪细胞分化而形成,好发于腹膜后和大腿,以 40～70 岁人群多见,男女发病率无明显差异。腹盆腔非脏器起源的脂肪肉瘤早期明确诊断较为困难,由于发生的位置较深,无特异性临床表现,肿瘤直径较大时,患者常有腹部胀满感,出现乏力、食欲下降、体重减轻甚至恶病质,泌尿系统压迫症状、腹部触及包块。脂肪肉瘤组织学类型:高分化脂肪肉瘤（又可分为 3 种主要亚型:脂肪细胞性/脂肪瘤样、硬化性、炎症性）;去分化脂肪肉瘤;黏液性/圆形细胞脂肪肉瘤;多形性脂肪肉瘤。2020 年,WHO《软组织和骨肿瘤 WHO 分类》(第 5 版)出版,新增多形性黏液样脂肪肉瘤。

【诊断要点】

（1）高分化型脂肪肉瘤

1）平扫特征:该型瘤细胞形态多种多样,可见分化差的星形、梭形、小圆形或呈明显异型性和多形性的脂肪母细胞,胞浆内可见大小不等的脂滴空泡。因脂肪成分 CT 衰减系数低,<-20 Hu,平扫常呈巨型低密度肿块,中间伴有纤维间隔,部分病例瘤灶内可见少许实性部分。病灶生长缓慢,压迫周围组织,形成假包膜,但包膜并不完整,因此并非肿瘤真正界限,还可向外侵犯。

2）增强特征:该型肿瘤血供多不丰富,增强后仅见间隔轻微强化。

（2）黏液型脂肪肉瘤

1）平扫特征:该型的组织学定义是由一致性圆形或椭圆形原始的非脂肪性间叶细胞、数量不等的小型印戒样脂肪母细胞、明显黏液样间质和特征性芽枝状血管构成的恶性肿瘤。肿瘤细胞外黏液常形成大黏液湖,间质内有丰富的纤细网状毛细血管网。CT 平扫类似囊性占位,内含大量液性密度,CT 值 20～30 Hu,周围有包膜,包膜厚度较均匀,但略显粗糙。

2）增强特征:增强扫描病灶内常出现云雾状强化,即组织学上提示的间质毛细血管网。

（3）去分化型脂肪肉瘤

1）平扫特征:去分化脂肪肉瘤指在低度恶性分化好的脂肪肉瘤中出现分化差的非脂肪源性肉瘤,分化差的成分可为恶性纤维组织细胞瘤、平滑肌肉瘤,少数为骨肉瘤或软骨肉瘤等,组织学上无不同分化阶段的脂肪母细胞。去分化脂肪肉瘤的去分化成分多少不等,2 种成分的转化可以突然发生,也可以逐渐移行。典型的 CT 表现为脂肪样成分中出现等于或高于肌肉密度的肿块。

2）增强特征:增强扫描早期不均匀强化,2 种成分界限分明,延迟扫描明显均匀强化。

（4）多形性脂肪肉瘤

1）平扫特征:多形性脂肪肉瘤分化程度极低,甚至含有相当程度的未分化脂肪细胞,病理名称来自主要细胞成分的镜下形状。分化程度较低或未分化的脂肪细胞胞浆内不含脂肪泡,影像学上难以发现脂肪样低密度,仅仅表现为肌肉样等密度,因此,与其他间叶源性的肉瘤很难鉴别。

2）增强特征:增强扫描后明显均匀强化。

（5）黏液样多形性脂肪肉瘤

1）平扫特征:肿瘤十分罕见,主要发生于儿童和青少年,好发于纵隔等深部软组织,是一种极具侵袭性的肿瘤类型,复发率高,易转移至肺、骨和软组织,总体生存率低。表现出黏液样脂肪肉瘤和多形性脂肪肉瘤的混合特征。

2）增强特征:增强扫描后中度或明显均匀强化。

【鉴别诊断】

（1）脂肪瘤　体积较小,边界清楚,边缘光整,密度均匀,几乎完全由脂肪组成,病灶内可有少量纤维间隔或细小血管形成的条索状高密度影,动态增强 CT 扫描病灶未见明确强化;当肿块欠规则,边界不清楚,CT 增强呈不均匀强化,应怀疑可能为脂肪肉瘤。

（2）恶性纤维组织细胞瘤　本瘤多见于中老年人,男性多于女性,炎症型恶性纤维组织细胞瘤最常发生于腹膜后。该病肿块较大,常向周围浸润性生长,瘤内坏死囊变明显,瘤内出血常见,可伴转移,增强后呈明显不均匀强化。恶性纤维组织细胞瘤与去分化型脂肪肉瘤在 CT 表现上很难鉴别,最终诊断需要依靠病理检查。

（3）神经源性肿瘤 好发于脊柱旁神经链走行区和肾上腺区,根据肿瘤组织病理学来源可以分交感神经源性、副神经节起源及脊神经鞘膜来源,大部分好发于成年人。交感神经源性肿瘤的 CT 表现为腹膜后不规则形肿块,边界不清,肿瘤密度较低,可见钙化;副神经节肿瘤形态呈球形或圆形,CT 增强呈明显强化;而神经鞘膜肿瘤则呈圆形或类圆形,CT 增强呈均匀或不均匀强化。

（4）平滑肌肉瘤 是罕见的深部软组织肉瘤,可发生于腹、盆腔、腹膜后间隙的任何部位,中老年好发,有学者认为,有 2/3 的腹膜后平滑肌肉瘤发生于女性。典型 CT 表现是密度相对不均质的软组织肿块,与周围组织分界不清,容易侵犯腹膜后血管,但瘤体较脂肪肉瘤小,发展迅速,实性部分较脂肪肉瘤强化明显。

（5）畸胎瘤 好发于盆腔,特别是女性的卵巢,成分复杂,密度不均,牙齿、骨骼等是其特征性表现,因内部密度存在差异可导致脂肪液分层征象。良、恶性畸胎瘤主要取决于其边缘的完整及生长方式。良性囊性畸胎瘤又称皮样囊肿,多见于儿童,呈单房或多房,光滑,壁薄,囊壁上可见突向囊腔的小结节;恶性畸胎瘤多为实质性肿块,脂肪和骨化成分较少,并常有侵犯周围组织,有时很难与脂肪肉瘤鉴别。

5.2 肌源性肿瘤

5.2.1 平滑肌瘤

【病例展示】

病例 1

（1）病例摘要 患者女性,40 岁。①主诉:咳嗽、劳动后自觉有肿物自阴道脱出 4 d。②查体:腹部无压痛、反跳痛。腹部触及肿块,质硬。

（2）CT 表现 图 5.17A:轴位平扫,中下腹部可见巨大肿块,密度欠均匀,内见钙化灶。图 5.17B、C(轴位动脉期)和图 5.17D(轴位静脉期),病灶呈明显不均匀强化。图 5.17E、F:冠状位动脉期及静脉期,显示肿块周围组织结构受压推移。

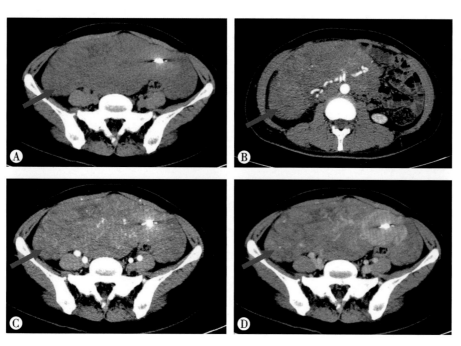

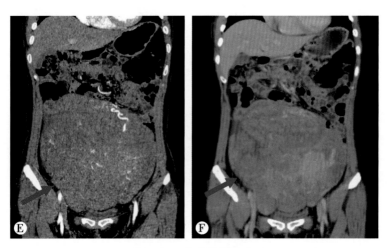

图 5.17　盆腔平滑肌瘤

（3）手术记录　探查见巨大包块占据盆腔，以实性为主，呈分叶状，边缘见包膜，根部来源于腹膜后，与结肠粘连。

（4）术后病理　平滑肌瘤。

病例2

（1）病例摘要　患者女性，33 岁。①主诉：体检发现腹腔巨大肿物 5 d。②查体：腹部饱满，可触及巨大肿物，质软。

（2）CT 表现　图 5.18A：轴位平扫，腹腔及盆腔内可见巨大软组织密度肿块，内密度不均，可见片状及条带状稍高密度影。图 5.18B（轴位动脉期）和图 5.18C、D（轴位静脉期），病灶大部呈轻度强化，其内稍高密度区呈明显强化。图 5.18E、F：冠状位及矢状位静脉期，显示肠管、膀胱、子宫及附件受压移位。

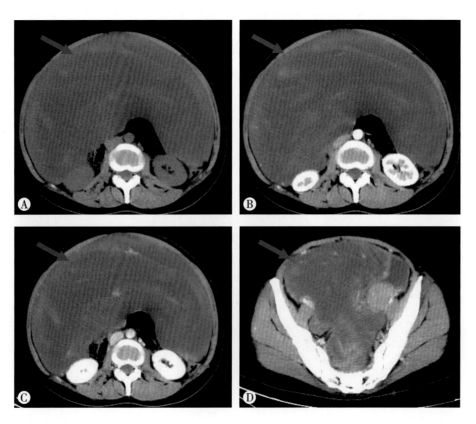

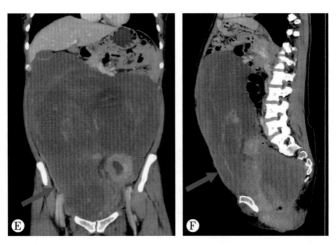

图 5.18 腹腔平滑肌瘤

(3)手术记录 腹腔被一质软实性肿块充满,肿块包膜完整,游离度好,肿块下端与右侧附件相连,部分瘤体包膜与盆壁相连。

(4)术后病理 平滑肌瘤。

病例 3

(1)病例摘要 患者女性,37 岁。①主诉:体检发现盆腔占位 7 年。②查体:腹部柔软,无压痛、反跳痛。

(2)CT 表现 图 5.19A:轴位平扫,盆腔内见类圆形软组织密度肿块,大小约 3.8 cm×3.1 cm,边缘光整,内见多发钙化影,与膀胱前壁分界欠清。图 5.19B(轴位动脉期)和图 5.19C、D(轴位静脉期),病灶呈轻度强化。图 5.19E、F:冠状位及矢状位静脉期,显示膀胱受压,后紧邻子宫及阴道壁。图 5.19G、H:CT 尿路成像(CTU)容积再现重建(VR)及 MIP 重建,膀胱左侧壁受压。

(3)手术记录 肿块位于膀胱外壁左前侧,后紧邻子宫及阴道壁,前紧邻腹壁,与阴道壁、盆壁粘连明显,分离后见肿瘤直径约 4 cm,表面血管丰富,似有包膜。

(4)术后病理 平滑肌瘤。

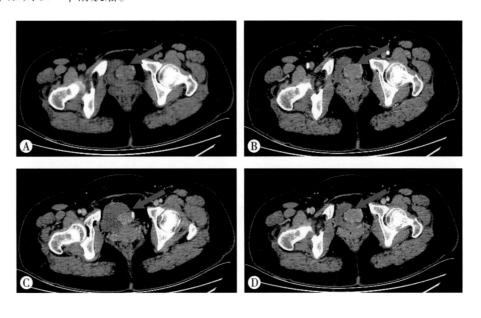

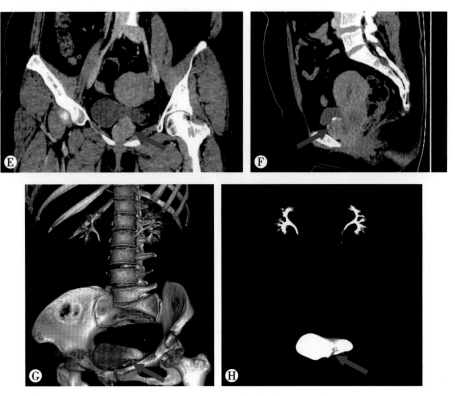

图 5.19　盆腔平滑肌瘤

【病例分析】

　　平滑肌瘤是人体平滑肌细胞过度增殖产生的间叶来源肿瘤,可以发生在任何有平滑肌细胞存在的组织器官。子宫平滑肌瘤是女性生殖系统最为常见的肿瘤,而发生在腹腔或盆腔内的平滑肌瘤则比较少见。由于腹腔及盆腔的组织间隙疏松,所以该部位平滑肌瘤多为膨胀性生长且症状轻微,大部分患者仅表现为腹部或盆腔肿块。随着肿瘤体积增大,可出现疼痛或局部压迫症状。

【诊断要点】

　　(1)平扫特征　多单发、形状规则、边缘光滑且有包膜,其内密度多均匀,邻近器官多被推压移位,少数有低度恶性者可浸润周围脏器。

　　(2)增强特征　肿瘤实质均匀强化,肿瘤较大时易发生坏死,强化不均。

【鉴别诊断】

　　需与腹膜后神经源性肿瘤鉴别。

　　(1)良性神经鞘瘤和节细胞瘤　增强扫描都可呈渐进性强化,与平滑肌瘤的强化方式相似。但平滑肌瘤的密度更均匀,而神经鞘瘤易囊变、钙化,节细胞瘤虽密度均匀但低于肌肉密度,坏死及出血罕见,可伴有斑点状钙化,呈分隔样或斑驳样强化。

　　(2)副神经节瘤　好发于脊柱旁腹主动脉周围,肿块密度不均匀,常伴坏死、不规则钙化灶,增强扫描实质部分明显强化,呈速升平台型为主的强化方式。

5.2.2　平滑肌肉瘤

【病例展示】

> 病例 1

　　(1)病例摘要　患者女性,49 岁。①主诉:肛门坠胀感 5 月余。②查体:腹部无压痛、反跳痛。下腹部触及肿块,质硬。

（2）CT 表现　图 5.20A:轴位平扫,盆腔骶前见软组织密度影,形态欠规则。图 5.20B、C:轴位动脉期及静脉期,病灶呈明显不均匀强化,内可见多发密度无强化坏死区。图 5.20D:矢状位静脉期,肿块与直肠、宫颈、阴道分界不清,膀胱及直肠受压前移。图 5.20E:冠状位静脉期,腹腔肠管受压上移。图 5.20F:冠状位 VR 重建,肿块与髂血管关系密切。

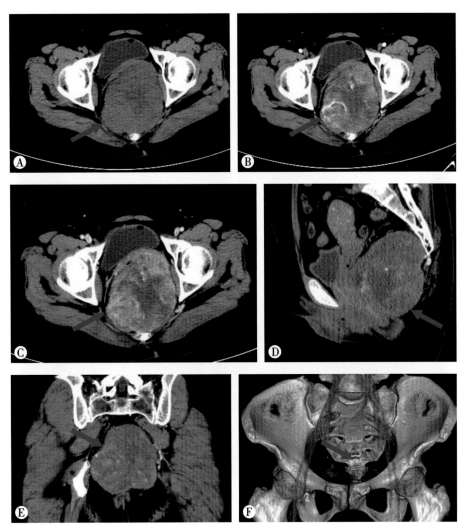

图 5.20　盆腔平滑肌肉瘤

（3）手术记录　肿块大小约 6 cm×6 cm,系膜检出多枚肿大淋巴结。

（4）术后病理　平滑肌肉瘤。

病例 2

（1）病例摘要　患者女性,72 岁。①主诉:体检发现腹膜后占位半个月。②查体:腹部稍膨隆,无压痛。

（2）CT 表现　图 5.21A:轴位平扫,腹膜后见不规则团块状软组织密度影,分界不清,侵犯相邻下腔静脉、左肾静脉,其内见低密度影充填。图 5.21B(轴位动脉期)和图 5.21C、D(轴位静脉期)病灶呈明显不均匀强化。图 5.21E:冠状位动脉期,肿块与肝分界不清,下腔静脉受压移位。图 5.21F:矢状位动脉期,肿物侵犯相邻下腔静脉,门静脉及胰腺受压移位。

（3）手术记录　右中上腹膜后可及触及一肿物,大小约 4 cm×6 cm,质硬,活动度差,见肿瘤源自下腔静脉,并向外生长,累及左肾静脉,下段至右肾静脉平面。

（4）术后病理　平滑肌肉瘤。

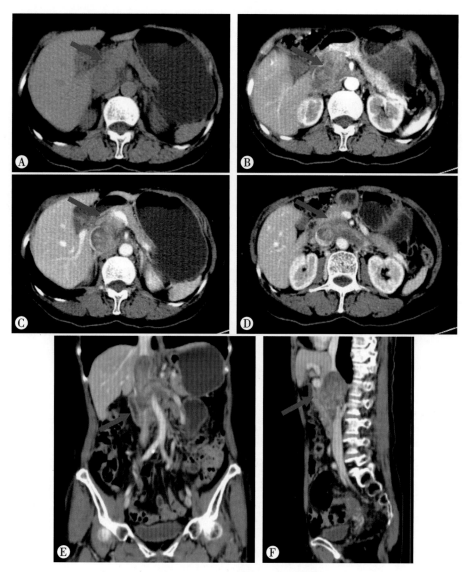

图5.21　右中上腹膜后平滑肌肉瘤

病例3

（1）病例摘要　患者男性，38岁。①主诉：上腹痛半月余。②查体：腹平坦，剑突下压痛，无反跳痛。

（2）CT表现　图5.22A：轴位平扫，腹膜后见团块状软组织密度影，内见更低密度影。图5.22B轴位动脉期，图5.22C、D轴位静脉期，病灶呈轻度强化。图5.22E：冠状位静脉期，下腔静脉受推挤。图5.22F：矢状位静脉期，胰头受压前移。

（3）手术记录　腹膜后见团块状软组织影，大小约41 mm×38 mm，胰头及下腔静脉受压推移。

（4）术后病理　平滑肌肉瘤。

【病例分析】

平滑肌肉瘤（leiomyosarcoma）：原发性腹膜后平滑肌肉瘤起源于位于腹膜后或腹膜后静脉壁的平滑肌组织，是腹膜后软组织肉瘤的第二常见亚型。本病多见于中老年患者，早期无特异性症状，仅在影像学检查时偶然发现。晚期肿瘤较大时可出现压迫症状，发生于上腹部，可导致患者出现疼痛症状、上腹部不适、胃肠道梗阻；发生于盆腔，可压迫后尿道及直肠，引起排尿困难及直肠刺激症状；侵犯下腔静脉，可出现静脉回流不畅、下肢水肿;晚期易发生肝、肺转移。

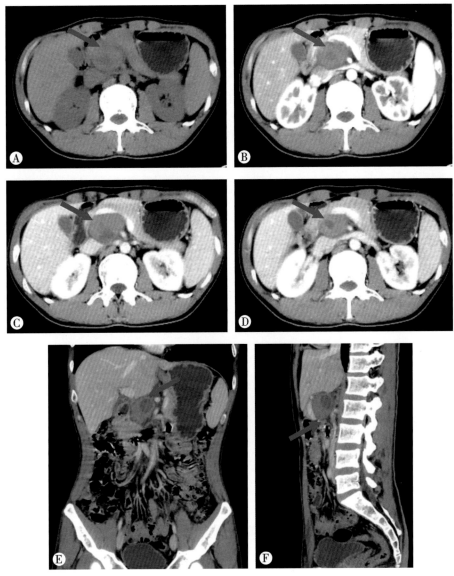

图5.22　腹膜后平滑肌肉瘤

当前临床对平滑肌肉瘤发病原因尚未明确,为准确发现疾病,仍以病理检查作为金标准,但该方法存在创伤性且操作复杂,难以普遍应用。CT作为常见影像学诊断技术,适用于腹部不适的诊断,将其应用在腹膜后平滑肌肉瘤诊断中,可发现肿块位置、大小及范围等,具有一定的诊断价值。

【诊断要点】

腹膜后平滑肌肉瘤单发多见,呈椭圆形或形态不规则,侵袭周围脏器,组织分界不清,其特征的生物学行为是侵犯腹膜后大血管。

(1)平扫特征　肿瘤较小时表现为实性软组织肿块,密度均匀,接近肌肉密度;肿瘤较大时表现为形态呈不规则或椭圆形,边缘不清或边界清楚、光滑,瘤体密度不均,中心可见出血、坏死及囊性变区域,实性部分CT值为30～41 Hu,钙化少见。

(2)增强特征　①实性部分持续强化,囊变、坏死部分不强化;②实质内可见血管穿行影。

(3)其他　①易累及下腔静脉和肾静脉,致血管腔完全阻塞,邻近血管扩张,增强后腔内肿块呈不均匀强化。②局部侵犯,包括肾、肾上腺、肝、胰腺、胃和脊柱。

【鉴别诊断】

(1)脂肪肉瘤　是腹膜后原发恶性肿瘤中最常见的类型,多体积巨大,呈见缝就钻的特点,分化较好以脂肪密度为主,内见少许条索状实性软组织成分,增强后脂肪部分未见明显强化,软组织区域可见强化;分化差多呈软组织肿块,增强后呈不均匀强化(详见 5.1 相关内容)。

(2)恶性纤维组织细胞瘤 老年患者多见,男性多于女性,肿块通常较大呈结节状或分叶状,不均匀强化,可见坏死、出血,易侵犯邻近组织器官。多见钙化是此类肿瘤典型的影像特征,多位于病灶周边且呈多形性(详见 5.5 相关内容)。

(3)淋巴瘤 多发生于腹膜后主动脉旁,可表现为多发淋巴结肿大或淋巴结团块状融合,通常边界清楚,密度均匀,囊变、坏死少见,增强扫描多呈轻中度均匀强化,可使周围结构移位,"血管漂浮征"是其主要的影像学特征(详见 5.3 相关内容)。临床可见发热、盗汗、体重减轻和乳酸脱氢酶(lactate dehydrogenase,LDH)水平升高。

(4)腹膜后恶性神经源性肿瘤 主要是神经鞘瘤或神经纤维瘤,倾向于沿神经走行生长,好发于椎旁或骶前腹膜后间隙,呈钻缝样生长,有上下径长、前后径短的形态特点,这是区别于平滑肌肉瘤的重要特点。生长缓慢,极少恶变。有包膜,体积小时呈密度均匀的圆形肿块,体积大时易出现囊变、坏死,可有钙化,增强后实性部分轻度强化。

5.2.3 横纹肌肉瘤

【病例展示】

病例 1

(1)病例摘要 患者男性,8 岁。①主诉:腿痛 2 个月,发现左上腹肿物 10 d。②查体:腹膨隆,左中腹可见一包块,明显高出腹壁,质硬,不规则,活动度差。

(2)CT 表现 图 5.23A:轴位平扫,左侧腹膜后髂腰肌旁可见散在不规则软组织密度肿块,其内未见钙化。图 5.23B(轴位动脉期)和图 5.23C、D(轴位静脉期),肿块呈明显不均匀强化。图 5.23E:冠状位静脉期,肿块包绕左侧髂内外动脉,局部管腔受压变窄,左侧髂总动脉受压前移。图 5.23F:冠状位静脉期,肿块侵犯邻近左侧输尿管,继发左侧输尿管及左肾积水,左肾灌注减低。

(3)穿刺活检病理 胚胎性横纹肌肉瘤。

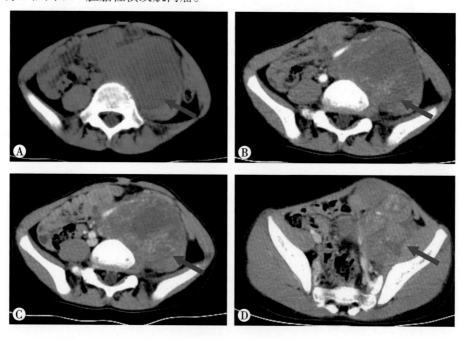

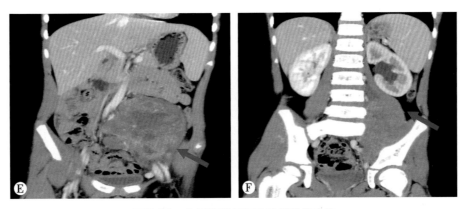

图 5.23　左侧腹膜后胚胎性横纹肌肉瘤

病例 2

（1）病例摘要　患者男性，2 岁。①主诉：发现左侧腹股沟区肿块、腹胀 4 d。②查体：腹部膨隆，可见腹壁静脉显现，左侧腹股沟可触及一肿物，质硬，挤压无变化。

（2）CT 表现　图 5.24A：轴位平扫，盆腔可见巨大团块状混杂密度占位，边界不清，其内密度不均。图 5.24B（轴位动脉期）和图 5.24C、D（轴位静脉期），病灶轻度不均匀强化，邻近结构受压。图 5.24E：冠状位动脉期，腹腔肠管受压上移。图 5.24F：矢状位动脉期，腹腔肠管受压。

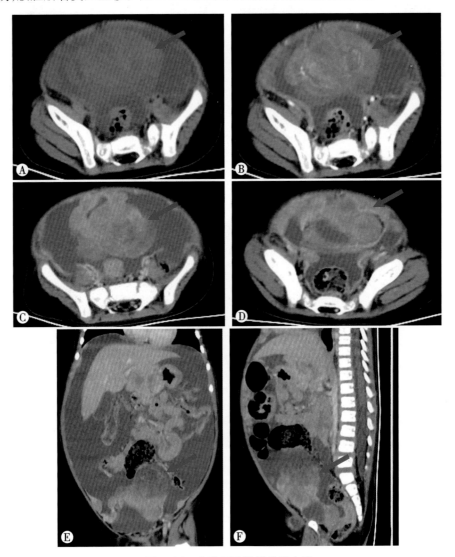

图 5.24　盆腔胚胎性横纹肌肉瘤

（3）穿刺活检病理　胚胎性横纹肌肉瘤。

病例3

（1）病例摘要　患者男性,8岁。①主诉:间断腹痛 5 d,发现右上腹肿物 3 d。②查体:全腹膨隆,可见腹壁静脉曲张,右侧腹部可触及一巨大包块质硬无压痛。

（2）CT 表现　图 5.25A:轴位平扫,右侧腹膜后见巨大团块状囊实性肿块影,内见点片状钙化,边缘分叶。图 5.25B(轴位动脉期)和图 5.25C、D(轴位静脉期),肿块实性部分明显强化。图 5.25E、F:冠状位及矢状位静脉期,肿块与右侧腰大肌及右肾门分界不清,右肾受压向上移位。

（3）手术记录　肿物位于右侧腹膜后,外有包膜,质硬实性,无明显活动性。

（4）术后病理　胚胎性横纹肌肉瘤。

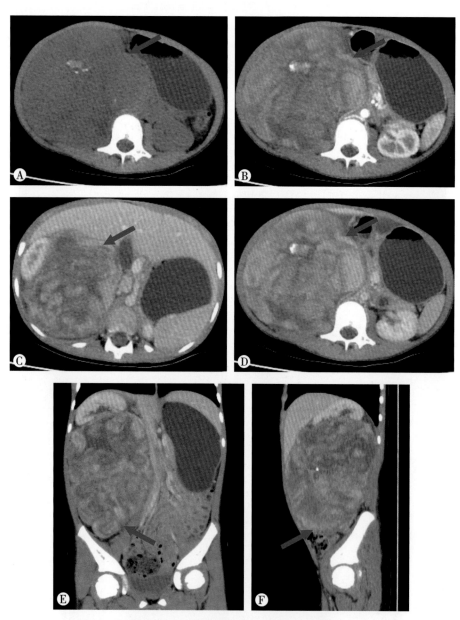

图 5.25　右侧腹膜后胚胎性横纹肌肉瘤

病例4

（1）病例摘要　患者男性,8岁。①主诉:腹部疼痛 15 d,加重 2 d。②查体:全腹稍膨隆,腹肌紧张,板状腹,腹部可及一巨大包块,表面光滑,质硬,有压痛,较固定,叩诊实音,边界不清。

（2）CT 表现　图5.26A:轴位平扫,中下腹见巨大团块状软组织密度肿块影,形态不规则,边界模糊,密度不均,腹腔可见积液影。图5.26B(轴位动脉期)和图5.26C、D(轴位静脉期),肿块轻中度强化。图5.26E:冠状位静脉期,肿块包绕腹主动脉,下腔静脉受压右移。图5.26F:冠状位静脉期,左输尿管上段受压,左肾盂输尿管近端扩张积水,左肾强化程度减低。

（3）穿刺活检术后病理　梭形细胞横纹肌肉瘤。

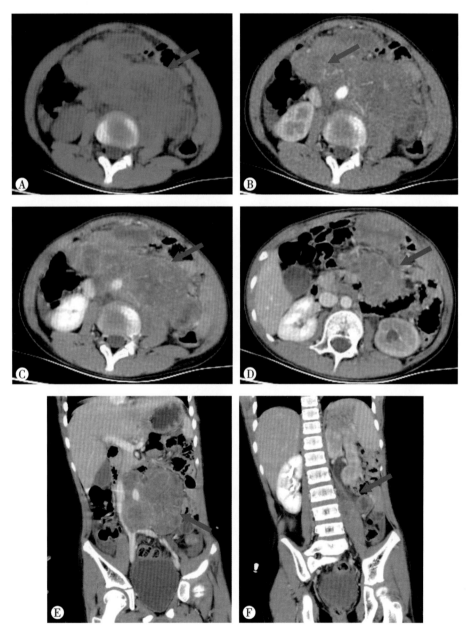

图5.26　梭形细胞横纹肌肉瘤

【病例分析】

横纹肌肉瘤(rhabdomyosarcoma)是起源于具有向横纹肌细胞分化潜能的原始间叶细胞的恶性肿瘤,是儿童及青少年最常见的软组织恶性肿瘤,居儿童颅外实体肿瘤第3位,仅次于神经母细胞瘤和肾母细胞瘤,约占我国儿童肿瘤的6.5%,在成人中较少见。肿瘤常表现为迅速生长的肿块,肿块较大者可见出血、坏死,常伴有疼痛,边界不清,常浸润周围软组织,早期易侵入邻近组织,发生局部淋巴结及远处转移。依据组织学将横纹肌肉瘤分为4个亚型:胚胎性横纹肌肉瘤、腺泡性横纹肌肉瘤、多形性横纹肌肉瘤、混合性横纹肌肉瘤,以胚胎性最多见。病理诊断是目前诊断该病的主要方法,CT 在横纹肌肉瘤的准确分期、风险分层、治疗方案选择及评估预后中至关重要。

【诊断要点】

(1)胚胎性横纹肌肉瘤 该型瘤细胞常呈星形或小圆形细胞,核呈圆形或卵圆形,分化较原始。

1)平扫特征:表现为软组织肿块,体积多较大,密度稍低,较均匀,肿块内出血、坏死、囊变时,可呈不均匀密度,其内钙化及脂肪组织极少见,周边组织结构易受侵,区域淋巴结、腹膜及远处可出现转移。

2)增强特征:增强扫描肿块轻度不均匀强化。

3)其他:肿块侵犯腹膜,可出现大量腹水。

(2)腺泡性横纹肌肉瘤 该型是一种原始小圆细胞恶性肿瘤,组织学上瘤细胞呈片状或巢状排列,可见特征性的腺泡状结构,其间为纤维血管间隔。

1)平扫特征:平扫一般表现为等、低欠均匀密度或混杂密度肿块,大部分病变密度低于肌肉,病灶内未见明显钙化及脂肪组织。

2)增强特征:增强扫描病灶轻中度不均匀强化,周边强化较明显。

(3)多形性横纹肌肉瘤 该型肿瘤发生部位隐蔽,多无典型症状,侵及邻近器官时可引起相应症状。光镜下瘤细胞弥漫分布,细胞大小不一,细胞核高度异型性。

1)平扫特征:平扫一般表现为巨大软组织肿块,内可见囊变、坏死。

2)增强特征:增强扫描肿块呈持续填充式强化,其内可见无强化区域。

(4)混合性横纹肌肉瘤

1)平扫特征:平扫多密度不均匀,略低于肌肉密度,为富含黏液基质所致,囊变坏死较多见,出血、钙化少见,病灶边界欠清晰,可侵犯邻近组织。

2)增强特征:增强后肿瘤强化程度等于或低于邻近肌肉,较大肿瘤的中央可见无强化区,边缘强化明显。

3)其他:病灶内可见结节状钙化,其他影像特征有分叶、多结节融合、围血管征、环形或线状葡萄样簇状强化等。

【鉴别诊断】

(1)去分化脂肪肉瘤 为腹膜后最好发的软组织肉瘤,影像学表现为脂肪性成分与去分化成分并存,且界限清晰(详见 5.1 相关内容)。

(2)平滑肌肉瘤 好发于中老年女性,呈 T1WI 等信号、T2WI 混杂信号,瘤内常见坏死区域,出血、钙化少见,增强扫描呈轻度渐进性强化,一般无淋巴结转移。

(3)恶性畸胎瘤 小儿少见,为实性混杂密度,可见钙化及脂肪成分,呈轻中度不均性强化,邻近组织一般不受侵;CT 检查表现有脂肪、软组织和囊性多种密度。

(4)骶前神经母细胞瘤 表现为混杂密度软组织肿物,多见钙化,易侵入椎管内,典型表现鉴别不难。

(5)内胚窦瘤 一般瘤体较大,密度均匀或不均匀,增强扫描各部分强化程度差异较大,病灶内常见溶冰状坏死;易侵犯邻近组织;甲胎蛋白(alpha-fetoprotein,AFP)阳性可与横纹肌肉瘤明确鉴别。

5.2.4 炎性肌成纤维母细胞瘤

【病例展示】

病例 1

(1)病例摘要 患者男性,69 岁。①主诉:发现肾功能异常 4 d。②查体:肝脾肋下未触及,腹软无压痛及反跳痛。

(2)CT 表现 图 5.27A:轴位平扫,左侧腹膜后肾门旁见类圆形软组织影,边界清,形态规则。

图5.27B、C轴位动脉,图5.27D轴位静脉期,病灶呈轻度不均匀强化。图5.27E:冠状位静脉期,图5.27F:泌尿系统排泄期VR重建,病灶推压左肾盂,致左肾积水。

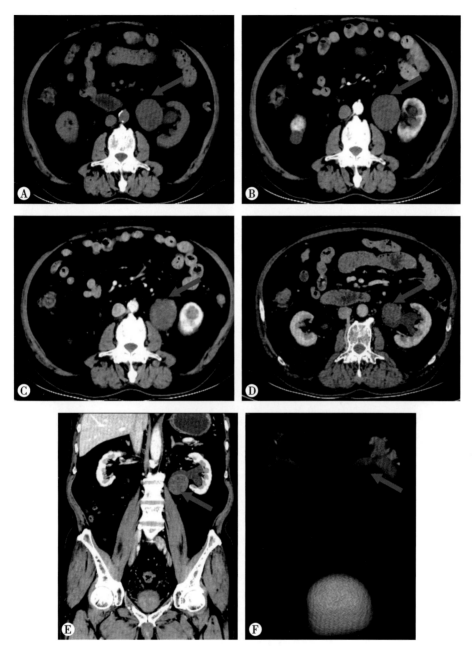

图5.27　腹膜后炎性肌纤维母细胞瘤

（3）手术记录　腹膜后肿块,灰白色,包膜完整。

（4）术后病理　炎性肌成纤维母细胞瘤。

病例2

（1）病例摘要　患者男性,54岁。①主诉:发现盆腔包块2月余。②查体:腹软无压痛及反跳痛。

（2）CT表现　图5.28A:轴位平扫,肠系膜根部可见囊性低密度影,形态规则,边界清,壁厚。图5.28B(轴位动脉期)和图5.28C、D(轴位静脉期),病灶壁轻度强化。图5.28E、F:冠状位及矢状位静脉期,邻近血管及肠管受压移位。

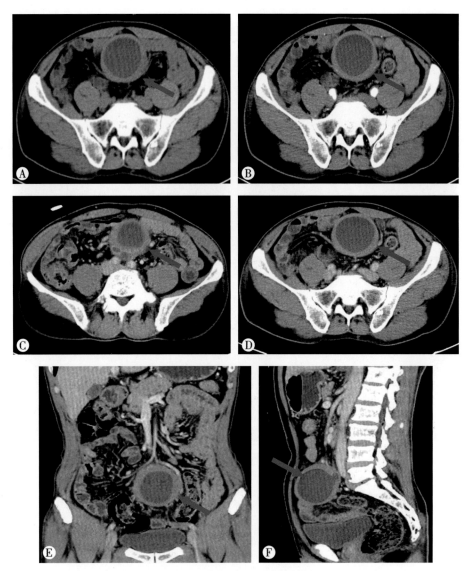

图 5.28　肠系膜炎性肌纤维母细胞瘤

（3）手术记录　肠系膜根部肿物，大小约 8 cm×7 cm，部分回肠与肿物粘连严重。

（4）术后病理　炎性肌成纤维母细胞瘤。

病例 3

（1）病例摘要　患者女性，10 个月。①主诉：发现右下腹肿物 3 d。②查体：全腹膨隆，右下腹可及一巨大包块，表面光滑，质硬，无压痛。

（2）CT 表现　图 5.29 A：轴位平扫，下腹部见巨大软组织肿物。图 5.29 B：轴位动脉期见小片状明显强化影。图 5.29 C、D：轴位静脉期，病灶持续明显强化。图 5.29 E、F：冠状位及矢状位静脉期，病灶与周围肠管分界不清，肠管受压移位。

（3）手术记录　回盲部肠系膜处不规则实性包块，周围肠管管壁水肿粘连。

（4）术后病理　炎性肌成纤维母细胞瘤。

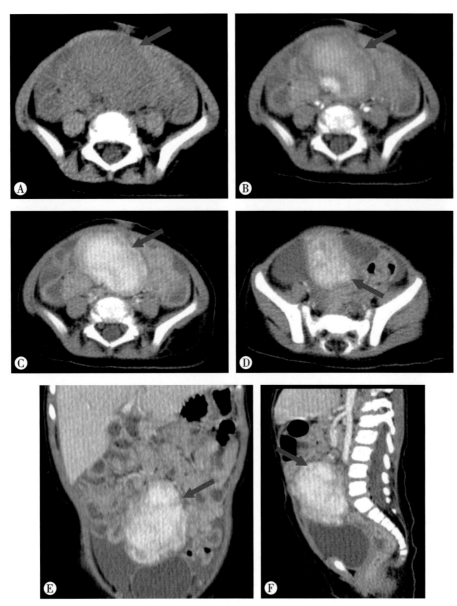

图 5.29　回盲部肠系膜炎性肌成纤维母细胞瘤

【病例分析】

炎性肌成纤维细胞瘤(inflammatory myofibroblastic tumor, IMT)是近年来被逐渐认识并于 2002 年被 WHO 正式命名的一种少见的间叶源性肿瘤。以往被误认为是一种炎症后的反应性增生,多被叫作炎性假瘤、浆细胞肉芽肿、肌纤维细胞瘤等。随着分子生物学、细胞遗传学的研究,以及肿瘤在临床上具有侵袭性、局部复发甚至远处转移的特点,将其定义为由分化的肌纤维母细胞性梭形细胞组成的,常伴有浆细胞和(或)淋巴细胞浸润的一种肿瘤。

IMT 可发生于任何年龄患者的任何部位,以儿童和青年多见。肺外 IMT 好发于肠系膜、大网膜和腹膜后,部分病例可位于纵隔、泌尿生殖道、肝、脾、头颈、躯干及四肢软组织,泌尿生殖道中以膀胱最多见。

IMT 病理分型分为 3 类,包括黏液血管型、梭形细胞密集型和纤维瘢痕型,以黏液血管型最多见。不同病理分型具有不同的 CT 表现特征,腹盆腔以黏液血管型、梭形细胞密集型多见,纤维瘢痕型好发于躯干及四肢软组织。

【诊断要点】

（1）黏液血管型 IMT

1）平扫特征：多发于腹膜及系膜等腹盆腔非脏器组织，病灶形态不规则分叶状或多结节融合状，周边可伴条絮状渗出，与周围组织分界不清。肿瘤多呈囊实性混杂密度，较小者中间亦有囊变坏死，不同部位及大小病灶囊实性比例不同。位于大网膜及肠系膜较大者囊性成分较多，较小者以实性成分为主。

2）增强特征：①动脉期肿块实性成分呈不规则多结节状、花环样明显强化，中央低密度区无强化；②静脉期肿块内呈絮片延迟强化。

（2）梭形细胞密集型 IMT

1）平扫特征：该型瘤细胞呈束状或旋涡状密集排列，炎症细胞排列于瘤细胞之间，平扫呈等或稍低密度实性肿块。

2）增强特征：①增强扫描呈以实性为主的富血供肿块，内部坏死、囊变及黏液变所占比例相对较小。结合病理分析，梭形细胞密集成束及其间质内丰富的薄壁毛细血管增生是其中等或显著强化的主要原因。②静脉期强化程度强于动脉期，静脉期持续强化与其间质内丰富的胶原纤维有关，病灶明显均匀或不均匀强化，可伴坏死。

（3）纤维瘢痕型 IMT

1）平扫特征：该型以致密胶原纤维为主，瘤细胞稀疏排列于胶原纤维之间，伴有炎症细胞浸润。平扫呈稍低密度实性肿块。

2）增强特征：增强扫描病灶无明显强化或轻度延迟强化。

【鉴别诊断】

（1）胃肠道外间质瘤　发生于肠系膜、腹膜后及大网膜者需与胃肠道外间质瘤鉴别，间质瘤部分伴有胃肠道症状，肿块多有包膜、界清，肿块不均匀强化；危险程度较高者伴有邻近结构浸润时二者鉴别困难（图 5.30）。

（2）Castleman 病　腹盆腔内的 Castleman 病好发于腹膜后淋巴结、肾周间隙，表现为明显强化的肿块，强化程度可高至与主动脉类似，密度多均匀。较大病灶内可见小灶性或树枝状低密度坏死区，可有点状钙化灶。典型者病灶中可有条状或裂隙样低密度"快进慢出"显著强化。

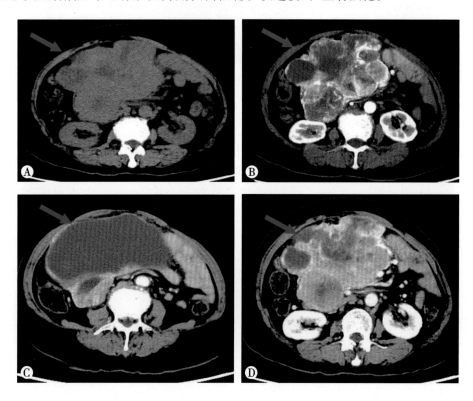

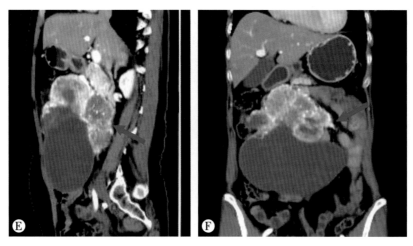

A. 轴位平扫图像；B、C. 轴位动脉期图像；D ~ F. 轴位、矢状位、冠状位静脉期图像。
图中显示中腹部肠系膜区见一巨大软组织肿块，形态不规则，边缘有包膜，边界清，肿块明显不均匀强化。

图 5.30 胃肠道外间质瘤

（3）副神经节瘤 20 ~ 50 岁人群多见。多发于腹主动脉旁、肾门附近，有非功能性和功能性之分，具有功能性可导致阵发性或持续性高血压。体积较小时密度均匀，边界清楚，实性部分多表现为快速、明显和持续较长时间的强化。具有侵袭性者可体积较大、形态不规则、密度不均匀，中心坏死、囊变、钙化多见。

5.3 淋巴源性肿瘤

5.3.1 淋巴管瘤

【病例展示】

病例 1

（1）病例摘要 患者男性，55 岁。①主诉：患者 1 个月前无明显诱因出现左侧腰背部疼痛，反复发作性钝痛，压痛叩击痛明显。②实验室检查：无特殊。

（2）CT 表现 图 5.31A ~ C：依次显示轴位平扫、动脉期、静脉期图像。图 5.31D：冠状位静脉期图像。图中显示左侧腹膜后见一囊性肿块，密度均匀，边界清，形态欠规则，上缘略受压，增强扫描囊壁轻度强化，囊腔内无强化。

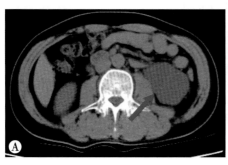
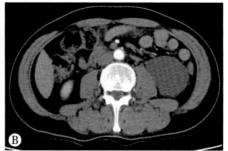

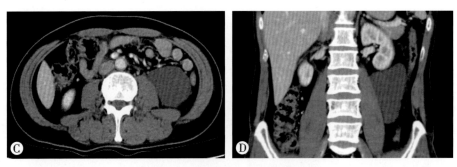

图 5.31 腹膜后单房型淋巴管瘤

（3）手术记录 术中纵行切开肾周筋膜和脂肪囊，分离出输尿管后显示腹膜后囊性肿块，完整剥离肿块并切除。

（4）术后病理 淋巴管瘤。

病例 2

（1）病例摘要 患者男性，15 岁。①主诉：脐周剧痛伴左肾区绞痛 3 h。②查体：脐上压痛明显，左侧肾区叩击痛阳性，右肾区及双输尿管走行区无明显压痛、叩击痛，耻骨上膀胱无膨隆。③实验室检查：无特殊。

（2）CT 表现 图 5.32A～C：依次显示轴位平扫、动脉期、静脉期图像。图 5.32D：冠状位静脉期图像。图中显示脾肾间隙囊性肿块，形态不规则，沿周围组织间隙生长，密度均匀，边界清，增强扫描囊壁轻度强化，囊腔内无强化。

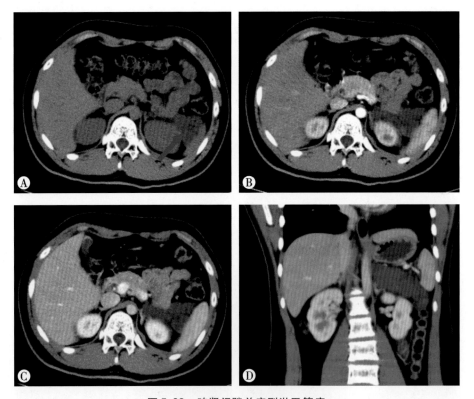

图 5.32 脾肾间隙单房型淋巴管瘤

（3）手术记录 探查可见脾胃、脾胰、脾肾、胰肾之间形态不规则囊性包块，囊液透亮，囊壁菲薄。

（4）术后病理 淋巴管瘤。

病例 3

（1）病例摘要　患者男性,6 个月。①主诉:母亲孕期体检发现胎儿腹部包块 2 个月。②查体:腹部稍膨隆,柔软,无压痛、反跳痛。③实验室检查:甲胎蛋白 415.0 μg/L。

（2）CT 表现　图 5.33A～C:依次显示轴位平扫、动脉期、静脉期图像。图 5.33D:为冠状位静脉期图像。图中显示右侧腹腔囊性肿块,形态尚规则,密度均匀,边界清,囊内可见纤维分隔,增强扫描囊壁及分隔轻度强化,囊腔内无强化。

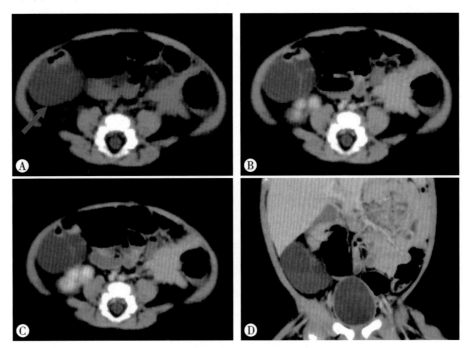

图 5.33　回肠末端多房型淋巴管瘤

（3）手术记录　回肠末端 5 cm 处系膜缘及回结肠系膜处有一黄色囊性包块,直径约 7 cm,呈多房性,内含黄色乳糜样混浊液体,包块包绕回肠末端肠管系膜侧约 1/3 管壁,回结肠系膜及血管包绕其中,远端紧邻回盲瓣及升结肠。

（4）术后病理　淋巴管瘤。

病例 4

（1）病例摘要　患者女性,43 岁。①主诉:发现下腹部包块 2 d。②查体:无特殊。③实验室检查:CA125 为 81.70 U/mL。

（2）CT 表现　图 5.34A～C:依次显示轴位平扫、动脉期、静脉期图像。图 5.34D:为冠状位静脉期图像。图中显示中下腹腔巨大囊性肿块,囊内见多发纤维分隔,形态不规则,沿着周围组织间隙生长,边界清,增强扫描囊壁及分隔轻度强化,囊腔内无强化。

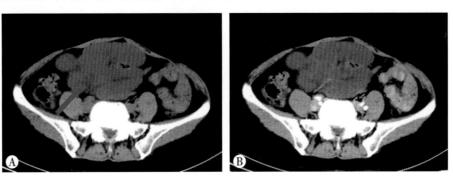

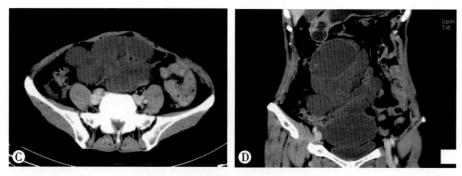

图 5.34　横结肠系膜多房型淋巴管瘤

（3）手术记录　腹腔见一巨大分叶状肿物,皆位于横结肠系膜以上,其中一瘤体与横结肠中段分界不清,大小约 13 cm×8 cm,余两个瘤体大小分别为 10 cm×5 cm 及 6 cm×5 cm,相互之间连接,呈囊实性（囊性为主）。

（4）术后病理　海绵状淋巴管瘤。

病例5

（1）病例摘要　患者女性,5 岁。①主诉:发现腹部肿物 1 d。②查体:全腹膨隆,腹部可及一巨大包块,囊性,边界不清。③实验室检查:无特殊。

（2）CT 表现　图 5.35A ~ C:依次显示轴位平扫、动脉期、静脉期图像。图 5.35D:为冠状位静脉期图像。图中显示腹腔一巨大囊性肿块,内可见纤维分隔,密度均匀,形态不规则,边界清,周围组织受压推移,增强扫描囊壁及分隔轻度强化,囊腔内无强化。

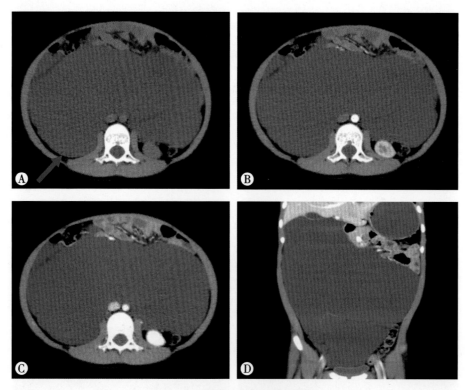

图 5.35　腹膜后多房型淋巴管瘤

（3）手术记录　探查见肿瘤位于腹膜后,为多囊性包块,直径约 20 cm,呈多房性,内含淡黄色液体。包块与回肠肠管、肠系膜及阑尾粘连严重。

（4）术后病理　淋巴管瘤。

【病例分析】

淋巴管瘤(lymphangioma,LA)是一种起源于淋巴系统的少见良性病变,该病好发于婴幼儿,偶尔可发生在成人,发病部位以颈部最多(75%),继为腋部(20%)、纵隔(5%),极少发生在腹膜后、肠系膜等处。淋巴管瘤具体发病机制目前尚未明确,多数学者认为是胚胎发育过程中淋巴组织发育障碍致使正常淋巴液不能经静脉引流,淋巴结构异构或淋巴管增生扩大所致;也有学者提出一些可以引起淋巴管损伤导致淋巴引流障碍的因素如感染、淋巴结外伤、手术等均可能引起淋巴管瘤。腹部淋巴管囊肿多来源于胚胎残余组织,内衬单层扁平细胞或柱状上皮细胞。常规病理检查鉴别组织来源较困难,可以行免疫组化检测,其中内皮来源的淋巴管囊肿细胞表面抗原 CD31、CD34 及Ⅷ-R 因子阳性。

依据淋巴管增殖及扩张程度不同,病理学上将淋巴管瘤分为 3 类。Ⅰ型:单纯型(毛细血管型)淋巴管瘤;Ⅱ型:海绵状淋巴管瘤;Ⅲ型:囊性淋巴管瘤。腹部淋巴管瘤一般为囊性或海绵状淋巴管瘤。

腹部淋巴管瘤常缺乏典型的临床特征,发病早期患者多无明显症状而偶在体检时发现,后期可因病灶体积较大,出现一系列伴随症状,表现为无痛性的腹部包块、腹胀、腹痛,且腹痛伴腹部包块为该病最常见表现。此外,病变多因进展缓慢、囊内张力高而呈膨胀性生长,病灶体积较大时可压迫相邻肠管、血管而发生肠梗阻、乏力及出血等全身症状。

【诊断要点】

(1)单房型淋巴管瘤

1)平扫特征:病变常沿网膜、腹膜后腔、肠系膜弥漫分布,表现为囊性低密度病灶,囊内大多密度均匀,呈水样密度,CT 值 5～18 Hu。若囊内含有黏液、出血或感染积脓时密度可不均匀,可见"液-液平面",下层密度较高。边界清,多呈类圆形、卵圆形或不规则形,可沿着组织间隙生长,具有"见缝就钻"的特点,囊壁较薄,伴有感染者囊壁增厚。

2)增强特征:①囊壁可见轻度强化,囊腔内容物无明显强化;②伴有感染者囊壁可呈明显强化。

(2)多房型淋巴管瘤

1)平扫特征:病变常沿网膜、腹膜后腔、肠系膜弥漫分布,表现为囊性低密度病变,囊内密度较均匀,CT 值与水相似。若囊内含有黏液、出血或感染积脓时密度可不均匀,可见"液-液平面",下层密度较高。形态多不规则,常沿着组织间隙弥漫生长,具有"见缝就钻"及爬行式生长的特点,形态与组织间隙的形态相吻合,病变范围比较大,囊内可见纤维组织分隔形成,分隔及囊壁较薄,钙化少见,合并感染时囊壁增厚。

2)增强特征:①囊壁及分隔可见轻度强化,囊腔内容物无明显强化;②合并感染者囊壁及分隔可呈明显强化。

【鉴别诊断】

(1)单纯囊肿　常为单房囊性病变,形态大多规则,对周围组织可产生压迫,增强扫描无强化(图5.36)。

(2)囊性畸胎瘤　囊内可见含量不等的脂肪及钙化成分,见 7.1 相关内容。

(3)大量腹水　淋巴管瘤较大时需要与腹水相鉴别,大量腹水时肠管向前漂浮,出现"漂浮征",而囊状淋巴管瘤使肠管受压向四周推移(图5.37)。

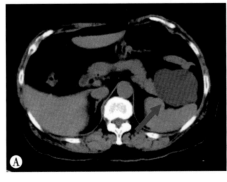
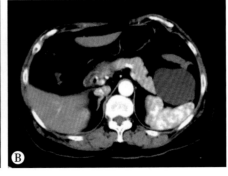

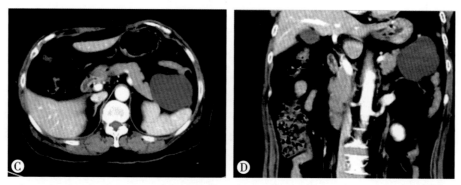

A～C 依次显示轴位平扫、动脉期、静脉期图像；D 为冠状位静脉期图像。图中显示左侧腹腔胰尾与脾间隙见一囊性肿块，边界清，密度均匀，形态规则，周围组织呈受压改变，增强扫描未见强化。

图 5.36 囊肿

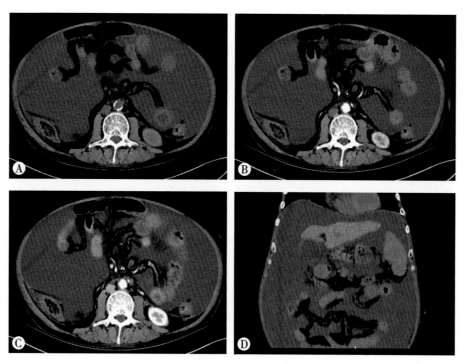

A～C 依次显示轴位平扫、动脉期、静脉期图像；D 为冠状位静脉期图像。图中显示腹腔内大量液体密度影，可见腹腔肠管漂浮其中。

图 5.37 大量腹水

5.3.2 淋巴瘤

【病例展示】

病例 1

（1）病例摘要 患者男性，71 岁。①主诉：体检发现腹膜后占位 2 个月，确诊淋巴瘤 1 个月余。②查体：无异常。③实验室检查：肿瘤异常糖链糖蛋白（TAP）179.503 μm^2。

（2）CT 表现 图 5.38A～C：依次显示轴位平扫、动脉期、静脉期图像。图 5.38D：冠状位静脉期图像。图中显示右肾内侧缘软组织密度肿块，边界欠清，密度均匀，增强扫描轻中度不均强化，并可见右肾血管及输尿管受包绕，右肾盂可见继发性扩张积水。

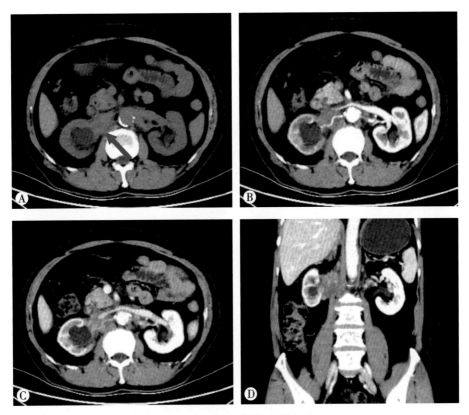

图 5.38　高级别滤泡性淋巴瘤

（3）手术记录　CT引导下经皮腹膜后占位穿刺活检术。

（4）术后病理　高级别滤泡性淋巴瘤伴局部弥漫性大B细胞淋巴瘤转化。

病例2

（1）病例摘要　患者男性,67 岁。①主诉:下腹部胀满胀痛,体检发现腹主动脉瘤 2 个月,加重1 d。②查体:无异常。③实验室检查:肿瘤相关抗原 72-4 7.48 U/mL。

（2）CT表现　图5.39A～C:依次显示轴位平扫、动脉期、静脉期图像。图5.39D:为冠状位静脉期图像。图中显示腹膜后软组织密度肿块,形态欠规则,边界不清,密度不均匀,中央见低密度影,增强扫描中度不均匀强化,中央坏死区无强化,可见腹主动脉受包绕。

（3）手术记录　CT引导下经皮左侧腹膜后占位穿刺活检术。

（4）术后病理　弥漫大B细胞淋巴瘤,生发中心细胞样型。

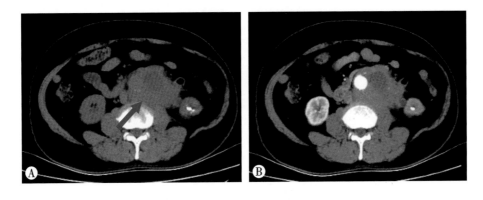

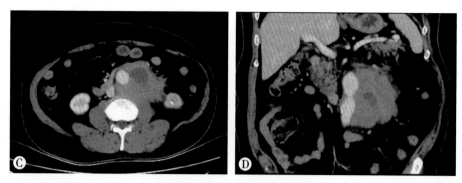

图 5.39 弥漫大 B 细胞淋巴瘤

病例 3

（1）病例摘要　患者女性，60 岁。①主诉：腹胀 1 年，发现套细胞淋巴瘤侵犯骨髓 10 d。②查体：无特殊。③实验室检查：无特殊。

（2）CT 表现　图 5.40A：轴位平扫图像。图 5.40B、D：轴位动脉期图像。图 5.40C、E：轴位静脉期图像。图 5.40F：冠状位静脉期图像。A ~ C 显示腹膜后多发肿大淋巴结，边界清，密度均匀，增强扫描呈中度均匀强化；D、E 显示脾实质内多发点状、斑片状稍低密度灶，增强扫描呈轻度强化；F 显示各种病灶。

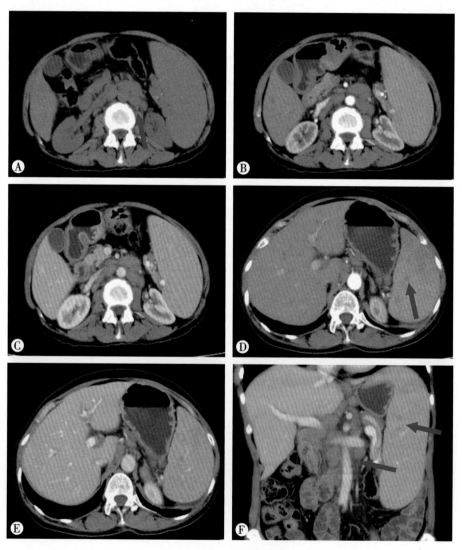

图 5.40 套细胞淋巴瘤

（3）手术记录 全脾切除术。

（4）术后病理（脾、脾门淋巴结） 套细胞淋巴瘤,经典型。

病例4

（1）病例摘要 患者女性,76岁。①主诉:发现腹腔肿块1月余。②查体:无特殊。③实验室检查:无特殊。

（2）CT表现 图5.41A～C:依次显示轴位平扫、动脉期、静脉期图像。图5.41D:冠状位静脉期图像。图中显示腹膜后及腹腔内多发肿大淋巴结,腹腔较大者呈肿块状,腹膜后部分肿大淋巴结相互融合呈肿块,边界不清,并包绕周围血管,增强扫描肿大淋巴结呈中度均匀强化。

（3）手术记录 CT引导下腹腔占位穿刺活检术。

（4）穿刺病理 非霍奇金淋巴瘤,符合滤泡性淋巴瘤,倾向Ⅱ级。

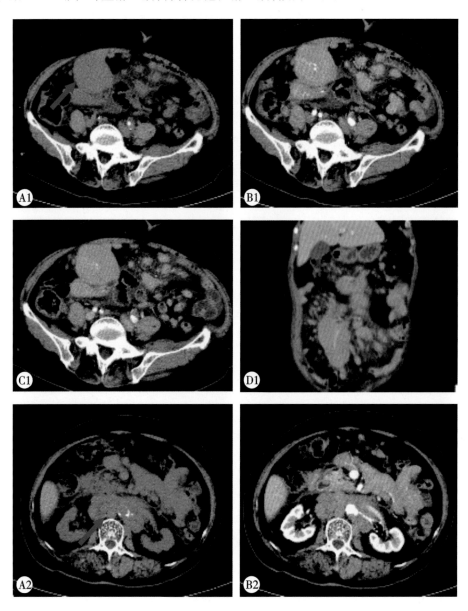

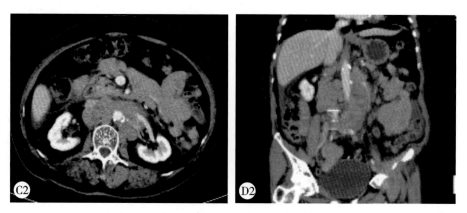

A_1 与 A_2、B_1 与 B_2、C_1 与 C_2、D_1 与 D_2 均为不同层面显示。

图 5.41 非霍奇金淋巴瘤

病例 5

（1）病例摘要　患者男性,18 岁。①主诉:纳差 1 年余,颈部淋巴结肿大 1 年余,腹部不适半月余。②查体:双侧颈部、颌下、腋窝、腹股沟多发肿大淋巴结,质硬,大小约 1 cm×1 cm。腹部膨隆,可触及肿大的脾,超过腹正中线。双下肢轻度水肿。③实验室检查:CA125 139.0 U/mL,神经元特异性烯醇化酶 39.3 ng/mL。

（2）CT 表现　图 5.42A～C:依次显示轴位平扫、动脉期、静脉期图像。图 5.42D～F:冠状位静脉期图像。图中显示腹腔、腹膜后及两侧腹股沟区多处多发肿大淋巴结,边界清,密度均匀,增强扫描中度均匀强化;另外该患者同时行颈胸部 CT 扫描,图像显示双侧颈部、双侧腋窝下及纵隔内亦可见多发肿大淋巴结,性质同腹部。

（3）手术记录　彩超引导下右侧颈部肿大淋巴结穿刺活检术。

（4）穿刺病理　侵袭性 T 细胞淋巴瘤。

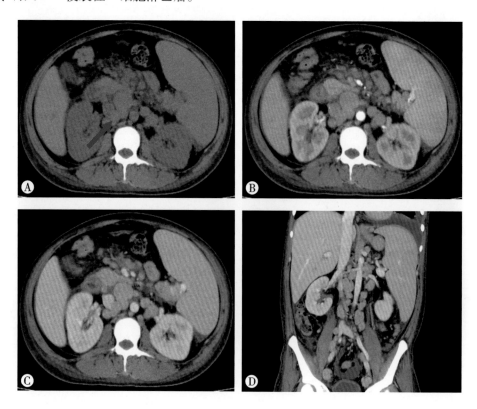

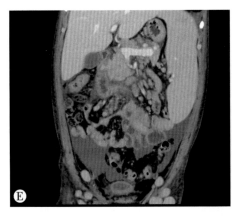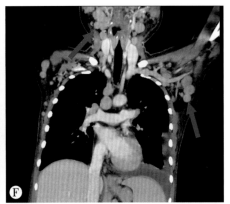

图 5.42　侵袭性 T 细胞淋巴瘤

【病例分析】

淋巴瘤(lymphoma),又称恶性淋巴瘤,是一组起源于淋巴造血系统的恶性肿瘤的总称,是中国常见恶性肿瘤之一。淋巴瘤根据瘤细胞可分为霍奇金淋巴瘤(Hodgkin lymphoma,HL)和非霍奇金淋巴瘤(non-Hodgkin lymphoma,NHL),HL 按照病理类型分为结节性富含淋巴细胞型和经典型,后者包括淋巴细胞为主型、结节硬化型、混合细胞型和淋巴细胞消减型。HL 及 NHL 初次侵犯部位和扩散情况均有所不同,NHL 最常侵犯肠系膜淋巴结,而 HL 则很少侵犯肠系膜淋巴结(5%),同样 NHL 多侵犯主动脉旁淋巴结。此外,HL 早期侵犯腹膜后器官亦少于 NHL,晚期二者均可见,但以后者多见。

淋巴瘤可表现为局部症状和全身症状。临床上以无痛性、进行性淋巴结肿大最为典型,肝脾常肿大。淋巴瘤常见的全身症状有发热、盗汗、体重减轻、皮肤瘙痒和乏力等。以下 3 种情况出现任何 1 种即可诊断为 B 症状:①不明原因发热>38 ℃,连续 3 d 以上,排除感染的原因;②夜间盗汗(可浸透衣物);③体重于诊断前半年内下降>10%。

【诊断要点】

(1)肿块型

1)平扫特征:表现为腹膜后或腹盆腔内软组织密度肿块,边界清或不清,密度均匀或不均,部分中央见低密度液化坏死区。

2)增强特征:①肿块呈轻中度强化;②强化均匀或不均匀,伴有液化坏死者可见无强化区。

(2)多发结节型

1)平扫特征:表现为腹盆腔见区域性淋巴结内多发淋巴结肿大,边界清,密度均匀,多发肿大淋巴结可包绕周围血管形成"血管淹没征"。

2)增强特征:①肿大淋巴结多呈轻中度强化;②淋巴结强化均匀;③部分可见被包裹血管,血管呈受压改变,无明显侵犯征象。

(3)弥漫型

1)平扫特征:表现为腹盆腔多个区域性淋巴结均可见多发淋巴结肿大,边界清或不清,密度均匀,部分可见坏死,部分肿大淋巴结间可相互融合,包绕周围血管可见"血管淹没征"。

2)增强特征:①肿大淋巴结多呈轻中度强化;②淋巴结强化均匀或不均匀,伴有坏死者可见低密度无强化区;③部分可见被包裹血管,血管呈受压改变,无明显侵犯征象。

【鉴别诊断】

(1)卡斯尔曼病　肿块可见特征性钙化,增强扫描动脉期即可明显强化,静脉期呈持续性强化,示例见 5.3.3 相关内容。

(2)淋巴结转移瘤　一般发病年龄较大,有原发肿瘤病史,表现为多发的淋巴结肿大,密度可不均匀,坏死、液化常见,增强扫描呈环形强化(图 5.43)。

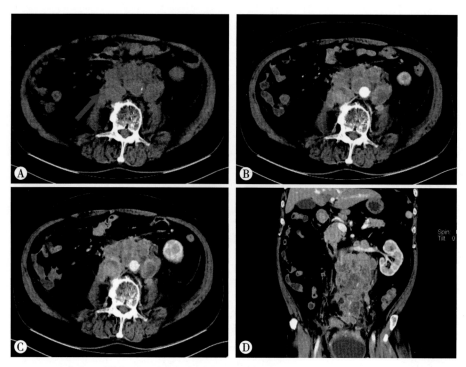

A～C. 依次显示轴位平扫、动脉期、静脉期图像；D. 冠状位静脉期图像。图中显示腹膜后多发肿大淋巴结，部分边界欠清，密度不均匀，增强扫描部分呈环形强化，中央见无强化坏死区，部分呈轻中度均匀强化。

图 5.43　淋巴结转移瘤

（3）淋巴结结核　多见于 20～45 岁中青年，临床可有低热、盗汗、腹部胀痛等症状。表现为腹腔、腹膜后淋巴结增大，以腹腔为著，结核性淋巴结增大具有自限性，增强检查可见增大淋巴结呈环形强化，中心干酪样坏死区无强化（图 5.44）。

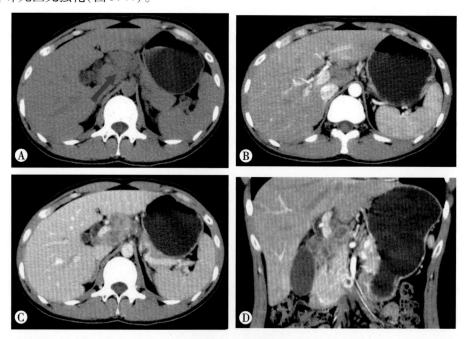

A. 轴位平扫；B. 轴位动脉期；C. 轴位静脉期；D. 冠状位静脉期。

图 5.44　淋巴结结核

（4）炎性淋巴结　淋巴结增大并未破坏内部结构，长短轴比例大于 2，密度均匀，多发淋巴结增大时相互无融合（图 5.45）。

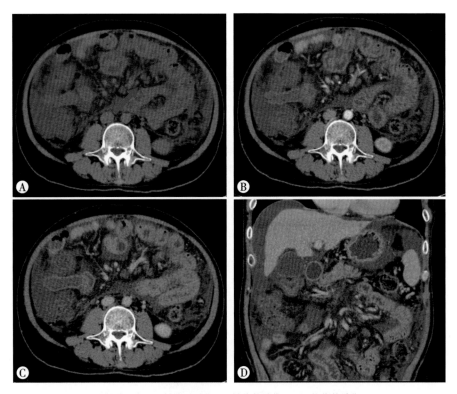

A. 轴位平扫;B. 轴位动脉期;C. 轴位静脉期;D. 冠状位静脉期。

图 5.45　淋巴结炎性增生

5.3.3　卡斯尔曼病

【病例展示】

病例 1

（1）病例摘要　患者女性,36 岁。①主诉:经量减少 2 年余,加重 3 月余。②查体:右附件区可触及一大小约 5 cm² 实性包块,活动度可。③实验室检查:肿瘤标志物无异常,C 反应蛋白 19.15 mg/L。

（2）CT 表现　图 5.46A ~ C:依次显示轴位平扫、动脉期、静脉期图像。图 5.46D:冠状位静脉期图像。图中显示盆腔右侧见一类椭圆形软组织密度肿块,边界清,密度均匀,增强扫描动脉期明显强化,强化欠均匀,强化值几近大动脉,静脉期呈持续性强化。

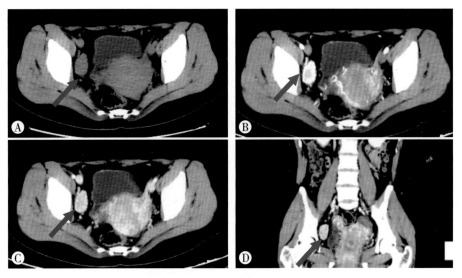

图 5.46　盆壁腹膜 Castleman 病

（3）手术记录　术中探查于右侧盆壁腹膜可见肿物外凸，肿物与髂内动脉、髂外静脉关系密切，闭孔神经包裹在肿物内，仔细游离肿物，肿物上界达耻骨梳，下界达髂内静脉与髂外静脉交叉处。双侧壁达膀胱侧壁及盆壁筋膜，游离闭孔神经，见肿物血管来源于闭孔静脉及髂内静脉分支供应。

（4）术后病理　卡斯尔曼（Castleman）病，透明血管型。

病例 2

（1）病例摘要　患者女性，28 岁。①主诉：口腔多发溃疡 1 月余，视物模糊 1 周。②查体：无特殊。③实验室检查：C 反应蛋白 11.0 mg/L；肿瘤标志物无异常。

（2）CT 表现　图 5.47A～C：依次显示轴位平扫、动脉期、静脉期图像。图 5.47D：冠状位静脉期图像。图中显示右肾内侧缘腹膜后类圆形软组织密度肿块，边缘欠清，密度均匀，增强扫描动脉期呈明显不均匀强化，强化最明显处几近大动脉，静脉期呈持续性强化。

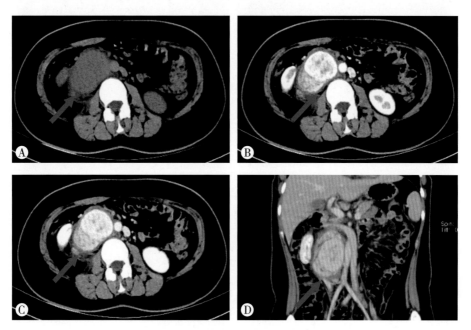

图 5.47　腹膜后 Castleman 病

（3）手术记录　CT 引导下腹膜后肿物穿刺活检术。

（4）术后病理　Castleman 病，透明血管型。

病例 3

（1）病例摘要　患者女性，29 岁。①主诉：面色苍白 7 年余，左侧胁腹部疼痛伴胸闷、乏力 20 d。②查体：无特殊。③实验室检查：C 反应蛋白 25.14 mg/L；肿瘤标志物无异常。

（2）CT 表现　图 5.48A～C：依次显示轴位平扫、动脉期、静脉期图像。图 5.48D：为冠状位静脉期图像。图中显示左侧腹腔类圆形软组织肿块，边界清，内见斑点状钙化灶，增强扫描呈明显均匀强化。

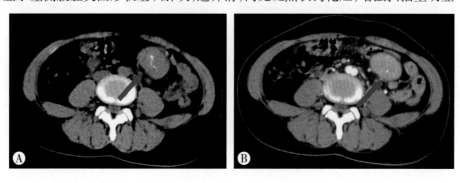

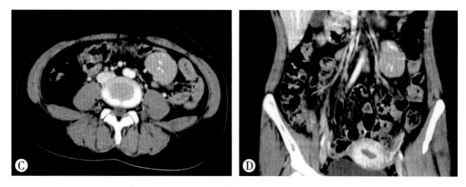

图 5.48　小肠系膜 Castleman 病

（3）手术记录　探查肿瘤位于小肠系膜根部,大小约 5 cm×6 cm。肿物呈灰白色,边缘系膜组织水肿,周围多发肿大淋巴结环绕,肿瘤与小肠系膜血管关系紧密。

（4）术后病理　Castleman 病,混合型。

病例 4

（1）病例摘要　患者女性,54 岁。①现病史:6 年前因腹股沟肿物于当地医院行左侧腹股沟肿物切除术,自述术后病理结果为淋巴结炎,1 年前再次出现左侧腹股沟包块,伴左下肢偶有肿胀不适,未予治疗。②查体:无特殊。③实验室检查:无特殊。

（2）CT 表现　图 5.49A ~ C:依次显示轴位平扫、动脉期、静脉期图像。图 5.49D ~ F:冠状位静脉期图像。图中显示腹膜后、腹腔及腹股沟区多发肿大淋巴结,增强扫描呈中度均匀强化。

（3）手术记录　左侧腹股沟区肿大淋巴结切除活检术。

（4）术后病理　Castleman 病,透明血管型与浆细胞型混合。

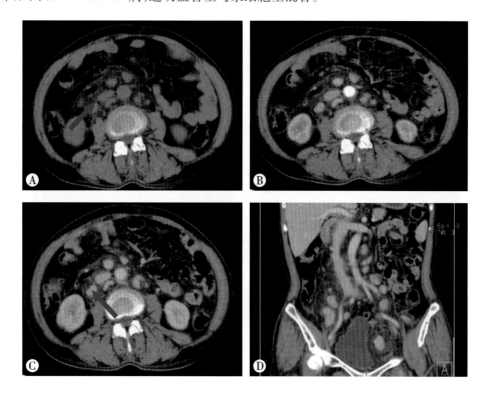

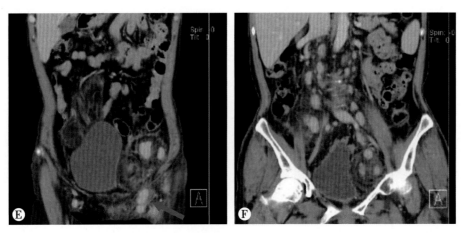

图 5.49　左侧腹股沟区 Castleman 病

【病例分析】

卡斯尔曼病(Castleman disease,CD),又称巨大淋巴结增生症、血管淋巴滤泡增生症,是一种比较少见的良性淋巴组织增生性疾病,1956 年由 Castleman 首先报道,因其病因不明且组织学表现比较特殊,故因此而命名。该病可发生在有淋巴结的任何部位,但多数位于肺和纵隔,腹部较少见。临床主要表现为无痛性淋巴结肿大,可伴有发热、疲乏、消瘦、贫血等全身症状,可发生于任何年龄,生长缓慢,病程较长。根据淋巴结受累区域的不同,可将 CD 分为单中心型卡斯尔曼病(unicentric Castleman disease,UCD)和多中心型卡斯尔曼病(multicentric Castleman disease,MCD)。UCD 的病理类型以透明血管型多见,表现为单个淋巴组织肿块或某一组淋巴结受累,手术多可切除,预后良好;MCD 则以浆细胞型和混合型 CD 多见,临床上多累及多个淋巴结区域,还可出现肝脾大、红细胞沉降率加快、多克隆性高免疫球蛋白血症和骨髓浆细胞病等,手术切除困难,以放射治疗及激素疗法为主,预后较差。

病理学将 Castleman 病分为 3 型:透明血管型、浆细胞型和混合型,透明细胞型最多见,占 80%~90%,病理表现为滤泡内和滤泡间淋巴组织增生,滤泡中心有大量透明变性的毛细血管,淋巴组织内含嗜酸性粒细胞和免疫母细胞,滤泡间有大量的毛细血管增生,并可见呈同心圆样排列的滤泡中心细胞,生发中心消失或大部分消失;浆细胞型较少见,占 8%~9%,病理表现是正常至增大的滤泡中心细胞和丰富成熟的浆细胞,血管增生较少;混合型兼有两者的表现,可以任何一型为主,具有不典型淋巴滤泡样结构,滤泡间除成片浆细胞外同时有血管增生伴玻璃样变。

【诊断要点】

(1)单中心型

1)平扫特征:表现为单发的软组织肿块,边界清晰,密度均匀,少见囊变、坏死,可见斑点状、分支状、多形性钙化,此为该病的特征性表现。

2)增强特征:①动脉早期即可有明显强化,CT 值可接近大血管密度,外周可有小点样异常增强的血管影,部分病灶呈不均匀强化或边缘强化为主。②静脉期、延迟期呈持续性强化。

(2)多中心型

1)平扫特征:表现为一组或多组淋巴结肿大,密度较均匀,边界清楚。

2)增强特征:①动脉期表现为轻至中度均匀强化。②延迟期强化程度较动脉期明显,无明显特征性。

【鉴别诊断】

(1)异位嗜铬细胞瘤　多发生于腹膜后中线两旁沿交感神经链分布的区域,CT 表现为圆形或类圆形软组织密度肿块,边界多清晰,少数呈分叶状、不规则形,易发生出血、坏死、囊变,少见伴有钙化,增强扫描软组织成分呈明显强化,液化坏死区无强化,此外临床上常有异常波动的恶性高血压表现,详见 6.4 相关内容。

（2）淋巴瘤　好发于青年,表现为单发或多发淋巴结肿大,轮廓清楚,多发者淋巴结可有融合,密度均匀,常无液化、坏死,无钙化,增强扫描呈低至中等程度强化,对周围血管、组织可有包绕,位于腹膜后者可出现"主动脉淹没征",示例见图5.39~图5.42。

（3）淋巴结转移瘤　一般发病年龄较大,有原发肿瘤病史,表现为多发的淋巴结肿大,密度可不均匀,坏死、液化常见,增强扫描呈环形强化,示例见图5.43。

（4）胃肠道间质瘤　多表现为肠管壁增厚形成的较大的类圆形软组织肿块,瘤内常见囊变及坏死,增强后多呈不均匀边缘强化,延时扫描呈延迟强化(图5.50)。

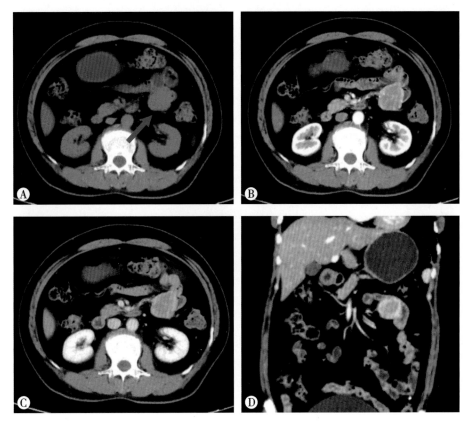

A~C.依次显示轴位平扫、动脉期、静脉期图像;D.冠状位静脉期图像。图中显示左侧腹腔软组织密度肿块,与局部肠壁关系密切,边界清,增强扫描呈明显不均匀强化,边缘强化为主,内见低密度无强化区。

图5.50　间质瘤

5.4　血管源性肿瘤

5.4.1　血管瘤

【病例展示】

病例1

（1）病例摘要　患者女性,31岁。①主诉:发现腹膜后肿物4年余。②查体:无特殊。③实验室检查:无特殊。

（2）CT表现　图5.51A~C:依次显示轴位平扫、动脉期、静脉期图像。图5.51D:冠状位静脉期图像。图中显示腹主动脉右侧缘腹膜后不规则软组织肿块,边界清,增强扫描动脉期见斑片状强化,静脉期强化逐渐填充,呈明显均匀强化。

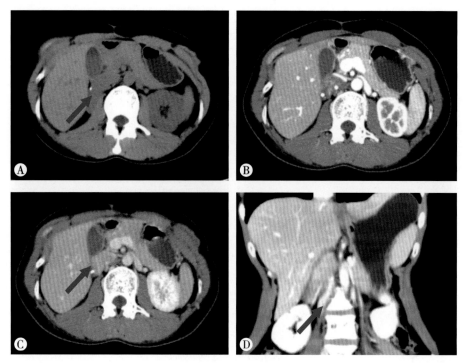

图 5.51　腹膜后血管瘤

（3）手术记录　腹膜后肿物位于下腔静脉外侧、右侧肾上腺下方及右肾上极内侧,暗红色,质软。

（4）术后病理　血管瘤。

病例 2

（1）病例摘要　患者女性,16 岁。①主诉:间断无痛肉眼血尿 14 d。②查体:无特殊。

（2）CT 表现　图 5.52A ~ C:依次显示轴位平扫、动脉期、静脉期图像。图 5.52D:冠状位静脉期图像。图中显示残余脐尿管近膀胱处软组织肿块,肿块内见结节状钙化灶,膀胱前壁呈受压改变,局部管壁稍增厚。增强扫描肿块呈轻度均匀强化。

（3）手术记录　沿脐尿管向下分离可见脐尿管肿物,质硬。局部与膀胱顶壁关系密切,膀胱顶壁肿块呈褐色。

（4）术后病理　肌间血管瘤。

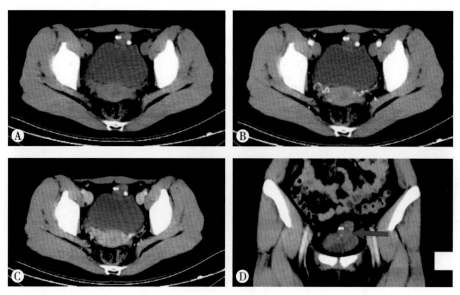

图 5.52　脐尿管血管瘤

病例3

（1）病例摘要 患者男性。①主诉：发现左侧股后肿物2个月。②查体：左侧股后可见一肿物，呈椭圆形，大小约4 cm×3 cm×2 cm，表面呈暗红色，局部破溃溢脓，质稍硬，无触压痛，边界欠清晰，活动度差。右侧胫前皮肤可见片状红斑，挤压无褪色。③实验室检查：无特殊。

（2）CT表现 图5.53A~C：依次显示轴位平扫、动脉期、静脉期图像。图5.53D：冠状位静脉期图像。图中显示左侧股部类圆形软组织肿块，边界清，增强扫描动脉期呈明显强化，静脉期呈持续性强化，且强化程度高于动脉期。

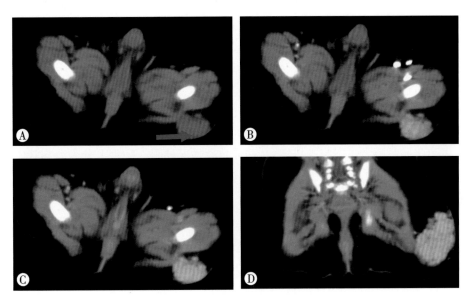

图5.53 左侧股部血管瘤

（3）手术记录 术中见左侧股部肿物位于皮下，深至筋膜层，约4 cm×3 cm×2 cm大小，血供丰富。

（4）术后病理 毛细血管瘤。

病例4

（1）病例摘要 患者女性，65岁。①主诉：腹痛10 d余。②查体：无特殊。③实验室检查：无特殊。

（2）CT表现 图5.54A~C：依次显示轴位平扫、动脉期、静脉期图像。图5.54D：冠状位静脉期图像。图中显示右侧腹膜后类圆形软组织肿块，边界清，增强扫描动脉期可见边缘明显强化，静脉期强化逐渐填充。

（3）手术记录 右上腹腔腹膜后触及直径约3 cm质韧肿块，活动度好，无明确边界，游离显露肿瘤，见灰红色质韧肿瘤，周边脂肪似有包膜。完整游离肿块，连同周边正常脂肪组织完整切除。

（4）术后病理 毛细血管瘤。

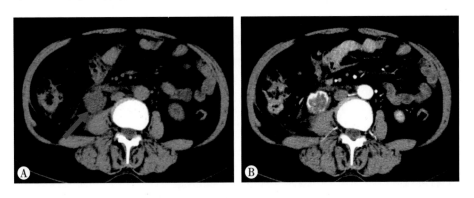

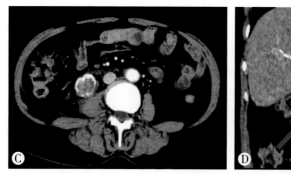
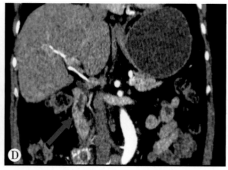

图 5.54 右上腹腔腹膜后血管瘤

【病例分析】

血管瘤(hemangioma)是最常见的良性肿瘤,常见于皮肤、肌肉、肝脏、中枢神经系统,而发生于腹腔非实质脏器者少见,可见于胃肠道、肠系膜。发病年龄无特异性,其临床表现与发病部位、大小有关,肿瘤较小者一般无明显临床症状,肿瘤较大者可引起局部压迫、牵拉或瘤体内血栓形成。发生于胃肠道者可引起出血。发生于肠系膜者可引起肠扭转,从而导致急性肠梗阻。病理上分为海绵状血管瘤、毛细血管瘤、混合性血管瘤。

【诊断要点】

(1)平扫特征　病灶表现为圆形、类圆形或不规则形软组织肿块,边缘规整,密度均匀或不均匀,部分中央可见低密度坏死区,部分伴有钙化。

(2)增强特征　①动脉期肿瘤较小者可表现为明显均匀强化,较大者边缘可见斑片状明显强化;②静脉期强化范围逐渐向中心填充,整体呈"早出晚归"的强化特征。

【鉴别诊断】

(1)异位嗜铬细胞瘤　瘤体密度较高,易发生囊变、坏死,临床常伴有高血压,详见 6.4 相关内容。

(2)畸胎瘤　瘤体呈混合密度,内可见特征性脂肪密度及钙化,详见 7.1 相关内容。

5.4.2 血管肉瘤

【病例展示】

病例 1

(1)病例摘要　患者男性,70 岁。①主诉:左腰部间断性疼痛 2 月余。②查体:无特殊。③实验室检查:无特殊。

(2)CT 表现　图 5.55A～C:依次显示轴位平扫、动脉期、静脉期图像。图 5.55D:冠状位静脉期图像。图中显示左侧后腹壁梭形软组织肿块,边缘毛糙,边界不清,密度不均匀,增强扫描呈轻中度不均匀强化,肿块中央区见斑片状强化。

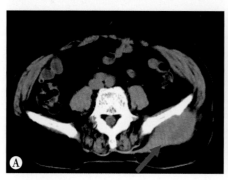
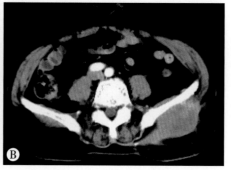

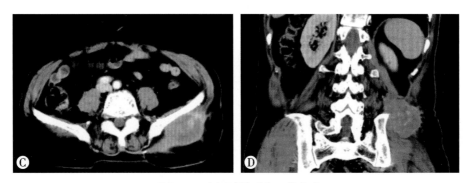

图 5.55　左侧髂骨后方血管肉瘤

（3）手术记录　彩超引导下左侧髂骨后方肿块穿刺活检术。

（4）术后病理　血管肉瘤。

病例 2

（1）病例摘要　患者女性,63 岁。主诉:外阴疼痛 3 月余。①查体:外阴可见多个结节肿物,阴道可见少量结节肿物,触痛明显。②实验室检查:CA 125 为 359.40 U/mL。

（2）CT 表现　图 5.56A～C:依次显示轴位平扫、动脉期、静脉期图像。图 5.56D:冠状位静脉期图像。图中显示会阴部软组织密度肿块,边界不清,形态不规则,增强扫描呈轻中度不均匀强化。

（3）手术记录　超声引导下会阴部实性占位穿刺活检术。

（4）术后病理　上皮样血管肉瘤。

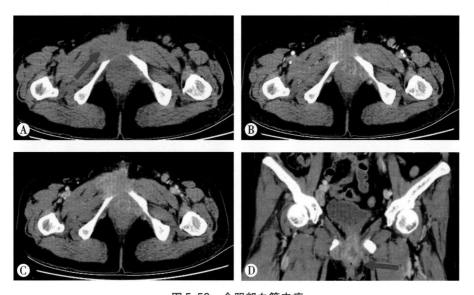

图 5.56　会阴部血管肉瘤

病例 3

（1）病例摘要　患者男性,46 岁。①主诉:尿痛 3 个月伴血尿 6 d,3 年前因膀胱癌行膀胱部分切除术。②查体:无特殊。③实验室检查:无特殊。

（2）CT 表现　图 5.57A～C:依次显示轴位平扫、动脉期、静脉期图像。图 5.57D:冠状位静脉期图像。图中显示膀胱左下壁明显不均增厚,边界不清,周围脂肪间隙模糊,增强扫描呈轻度均匀强化。

（3）手术记录　见膀胱左侧壁片状肿瘤,约直径 4 cm,菜花样,宽基底,质地硬,不易推动,与左侧盆壁及周围组织显著粘连。表面可见出血及坏死组织,双侧输尿管开口视不清。

（4）术后病理　（膀胱）血管肉瘤,侵犯膀胱壁全层。

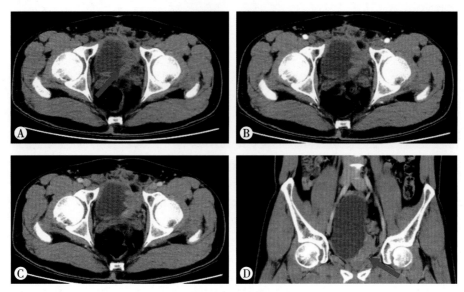

图 5.57　膀胱血管肉瘤

病例 4

（1）病例摘要　患者女性,26 岁。①主诉:发现两侧腹股沟肿物 3 月余,左侧圆形肿物进行性增大 3 d。②查体:无特殊。③实验室检查:无特殊。

（2）CT 表现　图 5.58A、B:依次显示轴位平扫、动脉期图像。图 5.58C、D:轴位静脉期图像。图中显示双侧腹股沟区及股部见 3 处软组织密度肿块,边界不清,形态不规则,增强扫描呈明显不均匀强化,中央见无强化坏死区。

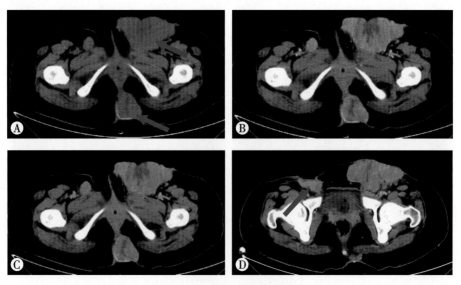

图 5.58　高级别血管肉瘤

（3）手术记录　见左腹股沟处创面大小约 20 cm×15 cm,菜花状肿物,局部见坏死组织及炎性渗出。

（4）术后病理　高级别血管肉瘤。

【病例分析】

血管肉瘤(angiosarcoma)也称恶性血管内皮瘤,是起源于血管内皮细胞或向内皮细胞分行的间叶组织肿瘤,为高度恶性肿瘤,临床上比较少见,占所有软组织肉瘤的 1%~2% ,具有较强侵袭性,死亡率高、预后差。血管肉瘤可以发生在全身任何部位,以皮肤及体表软组织多见,腹腔内血管肉瘤常出现在脾和肝中,少数可见于消化道。血管肉瘤预后极差,5 年生存率仅 26.5% 。临床表现具非特异性,根据发病部位不同临床表现为不同症状。

免疫组织化学对血管肉瘤的诊断尤为重要,CD31、CD34、ERG、FLI-1 是常用的血管源性标志物,其中 CD31 对血管内皮具有高敏感度和特异度。

【诊断要点】

(1)平扫特征　表现为类圆形、椭圆形或不规则形肿块,边界清或不清,病灶呈不均匀低或稍低密度,瘤内可有坏死、出血,钙化少见。

(2)增强特征　①动脉期边缘呈不均匀中度至明显强化,强化形态多样,可呈环状、团片状、结节状、网织状等,中心多可见索条状、间壁样或结节状明显强化,部分可伴有迂曲肿瘤血管显影;②门静脉期呈持续强化,强化可呈向心状或离心状,多数两者兼有。

【鉴别诊断】

(1)血管瘤　肿瘤边界清晰,增强扫描动脉期周边部呈结节状或斑点状强化,强化程度一般高于血管肉瘤,门脉期及延迟期逐渐向中央填充,示例见图 5.51~图 5.54。

(2)嗜铬细胞瘤　瘤体密度较高,易发生囊变、坏死,临床常伴有高血压,详见 6.4 相关内容。

(3)血管外皮细胞瘤　平扫肿块呈等或稍高密度,边界清,出血、坏死多见,且坏死范围较大;增强扫描呈进行性延迟强化,示例见图 5.59、图 5.60。

5.4.3　血管外皮细胞瘤

【病例展示】

病例 1

(1)病例摘要　患者女性,30 岁。①主诉:盆腔肿瘤术后 1 个月。②查体:无特殊。③实验室检查:无特殊。

(2)CT 表现　图 5.59A~C:依次显示轴位平扫、动脉期、静脉期图像。图 5.59D:冠状位静脉期图像。图中显示盆腔左侧见混合密度肿块,内见多发低密度灶,增强扫描呈明显不均匀强化,坏死区无强化。

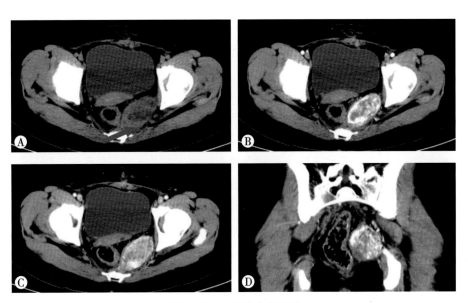

图 5.59　血管外皮细胞瘤

（3）手术记录　CT 引导下盆腔肿块穿刺术。

（4）术后病理　血管外皮细胞瘤,低度恶性。

病例 2

（1）病例摘要　患者女性,58 岁。①主诉:发现血压高 1 年余,发现左侧腹膜后占位 3 d。②查体:无特殊。③实验室检查:无特殊。

（2）CT 表现　图 5.60A～C:依次显示轴位平扫、动脉期、静脉期图像。图 5.60D:冠状位静脉期图像。图中显示左侧肾上腺区软组织密度肿块,边界清,密度均匀,增强扫描呈轻中度强化,强化欠均。

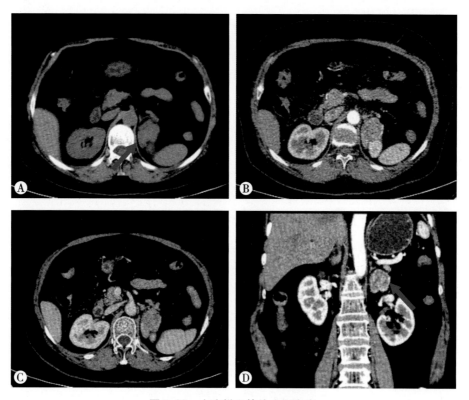

图 5.60　上皮样血管外皮细胞瘤

（3）手术记录　左肾上腺区可见一约 3 cm×3 cm 肿物,肿物上极与肾上腺关系密切,肿瘤下极与肾上极似无界限。

（4）术后病理　（腹膜后）上皮样血管外皮细胞瘤。

【病例分析】

血管外皮细胞瘤（hemangiopericytoma,HPC）又称血管周细胞瘤,约占血管肿瘤的 1%,是一种罕见的软组织肿瘤,来源于毛细血管壁外的周细胞。多为单发。中年者居多,无性别差异,好发于下肢、后腹膜和盆腔,也可发生在头颈部、躯干、上肢软组织、内脏及神经系统。

本病误诊率较高,诊断主要依赖于组织病理学检查。临床症状无特异性,主要表现为压迫症状。病理根据组织学特点可分为良性、交界性、恶性。良性者为明显的血管型,主要是梭形周细胞,无核丝分裂;交界性比良性肿瘤细胞多,细胞比较成堆,间变不明显,有时可见核丝分裂,血管腔常受压,轮廓不清;恶性者肿瘤细胞间变的程度差异很大,核丝分裂数多少不等。

【诊断要点】

（1）平扫特征　表现为规则或分叶状等或稍高密度肿块,边界清,大小差异很大。肿瘤出血、坏死多见,且坏死范围较大,无钙化。

（2）增强特征　①大多数呈现进行性延迟强化,强化显著;②少数肿瘤动脉期呈中等程度强化,门脉期呈显著强化;③增强扫描动脉期肿瘤内可见丰富的血管显影。

【鉴别诊断】

(1)血管肉瘤　肿块大多边界不清,瘤内可有坏死、出血,钙化少见。增强扫描肿块强化形态多样,可呈环状、团片状、结节状、网织状等,中心多可见索条状、间壁样或结节状明显强化,部分可伴有迂曲肿瘤血管显影,示例见图5.55~图5.57。

(2)孤立性纤维瘤　平扫表现肿瘤密度与肌肉类似,出血、坏死少见,且坏死范围较小,偶有钙化。增强扫描强化不一,大多表现为轻中度持续性、进行性强化,持续时间长,详见5.5相关内容。

5.5　纤维源性肿瘤

5.5.1　孤立性纤维瘤

【病例展示】

病例1

(1)病例摘要　患者女性,53岁。①主诉:无明显诱因下自觉右下腹包块,可活动。②查体:腹部稍膨隆,无压痛;右下腹可触及一大小约8 cm×5 cm×4 cm肿块,质硬,活动度可,无压痛,听诊肠鸣音正常。

(2)CT表现　图5.61A:轴位平扫,右下腹可见类椭圆形低密度软组织影,较大横截面处大小约79 mm×52 mm,边界清晰,与周围肠管分界欠清。图5.61B:轴位动脉期,病灶内不均匀强化,内可见血管穿行。图5.61C:轴位静脉期,病灶内实性成分渐进性强化,内可见无强化坏死区。图5.61D:冠状位静脉期,周围肠管受压内移。

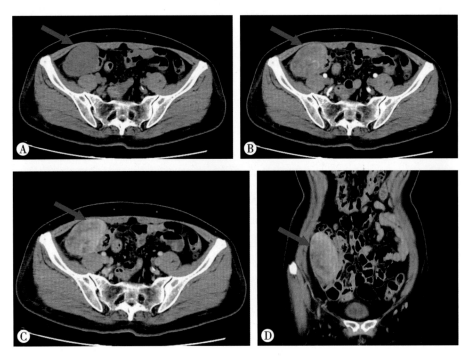

图5.61　盲肠旁孤立性纤维瘤

(3)手术记录　肿瘤位于盲肠旁,大小约80 mm×40 mm×50 mm,两侧分别与盲肠及腹壁粘连,肿块包膜完整,活动度可。

（4）术后病理　孤立性纤维瘤。

病例 2

（1）病例摘要　患者女性,48 岁。主诉:无明显原因及诱因出现左下腹隐痛,呈持续性。

（2）CT 表现　图 5.62A:轴位平扫,左侧盆壁内近髋臼处可见类圆形软组织肿块影,大小约 76 mm×73 mm,膀胱与子宫受压,肿块少数突向盆腔外,周围骨质受压、菲薄。图 5.62B:轴位动脉期,病灶内不均匀强化,内可见血管穿行。图 5.62C:轴位静脉期,病灶内实性成分渐进性强化,内可见无强化坏死区。图 5.62D:冠状位静脉期,周围子宫、肠管受压。

（3）手术记录　左盆底见肿物,大小约 80 mm×90 mm,包膜完整,质韧,毗邻髋臼、髂血管,与周围脏器粘连,部分致密,不易分离。

（4）术后病理　孤立性纤维瘤。

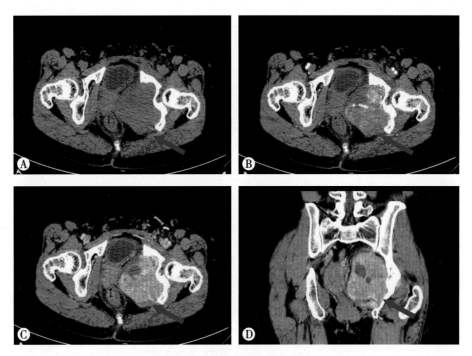

图 5.62　左盆底孤立性纤维瘤

【病例分析】

孤立性纤维瘤（solitary fibrous tumor,SFT）是一种少见的间叶源性软组织肿瘤,主要发生在胸膜,其次是头部和颈部,发生于腹部的较罕见,易被误诊为其他富血供肿瘤。SFT 可发生于任何年龄阶段,以 50～60 岁多见,无明显性别差异。SFT 患者临床表现与肿瘤大小、发生部位以及良恶性有关。绝大多数 SFT 是良性的,10%～20% 的 SFT 表现出恶性生物学行为,包括局部侵袭、复发和转移。大多数患者无明显临床症状,多在体检时发现,肿块较大时可扪及腹盆部肿块,部分可压迫或侵犯邻近组织结构而产生相应的症状,常表现为腹痛、腹胀、排尿排便不畅等;部分患者可以出现低血糖、杵状指及肥大性骨关节病等副肿瘤综合征,症状通常在包块切除后消失。

【诊断要点】

（1）平扫特征　孤立性纤维瘤通常表现为分叶状或类圆形,大多数 SFT 具有完整的包膜,边界清楚,肿块一般呈膨胀性生长,周围组织常受压移位,但部分恶性 SFT 边界不清或与周围组织粘连。CT 平扫取决于肿瘤细胞及胶原纤维的分布情况;密度多不均匀,内可见多发囊变坏死区域,出血坏死相对少见。

（2）增强特征　①动脉期呈不均匀明显强化,病灶内可见迂曲走行血管影穿入和（或）血管包绕肿瘤。②静脉期病变持续明显强化且强化程度高于动脉期,内见条片状、"地图样"强化及斑片状无强化区,基本符合"快进慢出"型强化特点。

【鉴别诊断】

(1)胃肠道外间质瘤　一般为起源于胃肠道壁的软组织包块,囊变坏死、出血、钙化较常见,可与消化道相通,内可见气-液平面,呈不均匀强化,强化程度较 SFT 低,详见 8.1 相关内容。

(2)神经源性肿瘤　多位于脊柱两侧,沿神经干分布区,可致相邻椎间孔扩大,呈哑铃状,密度、信号多不均匀,坏死、囊变明显,增强呈轻中度不均匀强化,强化区与非强化区分界清晰,详见第 6 章相关内容。

(3)平滑肌肉瘤　多发于后腹膜,常见坏死、囊变,无明显包膜,增强后呈不均匀性环状强化,恶性程度高,易侵犯周围组织,详见 5.2 相关内容。

(4)巨大淋巴结增生症(Castleman 病)　多表现为较高密度包块,边界清,其内分支状钙化为其特征性表现,动脉期呈明显强化,与周围胸腹主动脉的强化程度相似,静脉期和延迟期持续强化,部分病灶内可见条状低密度影,详见 5.3 相关内容。

5.5.2　侵袭性纤维瘤

【病例展示】

病例 1

(1)病例摘要　患者女性,45 岁。①主诉:发现左下腹包块 3 月余。②查体:直肠光滑,宫骶韧带,宫旁凹凸不平,质地较韧;左下腹部触及包块,可触及范围约 5 cm×2 cm,无压痛,无反跳痛,无发热、饮食及大小便改变。

(2)CT 表现　图 5.63A:轴位平扫,左侧髂窝见不规则软组织密度实性肿块,边界欠清,最大横截面大小约 52 mm×35 mm。图 5.63B:轴位动脉期,病灶不均匀轻度强化。图 5.63C:轴位静脉期,肿块实性成分中度不均匀强化。图 5.63D:冠状位静脉期,显示肿块下缘不规则,周围肠管受压内移。

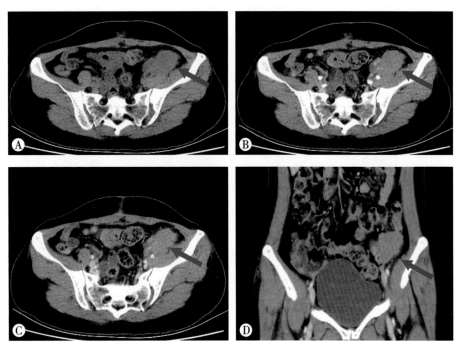

图 5.63　左侧髂窝侵袭性纤维瘤

(3)手术记录　肿瘤位于左侧髂窝内,并侵及乙状结肠及左侧卵巢输卵管,活动度差。

（4）术后病理　侵袭性纤维瘤。

病例 2

（1）病例摘要　患者女性，48 岁。①主诉：腹痛 7 d，加重伴腹胀 5 d，发热 1 d。②查体：全腹膨隆，腹部有压痛，无反跳痛。

（2）CT 表现　图 5.64A：轴位平扫，十二指肠水平段下壁可见一向外生长的软组织影，大小约58 mm×76 mm×78 mm。图 5.64B、C：轴位动脉期，肿块实性成分轻度强化，内可见不规则低密度坏死区，肠系膜上动脉受压前移。图 5.64D：轴位静脉期，肿块实性成分轻度不均匀渐进性强化。图 5.64E：冠状位静脉期，肿块位于十二指肠水平段下缘，周围肠管受压移。图 5.64F：矢状位静脉期，肠系膜上动脉受压前移。

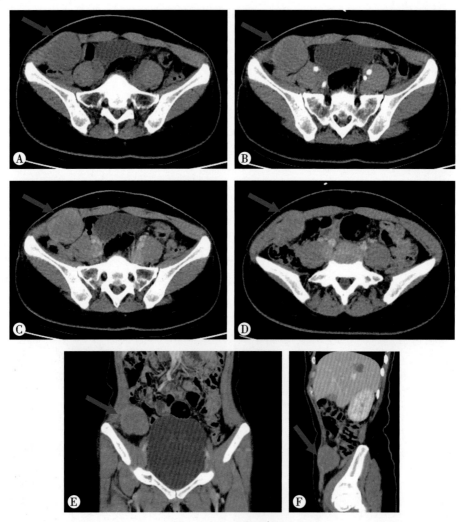

图 5.64　侵袭性纤维瘤

（3）手术记录　肿瘤位于腹膜后，活动度差，压迫肠系膜上动静脉，侵犯十二指肠水平部局部，质韧，活动性差，局部肠管狭窄，肿瘤侵犯小肠系膜，距肠系膜上血管较近，近端十二指肠及胃腔未见明显扩张。

（4）术后病理　侵袭性纤维瘤。

病例 3

（1）病例摘要　患者女性，28 岁。①主诉：发现右下腹肿块 3 年余。②查体：右下腹触及拳头大小包块，质硬，固定，无移动感。

（2）CT 表现　图 5.65A：轴位平扫，右侧前下腹壁肌层可见一类圆形软组织密度影，较大横截面处、突向盆腔内生长大小约 50 mm×45 mm，边界尚清。图 5.65B：轴位动脉期，肿块轻度强化。图 5.65C、D：轴位静脉期，肿块呈渐进性不均匀强化。图 5.65E：冠状位静脉期，显示肿块边界清。图 5.65F：矢状位静脉期，肿块位于右腹前壁，局部肠管受压移位。

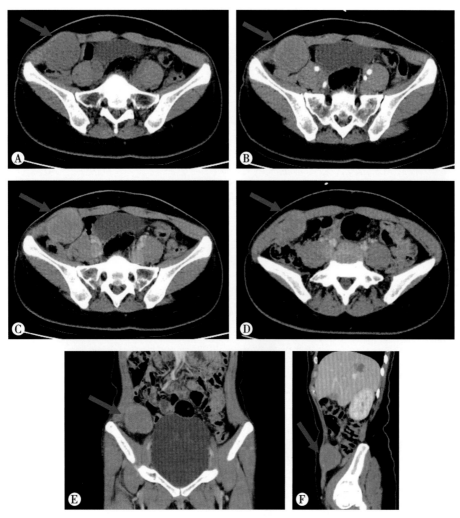

图 5.65　右下腹侵袭性纤维瘤

（3）手术记录　右下腹肿瘤未侵犯腹腔脏器。

（4）术后病理　侵袭性纤维瘤。

【病例分析】

侵袭性纤维瘤（aggressive fibromatosis，AF）又称韧带样型纤维瘤病、硬纤维瘤病等，是一种来源于纤维组织的少见良性肿瘤，具有局部侵袭性、易复发的特性，但不发生转移。AF 起源于肌肉筋膜或腱膜，主要由成纤维细胞与胶原纤维组成，细胞可见异型性和核分裂象，无恶性细胞特征，病理学上肿瘤有完整包膜。该病的发病机制目前尚不清楚，主要与遗传、创伤、手术或服用雌激素有关。根据其发病部位分为腹外型、腹壁型及腹内型。腹外型好发生于浅表软组织，如头颈、四肢及躯干等处。腹壁型好发于腹壁的肌腱膜结构，如腹直肌、腹内斜肌及其被覆的腱膜，可有或无腹腔侵犯。腹内型好发于肠系膜，偶可见于后腹膜、回结肠系膜、胃结肠韧带和大网膜者。AF 临床表现多样，并无特异性，症状与肿瘤所在部位及大小有关，早期多无明显症状。发生于腹外者主要表现为质硬、固定、无痛、扁平、宽大的肿物；发生于腹内者主要表现为腹部包块、腹痛、腰痛、恶心、食欲缺乏、泌尿系统梗阻、便秘、类急腹症等。AF 可发生于任何年龄，好发于 30～40 岁，男女发病率相仿。

【诊断要点】

（1）平扫特征　侵袭性纤维瘤多呈圆形、椭圆形软组织肿块，边界清晰，通常单发，多发少见，呈浸润性、膨胀性生长。腹内型少数与正常组织分界欠清，肿块较大，直径常大于 5 cm，周围结构推挤、受侵。平扫为均匀稍低、等或稍高密度肿块，少数可见囊变、钙化。

（2）增强特征　①动脉期呈轻度不均匀强化。②静脉期呈不均匀、渐进性轻中度强化。

【鉴别诊断】

（1）胃肠道外间质瘤　胃肠道外间质瘤好发于中老年人，40 岁以前少见，部分伴有胃肠道症状，肿块多有包膜，界清，肿块不均匀强化；肿瘤较大者还可有肠系膜或腹膜后淋巴结肿大，详见 8.1 相关内容。

（2）纤维肉瘤　纤维肉瘤肿块生长迅速，少见钙化，包膜征较侵袭性纤维瘤多见，CT 表现为低密度肿块，周围组织常受侵犯或被推移，增强轻度强化，详见 5.5.3 相关内容。

（3）神经纤维瘤　神经纤维瘤肿块为多发圆形软组织密度，增强强化，还可发现椎管内多发肿瘤及周围神经的丛状神经纤维瘤，详见 6.2 相关内容。

5.5.3　纤维肉瘤

【病例展示】

病例 1

（1）病例摘要　患者女性，60 岁。①主诉：无明显诱因腹部疼痛 5 d。②查体：腹部平坦，右腹壁有压痛，无反跳痛，腹部柔软、无包块。

（2）CT 表现　图 5.66A：轴位平扫，盆腔内可见团块状软组织密度影，较大横截面处大小约 43 mm×36 mm，边界清晰，密度不均，内见混杂密度影。图 5.66B：轴位动脉期，病灶内不均匀强化。图 5.66C：轴位静脉期，病灶内实性成分渐进性强化，内可见无强化区。图 5.66D：矢状位静脉期，周围肠管受压。

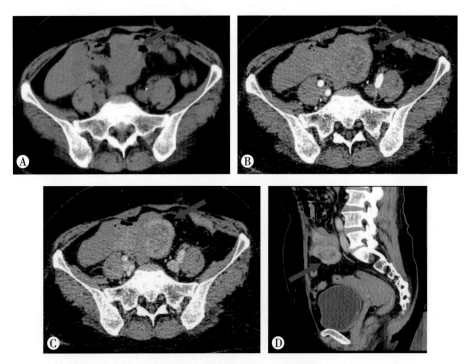

图 5.66　硬化性上皮样纤维肉瘤

（3）手术记录　肿瘤位于盆腔，与周围组织粘连，大小约 45 mm×35 mm×25 mm，活动度可。

(4)术后病理 硬化性上皮样纤维肉瘤。

病例 2

(1)病例摘要 患者女性,37 岁。主诉:剖宫产术中发现腹腔占位 10 d。

(2)CT 表现 图 5.67A:轴位平扫,右侧腹膜后可见以巨大软组织肿块影,大小约 213 mm× 213 mm×242 mm,边界清晰,中心大片状低密度区,周围组织受压,侵犯肝下缘及右肾,右肾明显受压左 移。图 5.67B:轴位动脉期,病灶内实性部分轻度强化,中心大片状无强化区。图 5.67C:轴位静脉期, 病灶内实性成分渐进性强化。图 5.67D:冠状位静脉期,病灶侵及肝下缘及右肾,腹盆腔内见积液。

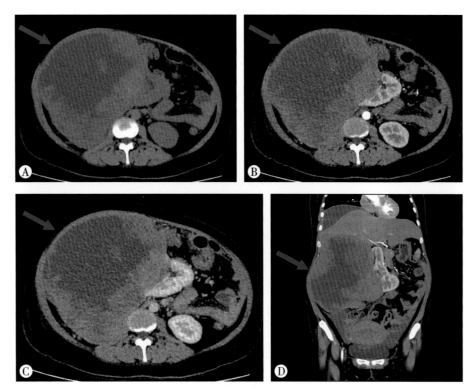

图 5.67 低级别纤维黏液样肉瘤

(3)手术记录 右侧网膜与腹壁粘连,右侧腹腔可见一巨大肿块,上与肝致密粘连,下达盆腔,右推 结肠,活动度差,呈囊实性。

(4)术后病理 低级别纤维黏液样肉瘤。

【病例分析】

纤维肉瘤是来自成纤维细胞的恶性肿瘤,占软组织肉瘤的 10%。纤维型纤维肉瘤多发生于躯干的 软组织深部或四肢,腹部极少见。纤维型纤维肉瘤分 3 种亚型:低级别纤维黏液样肉瘤(low-grade myx- ofibrosarcoma,LGFMS)、硬化性上皮样纤维肉瘤(sclerosing epithelioid fibrosarcoma,SEF)、伴巨大菊形团 的玻璃样变梭形细胞瘤。伴巨大菊形团的玻璃样变梭形细胞瘤是 LGFMS 的一种变异型。纤维型纤维 肉瘤的病因总体上仍未明确。LGFMS 与 SEF 通常发生于中青年,LGFMS 男性比女性多见,而 SEF 男女 的发病率相仿。LGFMS 和 SEF 均具有良性组织学特征,以纤维和黏液为主,但常发生复发和转移。

【诊断要点】

(1)平扫特征 纤维肉瘤通常表现为分叶状或类圆形,LGFMS 通常表现为边界清楚的低或等不均 匀密度的巨大肿块,边界清楚,伴有包膜或假包膜;SEF 表现为密度较均匀的肿块,边界清楚。两者均极 少见钙化,均无出血,都有与肿瘤细胞相对应的等密度区和胶原或黏液对应的低密度区,不同的是它们 的成分比例。

（2）增强特征

1）低级别纤维黏液样肉瘤：①动脉期 LGFMS 肿瘤内可见血管,病灶边缘的结节区和纤维间隔呈进行性强化。②静脉期病变实性部分轻度强化。

2）硬化性上皮样纤维肉瘤：①动脉期 SEF 实性部分轻度强化。②静脉期病变实性部分轻度强化。

【鉴别诊断】

（1）脂肪肉瘤　CT 表现为脂肪密度为主的肿块,常有结节状软组织密度影,有完整包膜,增强后脂肪成分无强化,软组织成分不均匀强化,详见 5.1.2 相关内容。

（2）平滑肌肉瘤　密度多不均匀,多发生囊变坏死,增强后多边缘性延迟或环状强化。平滑肌肉瘤容易侵犯腹膜后血管特别是大血管是较有特征的生物学行为,详见 5.2.2 相关内容。

5.5.4　恶性纤维组织细胞瘤

【病例展示】

（1）病例摘要　患者男性,55 岁。①主诉:无明显诱因出现腹胀,伴呃逆,胃灼热,偶有腹部疼痛,呈间断性锐痛,常于两餐之间发作,休息后可缓解。②查体:腹膨隆,腹部可触及肿块,约 30 cm×40 cm 大小,位于左上腹、中下腹部,轻度压痛,上缘边界清楚,表面光滑,质地中等。

（2）CT 表现　图 5.68A:轴位平扫,腹腔内可见一巨大囊实性占位,大小约为 247 mm×132 mm×300 mm,上自肝底,下至耻骨联合上方,周围组织受压移位。图 5.68B:轴位动脉期,病灶实性部分强化。图 5.68C:轴位静脉期,病灶内实性成分呈分隔样明显强化。图 5.68D:矢状位静脉期,周围组织受压移位,病灶实性成分呈分隔样强化。图 5.68E、F:冠状位静脉期,腹腔巨大囊实性占位,周围组织受压移位,与网膜、腹膜分界欠清。

（3）手术记录　腹腔内巨大肿物,周围组织广泛浸润,壁腹膜、大网膜、肠管表面见大量结节状肿物。

（4）术后病理　恶性纤维组织细胞瘤。

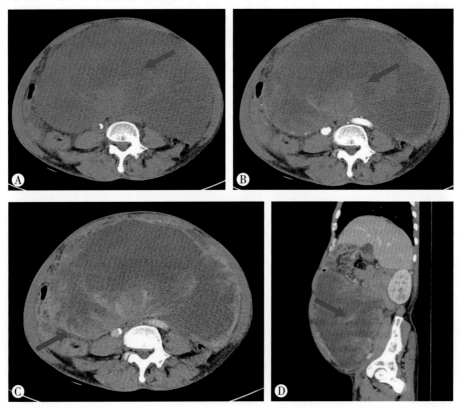

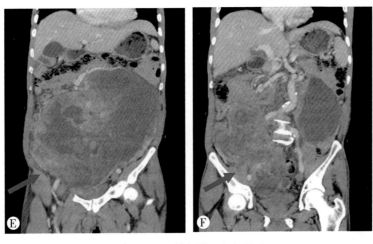

图5.68 恶性纤维组织细胞瘤

【病例分析】

恶性纤维组织细胞瘤(malignant fibrous histiocytoma,MFH)是来源于原始间叶组织的恶性肿瘤,多见于中老年人,好发年龄为50~70岁,男性多于女性,好发于四肢,腹膜后较少见。腹膜后MFH是原发性腹膜后肿瘤的一种,一般肿瘤体积较大,占腹膜后恶性肿瘤的1%。肿瘤一般生长缓慢,无明显症状,肿瘤增大时,常见表现为腹部肿块,腹部不适、隐痛或钝痛及邻近器官被压迫症状,如推压胃肠和肾、输尿管而产生相应症状,部分患者出现厌食、全身不适、体重下降、白细胞升高、腹压升高等症状。新版WHO软组织肿瘤分类将MFH分为3型:多形型、巨细胞型和炎症型,多形型多见。

【诊断要点】

(1)平扫特征 ①由于MFH组织学形态多样,CT表现多样性、无明显特异性征象。②肿瘤较大并向周围浸润生长,常压迫周围结构和器官使之变形移位,甚至沿腹膜后间隙浸润生长与周围结构粘连而分界不清。③CT平扫表现为肿块密度高低不等,内见囊状或不规则状液化区及存在于囊与囊之间的中等密度的肿瘤实体组织。肿瘤内部坏死显著,团块状或环状钙化是其特征性表现。

(2)增强特征 坏死囊变常散在分布,其间间隔存活肿瘤组织,增强扫描强化的肿瘤实体呈条状,由肿块周边向中心延伸或纵横交错形如轨道、呈分隔状强化,其间为不规则无强化区,CT分隔状强化是腹膜后MFH的常见表现。

【鉴别诊断】

(1)脂肪瘤、脂肪肉瘤 两者均为脂肪密度肿块,前者有完整包膜,增强后无强化,后者无完整包膜,常有结节状软组织密度影,增强后不均匀强化,详见5.1相关内容。

(2)畸胎瘤 畸胎瘤分为成熟性畸胎瘤和未成熟性畸胎瘤。成熟性畸胎瘤一般表现为混杂密度肿块,包括软组织、脂肪、骨骼密度等。未成熟性畸胎瘤没有或少有成形的组织,结构不清,详见7.1相关内容。

(3)平滑肌肉瘤、横纹肌肉瘤 平滑肌肉瘤为软组织密度影,坏死液化多较明显,但一般不出现钙化及分隔状强化;横纹肌肉瘤多见于儿童,肿瘤内坏死区域较大,详见5.2相关内容。

5.5.5 腹膜后纤维化

【病例展示】

病例1

(1)病例摘要 患者男性,28岁。①主诉:发现腹膜后占位1 d。②查体:右腹平坦,中腹部可及一包块,质韧,活动度可。

（2）CT 表现　图 5.69A:轴位平扫,后纵隔至腹腔内脊柱两侧见团片状软组织影,跨越膈肌走行,右肾受压向前外位移。图 5.69B:轴位动脉期,病灶密度不均匀,增强后未见明显强化,病灶内可见小血管影穿行。图 5.69C:轴位静脉期,肿块实性成分渐进性轻度不均匀强化。图 5.69D:冠状位静脉期,肿块部分包裹腹主动脉及右侧肾动脉。

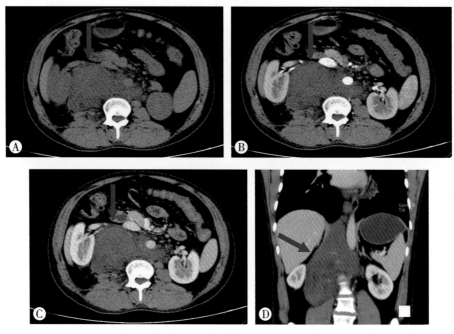

图 5.69　腹膜后纤维化(1)

（3）手术记录　右中下腹见肿物,大小约 80 mm×90 mm,包膜完整,质韧,毗邻髋臼、髂血管,与周围脏器粘连,部分致密。

（4）术后病理　腹膜后纤维化。

病例 2

（1）病例摘要　患者男性,65 岁。①主诉:双下肢肿胀 2 月余。②查体:左下肢肿胀,肿胀呈指陷性,间接性跛行 500 m。

（2）CT 表现　图 5.70A:轴位平扫,腹主动脉下段可见不规则软组织密度灶。图 5.70B:轴位动脉期,病灶内可见迂曲的滋养动脉显影。图 5.70C、D:轴位静脉期,肿块实性成分渐进性中度不均匀强化,左肾灌注减低。图 5.70E:冠状位静脉期,腹主动脉下段及双侧髂总动脉被不规则软组织密度灶包绕。图 5.70F:冠状位静脉期,显示双侧输尿管上段及双侧肾盂扩张积水并左肾实质灌注减低。

（3）手术记录　左侧输尿管全程被腹膜后纤维化组织包裹、粘连严重,左侧生殖血管被腹膜后纤维化包裹。

（4）术后病理　腹膜后纤维化。

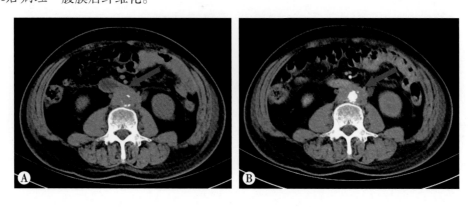

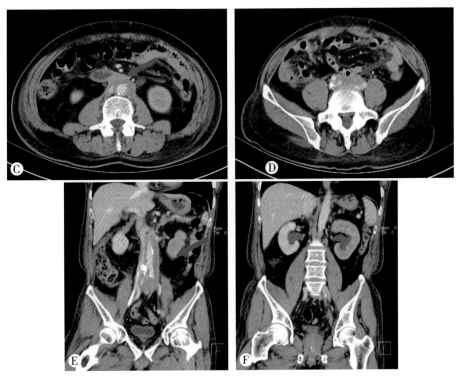

图 5.70 腹膜后纤维化(2)

病例 3

(1)病例摘要 患者男性,49 岁。主诉:发现左肾积水 1 周,双侧输尿管支架置入术后 3 d。

(2)CT 表现 图 5.71A:轴位平扫,腹膜后见软组织密度影,密度均匀,双侧肾盂及输尿管可见置管影。图 5.71B:轴位动脉期,病灶轻度均匀强化,内可见少量迂曲血管影。图 5.71C:轴位静脉期,肿块实性成分渐进性轻度均匀强化。图 5.71D:轴位静脉期,显示左侧肾盂扩张积水并左肾实质灌注稍减低。图 5.71E:冠状位动脉期,显示肿块包绕腹主动脉、双侧髂总动脉及左侧输尿管,局部与输尿管分界不清。图 5.71F:矢状位动脉期,显示肿块包绕腹主动脉。

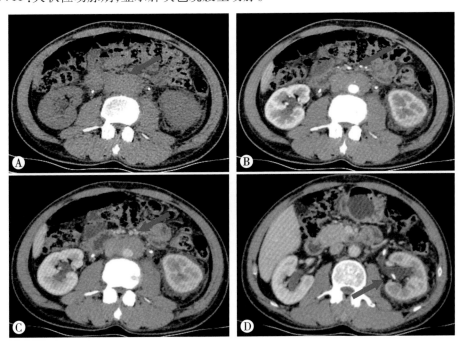

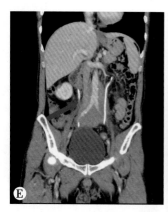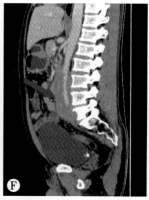

图 5.71 腹膜后纤维化(3)

(3)穿刺病理 腹膜后纤维化。

【病例分析】

腹膜后纤维化(retroperitoneal fibrosis,RPF)是以腹膜后组织慢性非特异性炎症伴纤维组织增生为特点的疾病,增生纤维组织病变常包绕、压迫邻近组织,如腹主动脉、下腔静脉、输尿管等。腹膜后纤维化属于类肿瘤性病变,因其少见、与腹部肿瘤较难分辨,易误诊、漏诊,故放于此章讲解。RPF 是一种少见疾病,发病率约 1/20 万,病因复杂,分为原发性和继发性。原发性 RPF 也称为特发性 RPF,病因仍不明,约占本病的 70%,与许多免疫介导结缔组织疾病有关,如硬皮病、红斑性狼疮、动脉炎等,是一种自身免疫性疾病;继发性 RPF 约占本病的 30%,可由其他原因引起,常继发于围绕腹主动脉发生的恶性肿瘤、手术、炎症、外伤及放射性治疗、尿液外渗、腹膜后出血、某些药物(如麦角胺类药物)的使用等。约 8% 的 RPF 继发于恶性肿瘤而呈恶性。RPF 临床表现无特异性,早期症状隐匿,病程较长,从发病到确诊常常需要较长的时间,因此常被延误诊断。其主要表现为与体位无关的腰背部及腹部持续性钝痛或隐痛,并常有疲劳乏力、食欲减退、体重减轻以及低热等全身症状,可能与炎症、输尿管梗阻或异常痉挛有关。腹主动脉、下腔静脉、髂动静脉和输尿管为最常见的受包绕、压迫及粘连的结构,下腔静脉及其分支和腹膜后淋巴管受累阻塞可致下肢水肿;输尿管受累可致输尿管及肾积水,严重者可出现肾功能不全、肾衰竭,晚期出现少尿甚至无尿。

【诊断要点】

(1)平扫特征 腹膜后纤维化为质地均匀的不规则软组织肿块,密度与肌肉相似,边缘清晰或模糊。常位于肾门至腹主动脉分叉水平,累及输尿管,侵犯输尿管可出现受累部分输尿管狭窄,其上段输尿管和肾盂扩张、积水;常呈环形包绕腹主动脉或(和)髂总动脉,血管可出现轻度变形、狭窄,但未见闭塞。

(2)增强特征 ①早、中期病灶多有不同程度强化。②晚期几乎无强化。③增强扫描其强化程度取决于病变的纤维化分期、炎症细胞浸润程度以及病灶内血管的多少。

【鉴别诊断】

(1)淋巴瘤 淋巴瘤范围较广,部分融合,腹主动脉受压、推移,腹主动脉与脊柱间距增大,病变一般不引起输尿管扩张,详见 5.3.2 相关内容。

(2)腹膜后淋巴结转移瘤 腹膜后淋巴结转移瘤大多数是有原发肿瘤病史,肿瘤多存在于淋巴引流区,位于血管周边,血管有推移改变,病灶内部常密度不均匀,增强扫描可明确病灶内部坏死,病变一般不引起输尿管扩张,详见 10.3 相关内容。

(3)输尿管肿瘤 输尿管肿瘤多有典型的无痛血尿,多为腔内生长,引起肾积水及输尿管扩张,输尿管镜可明确输尿管改变,腹膜后纤维化以大血管为中心,输尿管内部基本正常,详见图 5.72。

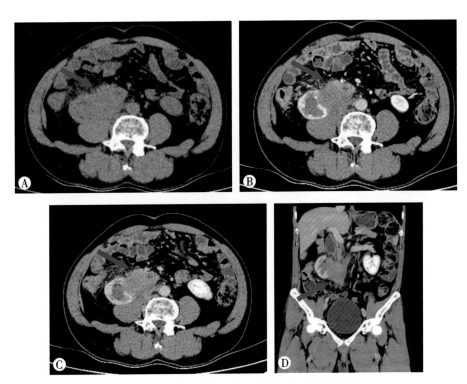

A. 轴位期;B. 轴位动脉期;C. 轴位静脉期;D. 冠状位静脉期。

图 5.72　输尿管肿瘤

参考文献

[1]罗成华,金黑鹰,苗成利,等.腹膜后脂肪肉瘤诊断和治疗专家共识(2016)[J].中国微创外科杂志,
　　2016,16(12):1057-1063.

[2]吴爱兰,韩萍,冯敢生,等.原发性腹膜后脂肪肉瘤的 CT 诊断[J].临床放射学志,2007,26(1):46-
　　48.

[3]李仰康,周修国,蔡爱群,等.腹膜后软组织肉瘤的 CT 诊断[J].临床放射学杂志,2010,29(10):
　　1349-1352.

[4]周晓明,于澜,谷海燕,等.原发腹膜后去分化脂肪肉瘤的 CT 表现及分型初探[J].临床放射学杂志,
　　2015,34(11):1791-1795.

[5]罗丽,舒健,韩福刚,等.原发性腹膜后平滑肌肿瘤的 MSCT 诊断及鉴别诊断[J].放射学实践,2017,
　　32(2):167-170.

[6]金彪,祝明洁,薛建平,等.横纹肌肉瘤的影像诊断和病理分析比较[J].中国临床医学影像杂志,
　　2006,17(10):592-594.

[7]乔贵锋.小儿腹盆腔横纹肌肉瘤的 CT 表现与病理对比研究[J].医学影像学杂志,2016,26(9):
　　1722-1725.

[8]白人驹,韩萍,于春水.医学影像诊断学[M].4 版.北京:人民卫生出版社,2019.

[9]李玉林.病理学[M].8 版.北京:人民卫生出版社,2017.

[10]吴宗跃,王书举,裴鄂豫,等.儿童腹部囊性淋巴管瘤 MRI 与 CT 影像学表现及诊断分析[J].中国
　　CT 和 MRI 杂志,2018,16(10):134-136.

[11]周锋,黄瀚章,王琛,等.腹部淋巴管瘤的临床特征与诊治分析[J].中华普通外科杂志,2018,
　　33(5):369-371.

［12］中国抗癌协会淋巴瘤专业委员会,中国医师协会肿瘤医师分会,中国医疗保健国际交流促进会肿瘤内科分会.中国淋巴瘤治疗指南(2021年版)［J］.中华肿瘤杂志,2021,43(7):707-735.

［13］SHI Y. Current status and progress of lymphoma management in China［J］. Int J Hematol,2018,107(4):405-412.

［14］中华医学会血液学分会淋巴细胞疾病学组,中国抗癌协会血液肿瘤专业委员会,中国Castleman病协作组.中国Castleman病诊断与治疗专家共识(2021年版)［J］.中华血液学杂志,2021,42(7):529-534.

［15］杨洁,任艳鑫,尚艺泰,等.Castleman病19例诊断与外科治疗［J］.中华肿瘤防治杂志,2018,25(1):51-55.

［16］杨潇,王丽波,徐红,等.小肠海绵状血管瘤:2例报道并文献复习［J］.胃肠病学和肝病学杂志,2021,30(10):1190-1192.

［17］董成功,陶园,张蔚,等.胃肠道上皮样血管肉瘤3例临床病理分析［J］.中华普通外科杂志,2022,37(4):296-298.

［18］洪志友,张禹,朱友志,等.腹盆部非固有脏器恶性软组织肿瘤的CT和MRI征象分析［J］.中国CT和MRI杂志,2022,20(2):149-154.

［19］周建军,周康荣,曾蒙苏,等.血管外皮细胞瘤与孤立性纤维瘤的诊断和鉴别诊断［J］.中国医学影像技术,2008(4):570-573.

［20］李双生,邱晓晖,张建魁,等.血管外皮瘤的CT和MR诊断［J］.中国CT和MRI杂志,2014,12(4):104-106.

［21］惠敏,徐源,张宁,等.腹腔孤立性纤维瘤18例临床分析［J］.中华医学杂志,2018,98(18):1439-1442.

［22］牟怡平,王瑞涛,侯惠莲,等.腹膜后孤立性纤维瘤的临床特点及预后分析［J］.西安交通大学学报(医学版),2021,42(1):81-85.

［23］杜二珠,谭学君,张宏凯,等.腹部和盆腔孤立性纤维瘤的影像学表现［J］.中国医学影像学杂志,2014,22(5):369-371,374.

［24］刘丰,吴晓阳,沈晓军.肠系膜侵袭性纤维瘤病七例临床分析［J］.中华普通外科杂志,2019,34(7):580-582.

［25］刘永倩,赵新湘.腹腔内侵袭性纤维瘤病1例［J］.实用放射学杂志,2021,37(8):1392-1393.

［26］杨建峰,赵振华,王伯胤,等.腹部纤维型纤维肉瘤CT表现2例［J］.中国医学影像学杂志,2018,26(9):685-686,689.

［27］祁佩红,史大鹏,郑红伟,等.腹部原发性恶性纤维组织细胞瘤的CT表现［J］.实用放射学杂志,2016,32(7):1056-1058,1062.

［28］袁西伟.IgG4相关性疾病的影像表现(附7例报告)［J］.中国CT和MRI杂志,2022,20(8):186-188.

6

神经源性肿瘤

6.1 神经鞘瘤

【病例展示】

病例1

（1）病例摘要　患者男性，51 岁。①主诉：左下腹疼痛伴排便困难 20 d。②查体：左肾区稍隆起，无压痛、叩击痛，双侧输尿管走行区无压痛、叩击痛，耻骨上膀胱区无膨隆、压痛。

（2）CT 表现　图 6.1A：轴位平扫，左侧腹膜后见巨大囊实性肿块，密度不均匀，边界清晰，大小约 13.2 cm×11.2 cm，周边脏器呈受压改变，左侧椎间孔扩大并突入椎管内。图 6.1B：轴位动脉期，病灶内可见片絮状强化实性成分，呈轻度不均匀强化，内见纤细血管影。图 6.1C：轴位静脉期，病灶内片絮状实性成分呈轻度渐进性强化。图 6.1D：冠状位静脉期，肿块压迫左肾，左肾盂及肾盏明显扩张积水。

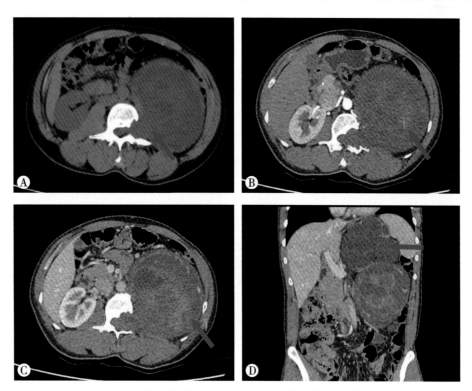

图 6.1　神经源性肿瘤（左侧腹膜后肿物、椎管内肿物）

（3）手术记录　分开腰大肌,肿瘤有包膜,沿包膜钝性加锐性完整游离肿瘤,肿瘤根部位于神经根处,从根部离断取出。

（4）术后病理　神经源性肿瘤,符合神经鞘瘤(左侧腹膜后肿物、椎管内肿物)。

病例 2

（1）病例摘要　患者男性,71 岁。①主诉:脐周痛伴大便不成形 1 月余。②查体:腹平坦,无腹壁静脉曲张,无胃肠型,无蠕动波,腹式呼吸存在。

（2）CT 表现　图 6.2A:轴位平扫,左侧腹膜后(第 2、3 腰椎椎体水平)见一软组织密度结节,边界清晰,大小约 2.2 cm×1.7 cm,CT 值约 32 Hu,内见点状钙化影。图 6.2B:轴位动脉期,病灶轻度均匀强化,CT 值约 39 Hu。图 6.2C:轴位静脉期,病灶轻度渐进性强化,CT 值约 48 Hu。图 6.2D:冠状位静脉期,病灶呈梭形纵行走行,与周围组织分界清楚。

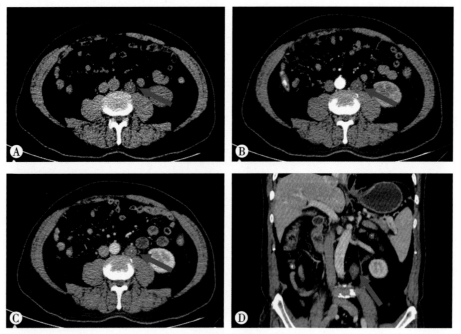

图 6.2　左侧腹膜后神经鞘瘤

（3）穿刺病理　神经鞘瘤(腹膜后穿刺)。

病例 3

（1）病例摘要　患者男性,73 岁。①主诉:体检发现盆腔占位 5 d。②查体:耻骨上区可触及包块,质硬,活动度差,无结节状,触之有压痛。

（2）CT 表现　图 6.3A:轴位平扫,盆腔右侧见类椭圆形软组织密度灶,边界清晰,大小约 5.7 cm×4.1 cm,密度欠均匀。图 6.3B:轴位动脉期,肿块呈轻度不均匀强化,紧邻右侧髂内动脉。图 6.3C:轴位静脉期,肿块内可见片絮状渐进性强化。图 6.3D:矢状位静脉期,肿块局部突入骶孔(图 6.3)。

（3）穿刺病理　神经鞘瘤(盆腔占位穿刺活检)。

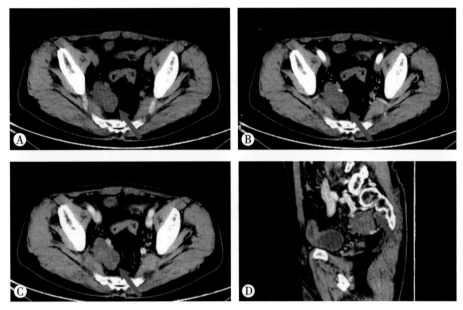

图6.3 盆腔神经鞘瘤

病例4

（1）病例摘要 患者男性,47岁。①主诉:右腹膜后占位切除术后2个月,腰部酸困伴右下肢疼痛20天余。②查体:右腹部旁正中可见一长约12 cm切口,腹部未触及明显实性肿物,无膨隆,无压痛、反跳痛,肝肋缘下未触及,脾肋缘下未触及。

（2）CT表现 图6.4A:轴位平扫,右侧髂腰肌见囊实性肿块,边界欠清,形态不规则,范围约7.8 cm×5.1 cm,内见分隔。图6.4B:轴位动脉期,肿块实性部分呈轻度强化。图6.4C:轴位静脉期,肿块实性部分呈渐进性强化。图6.4D:矢状位静脉期,肿块与髂腰肌分界欠清。

（3）手术记录 腰大肌远端肿瘤突出肌肉外方,与肌肉边界清,包膜尚完整,见股神经位于肿瘤外侧,保护股神经,切开腰大肌,见肿瘤范围较大,逐块切除肿瘤组织。

（4）术后病理 梭形细胞肿瘤（腹膜后占位）,形态符合恶性外周神经鞘瘤。

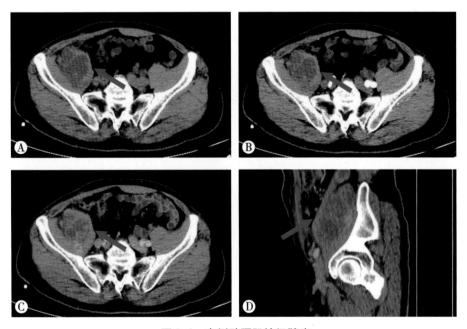

图6.4 右侧髂腰肌神经鞘瘤

病例 5

（1）病例摘要　患者女性，53 岁。①主诉：发现腹膜后方占位 3 d。②查体：腹平坦，无腹壁静脉曲张，无胃肠型，无蠕动波，腹式呼吸存在。脐正常、无分泌物。腹部无压痛、反跳痛。

（2）CT 表现　图 6.5A：轴位平扫，左侧腹膜后（胰腺后方、左肾前）见一不均匀软组织密度肿块，大小约 7.3 cm×5.1 cm，边界尚清，内可见小片状低密度影。图 6.5B：轴位动脉期，病灶呈不均匀轻度强化，内见小片状低密度无强化影。图 6.5C：轴位静脉期，肿块实性部分呈轻度渐进性强化。图 6.5D：冠状位静脉期，病灶与周围组织分界尚清，胃壁局部轻度受压，脾动脉及左肾静脉稍受压。

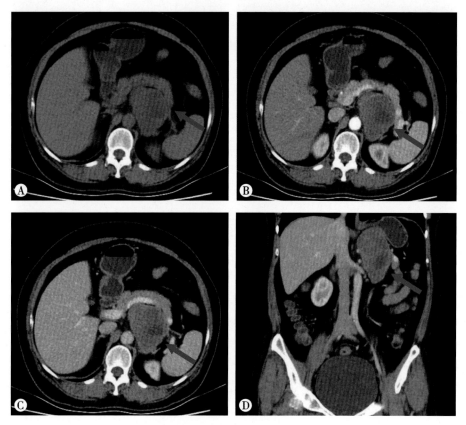

图 6.5　左侧腹膜后神经鞘瘤

（3）手术记录　游离占位右侧注意保护腹腔干及其分支，见滋养血管由右侧进入占位，分离出夹闭并切断，见肿瘤呈现出缺血样改变，继续游离占位上极及左侧直至占位完全游离。

（4）术后病理　神经鞘瘤（腹膜后肿物切除标本）。

【病例分析】

神经鞘瘤（neurolemmoma）起源于胚胎期神经嵴来源的施万细胞，可发生在任何有髓鞘神经的外鞘上。常见的发病部位是头、颈及四肢，位于腹膜后者少见，位于肠系膜者罕见，多为个案报道。腹膜后神经鞘瘤常位于脊椎旁、骶前区，可分为良性神经鞘瘤及恶性神经鞘瘤。良性神经鞘瘤分化充分，而恶性神经鞘瘤少见，为分化很差的梭形细胞肉瘤，侵袭性明显。恶性神经鞘瘤多为原发恶性肿瘤，很少继发于良性神经鞘瘤恶变。良性神经鞘瘤发病年龄多见于 20～50 岁，患者常无明显临床症状，或仅有轻微的腹胀、腹痛。良性神经鞘瘤有包膜，完全由良性肿瘤性施万细胞组成，也是最常见的周围神经肿瘤，恶变罕见。神经鞘瘤为富含施万细胞的 Antoni A 区和低细胞含量的 Antoni B 区交替构成。Antoni A 区一般为富血供区，Antoni B 区容易坏死囊变。因此，Antoni A 区和 Antoni B 区在肿瘤中分布的位置、方式以及比例决定了肿瘤的密度及强化特点。

【诊断要点】

（1）平扫特征　良性神经鞘瘤为界限清楚的圆形或椭圆形病灶,常伴有囊变坏死或钙化等退变表现,可呈实性、囊实性,以囊实性多见,完全囊变者少见。部分肿瘤可伸入相邻椎间孔,呈"哑铃状"改变。恶性神经鞘瘤呈类圆形或不规则形,边界不清,包膜不完整,周边可见水肿,周边脂肪被肿瘤侵犯。

（2）增强特征　实性部分轻中度渐进性强化,部分病例内可见索条状及片絮状强化,包膜轻度强化,囊性部分无强化。

【鉴别诊断】

（1）神经纤维瘤　相对少见,一般为实性肿块,坏死囊变少见。常多发,为神经纤维瘤病的局部表现。详见6.2相关内容。

（2）副神经节瘤　也容易发生坏死囊变,临床上常有阵发性高血压的表现,增强后早期强化明显,高于神经鞘瘤,且无明显延迟强化。详见6.4相关内容。

（3）节细胞神经瘤　该肿瘤好发人群为青年人,多见于脊柱旁交感神经链走行区,大多质软,典型病变呈塑形生长,密度多数均匀,低于肌肉,增强动脉期多无明显强化,而静脉期和延迟期可有渐进性或轻中度不均匀强化。强化程度低于神经鞘瘤。详见6.3.1相关内容。

（4）神经母细胞瘤　婴幼儿多见,恶性程度高,肿块一般较大,内可见明显坏死囊变伴无定形钙化,增强后实性成分明显强化。常伴有肿大、融合淋巴结转移。详见6.3.3相关内容。

6.2　神经纤维瘤

【病例展示】

病例 1

（1）病例摘要　患者男性,11岁。①主诉:发现左上腹肿物半月余。②查体:全腹膨隆,左上腹部为著,无腹壁静脉曲张,未见肠型及蠕动波,肝脾肋下未触及。

（2）CT表现　图6.6A:轴位平扫,左侧腰大肌内可见类圆形低密度灶,边缘清楚,大小约3.4 cm×3.2 cm×9.2 cm,平均CT值约25 Hu。图6.6B:轴位动脉期,未见明显强化。图6.6C:轴位静脉期,仍未见明显强化。图6.6D:冠状位动脉期,病灶呈纺锤形,向上延伸侵犯膈肌后角纤维,向下沿腹膜后延伸至输尿管及髂血管交界区。

（3）手术记录　后腹膜后位,肿物呈纺锤形,肿物呈黄色类脂肪结构,分叶且无明显包膜,质韧。完整切除肿物及部分膈肌后角纤维,结扎滋养血管。

（4）术后病理　梭形细胞肿瘤(腹膜后肿物),符合神经纤维瘤。

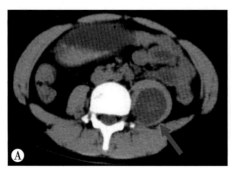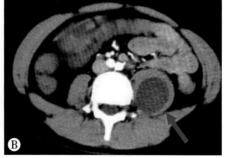

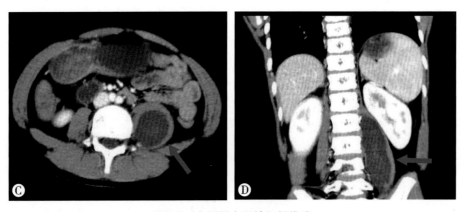

图6.6 左侧腰大肌神经纤维瘤

病例 2

(1)病例摘要 患者女性,73 岁。①主诉:咳嗽、流涕 3 月余,进食后反流 5 d。②查体:腹平坦,无腹壁静脉曲张,无胃肠型,无蠕动波,腹式呼吸存在,脐正常、无分泌物,腹壁无压痛、反跳痛,腹部柔软、无包块,肝肋缘下未触及。

(2)CT 表现 图 6.7A:轴位平扫,腹膜后可见多发结节状及团状软组织肿块,部分呈液体密度,边界尚清,部分其内可见钙化灶。图 6.7B:轴位动脉期,肿块呈不均匀轻度强化,内见片状低密度无强化区。图 6.7C:轴位静脉期,病灶内见片絮状渐进性轻中度强化。图 6.7D:冠状位静脉期,腹膜后腹主动脉旁可见多发结节状及团状软组织肿块。

(3)穿刺病理 神经纤维瘤(腹腔)。

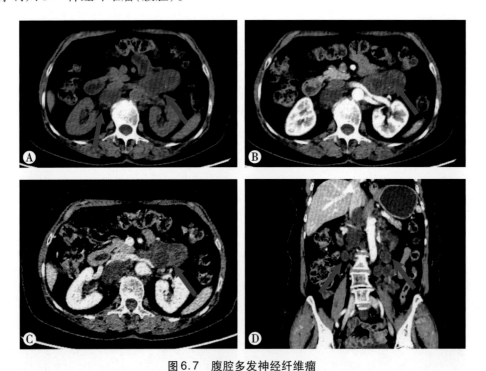

图6.7 腹腔多发神经纤维瘤

病例 3

(1)病例摘要 患者女性,21 岁。①主诉:检查发现腹膜后肿物 5 个月。②查体:双肾区无隆起,右侧肾区有叩击痛,无压痛,双侧输尿管走行区无压痛、叩击痛,耻骨上膀胱区无膨隆、压痛。

（2）CT 表现　图6.8A：轴位平扫，右肝肾间隙膈肌旁及左侧腹膜后（左肾内侧）见椭圆形、类圆形软组织稍低密度灶，内见片絮状稍高密度影，病灶边界清晰，右侧大小约4.1 cm×4.2 cm，左侧截面大小约5.2 cm×4.8 cm。图6.8B：轴位动脉期，病灶呈轻度不均匀强化。左肾轻度受压。图6.8C：轴位静脉期，病灶呈轻度渐进性强化。图6.8D：冠状位静脉期，膈肌脚、腹膜后及盆腔内多发占位，呈不均匀轻度强化。

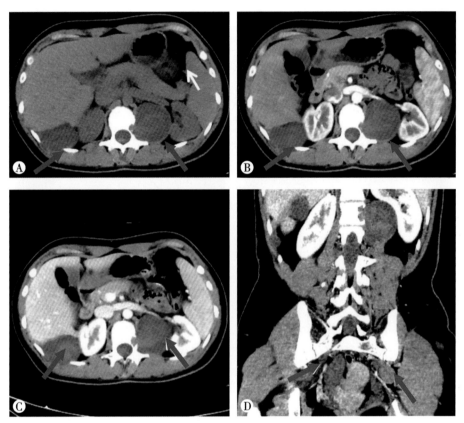

图6.8　腹膜后及盆腔神经纤维瘤

（3）手术记录　肿块与膈肌、腹壁粘连致密，肿块附近膈肌菲薄，部分肿物延续至膈肌深部。沿腰大肌表面上至膈肌，下至髂窝，钝性分离并清除腹膜外脂肪。腰大肌表面见大小约5 cm肿物，肿块与肌肉粘连致密，沿肿瘤边界完整游离。

（4）术后病理　神经纤维瘤（腹膜后）。

【病例分析】

神经纤维瘤（neurofibroma，NF）是由施万细胞、神经束膜样细胞及成纤维细胞混合组成的良性神经鞘肿瘤。约90%为孤立性神经纤维瘤与神经纤维瘤病Ⅰ型（neurofibromatosis type Ⅰ，NFⅠ）无关，其余多为NFⅠ的一部分。患者通常较年轻，好发年龄为20~40岁。NFⅠ常多结构受累，双侧腹膜后、脊柱旁、腰大肌内、腹部皮下、骶前区、肌肉间隙内可见多发神经纤维瘤。

【诊断要点】

（1）平扫特征　边界清晰的低密度占位，单发多呈类圆形或椭圆形，多发病灶部分呈分叶状，丛状神经纤维瘤则呈多结节性狭长的肿块，累及大神经，"丛状"浸润生长，对NFⅠ具有重要诊断意义。密度低于肌肉，CT值20~25 Hu，多密度均匀，囊变坏死少见。病灶通常穿越神经孔，呈"哑铃"外形，神经孔扩张或椎体边缘呈波浪状。

（2）增强特征　增强扫描可呈轻度强化，部分强化不明显；呈均匀或不均匀强化。

【鉴别诊断】

（1）节细胞神经瘤　发病年龄多较年轻，青少年多见，多发生于腹膜后，塑形生长，边界清晰，单发,无明显强化或轻度强化,部分渐进性延迟强化。详见6.3.1相关内容。

(2)神经鞘瘤 多密度不均匀,囊变坏死常见,多为单发;NF则囊变坏死少见。详见6.1相关内容。

(3)淋巴管囊肿 可见于腹膜后,体积较大,形态不规则,边界清晰,密度较NF低,呈多囊性改变,增强扫描无强化(图6.9)。

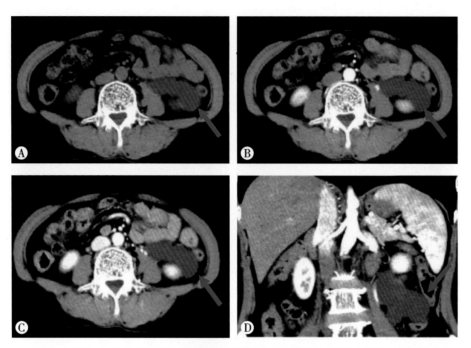

A.轴位平扫,左侧腹膜后可见不规则囊状低密度灶,边缘清楚;B(轴位动脉期)、C(轴位静脉期)未见明显强化;D.冠状位动脉期,边界清晰,左肾轻度受压。

图6.9 淋巴管囊肿

(4)神经母细胞瘤 婴幼儿多见,恶性程度高,肿块一般较大,内可见明显坏死囊变伴无定形钙化,增强后实性成分明显强化。常伴有肿大、融合淋巴结转移。详见6.3.3相关内容。

(5)副神经节瘤 容易发生坏死囊变,临床上常有阵发性高血压的表现,增强后强化明显。详见6.4相关内容。

6.3 交感神经源性肿瘤

6.3.1 节细胞神经瘤

【病例展示】

病例1

(1)病例摘要 患者女性,14岁。①主诉:外伤后5 d,偶然发现腹腔包块4 d。②查体:右上中腹部可触及一质韧肿物约9 cm×10 cm,形态尚规则,活动差,轻压痛。③彩超提示:上腹部于脐上偏右可见稍低回声团块,内可见点状强回声,与右肾下极分界欠清,形态不规则,边界尚清,内可见少量血流信号。

(2)CT表现 图6.10A:轴位平扫,右侧腹膜后可见团状稍低密度肿块,边界较清晰,呈塑形生长;其内密度欠均匀,可见片絮状略高密度影及点状钙化灶。图6.10B:轴位动脉期,病灶内可见片絮状轻度强化,余区域未见明显强化。图6.10C:轴位静脉期,肿块实性成分呈渐进性轻度不均匀强化。

图6.10D:矢状位静脉期,下腔静脉受压前移;右肾动静脉受压,右肾盂可见扩张积液。

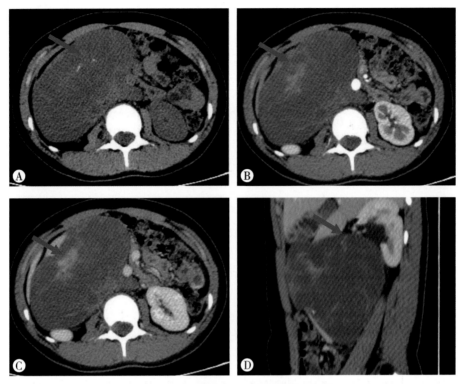

图6.10 节细胞神经瘤(右侧腹膜后占位)

(3)手术记录 打开右侧结肠旁沟,剪开后腹膜。游离下腔静脉远心端,分离出左肾静脉、右肾静脉放置血管吊带备阻断用。沿下腔静脉继续向近心端游离。小心分离肿瘤,切除。

(4)术后病理 节细胞神经瘤(右侧腹膜后占位)。

病例2

(1)病例摘要 患者女性,40岁。①主诉:头晕1 d,伴眼部酸胀感、右侧腰部酸困。②查体:腹部平坦,腹软,无反跳痛、未触及包块,肝脾肋下未触及,移动性浊音阴性。

(2)CT表现 图6.11A:轴位平扫,右侧腹膜后见扁椭圆形稍低密度肿块,边界清楚,大小约3.0 cm×7.2 cm。图6.11B:轴位动脉期,增强扫描后局部轻微强化。图6.11C:轴位静脉期,肿块轻度渐进性强化。图6.11D:冠状位静脉期,右侧肾上腺受压改变,肿块密度欠均匀。

(3)手术记录 游离显露下腔静脉及左肾静脉,可见腹膜后肿物,位于下腔静脉后方、左肾静脉上方,直径约6 cm,质地软。

(4)术后病理 节细胞神经瘤(腹膜后肿物)。

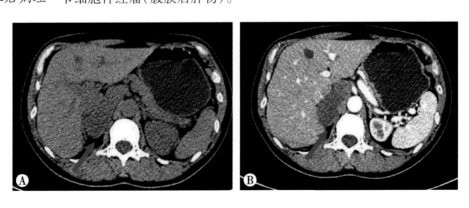

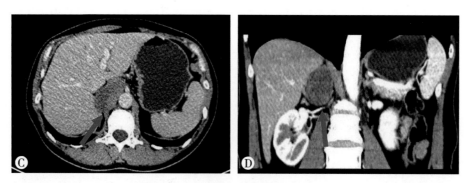

图 6.11　节细胞神经瘤(腹膜后肿物)

病例 3

（1）病例摘要　患者男性,6 岁。①主诉:间断腹痛 4 月余,发现腹腔肿物 11 d。②查体:腹部平坦,腹软,腹部可见手术瘢痕,触及切口处压痛,无反跳痛、未触及包块,肝脾肋下未触及,移动性浊音阴性。③超声示:左下腹脊柱前方实性肿物,神经源性肿瘤?

（2）CT 表现　图 6.12A:轴位平扫,腹膜后左侧髂总动脉左侧(第 4、5 腰椎椎体水平)见一小椭圆形软组织密度灶,大小约 1.3 cm×1.6 cm×2.7 cm(前后径×左右径×上下径),边缘清楚,CT 值约 35 Hu。图 6.12B:轴位动脉期。图 6.12C:轴位静脉期,肿块未见明显强化。图 6.12D:冠状位静脉期,肿块呈沿髂总动脉纵行椭圆形,边界清晰。

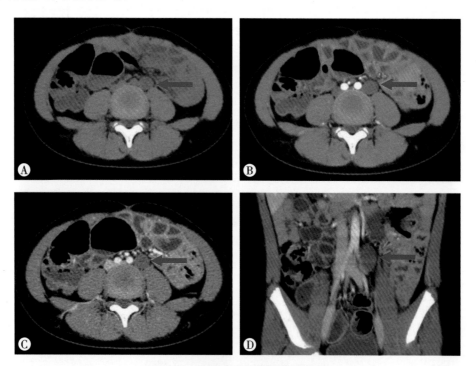

图 6.12　左侧腹膜后节细胞神经瘤

（3）手术记录　取左侧腹直肌切口长约 8 cm,肿瘤位于腹膜后,髂总动脉分叉处,椭圆形,质韧,无明显活动度,挤压周围组织。

（4）术后病理　节细胞神经瘤(左侧腹膜后肿物)。

病例 4

（1）病例摘要　患者女性,51 岁。①主诉:持续性腹痛伴恶心不适 3 h 余,未呕吐。②查体:腹部平坦,腹软,腹部可见手术瘢痕,触及切口处压痛,无反跳痛、未触及包块,肝脾肋下未触及,移动性浊音阴性,听诊肠鸣音正常。

（2）CT表现　图6.13A:轴位平扫,盆腔左侧见类圆形稍低密度肿块,大小约6.8 cm×6.5 cm,边界清楚,平均CT值约26 Hu。图6.13B:轴位动脉期,肿块未见明显强化。图6.13C:轴位静脉期,肿块仍未见明显强化。图6.13D:冠状位静脉期,左侧髂内动脉、子宫体稍受压。

（3）手术记录　肿瘤位于左侧盆腔内直肠及乙状结肠旁沟,活动度稍差,膀胱、输尿管未见肿瘤浸润及扩张。

（4）术后病理　节细胞神经瘤(腹膜后肿物)。

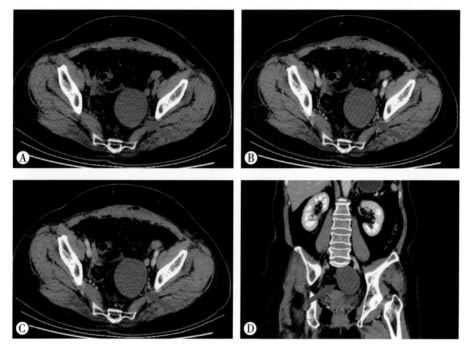

图6.13　盆腔节细胞神经瘤

病例5

（1）病例摘要　患者女性,23岁。①主诉:右侧上腹部疼痛5 d。②查体:双肾区无隆起,无压痛、叩击痛,双侧输尿管走行区无压痛、叩击痛,耻骨上膀胱区无膨隆、压痛。

（2）CT表现　图6.14A:轴位平扫,右侧腹膜后可见一不均匀软组织密度肿块,边界清楚,大小约10.3 cm×12.5 cm,周边组织受压改变。图6.14B:轴位动脉期,肿块呈轻度强化,内可见絮状稍高密度影,病灶内可见迂曲滋养动脉显影。图6.14C:轴位静脉期,肿块轻微渐进性强化,邻近肾受压,右肾盂轻度积水。图6.14D:冠状位静脉期,肿块内见条絮状强化影,下腔静脉受压。

（3）手术记录　游离肿块腹侧面及背侧面,腹侧面方向粘连较轻。背侧面肿物与腰肌严重粘连,局部界限不明显。沿肿瘤表面包膜完整切除肿瘤。

（4）术后病理　节细胞神经瘤(右腹膜后肿物)。

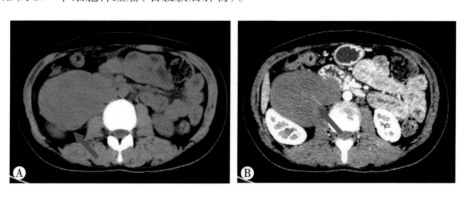

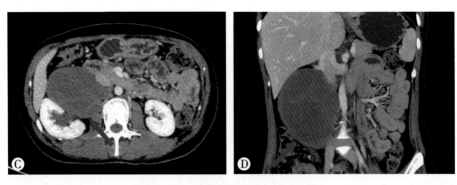

图 6.14　右侧腹膜后节细胞神经瘤

【病例分析】

节细胞神经瘤(ganglioneuroma,GN)是一种起源于交感神经嵴的良性肿瘤。GN 主要由施万细胞、分化良好的成熟神经节细胞和神经纤维细胞组成,肿瘤细胞间质含大量黏液基质。不同的肿瘤所含细胞成分不一或比例不等,因此其在 CT 上的表现有所不同。节细胞神经瘤多发生于腹膜后、后纵隔脊柱两旁的交感神经丛,20% 发生于肾上腺。该肿瘤好发于青少年、年轻人,多无临床症状,少数可发生腹痛或背痛。

【诊断要点】

(1)平扫特征　平扫密度由黏液基质、细胞成分及胶原纤维组成比例决定,多表现为低密度占位,CT 值可接近水样密度,边界清晰,呈圆形或椭圆形,瘤体较大,部分可伴有点状或条状钙化。部分肿瘤向周围器官间隙蔓延,可呈塑形生长。

(2)增强特征　无明显强化或轻度渐进性强化,均匀或不均匀强化。

【鉴别诊断】

(1)神经鞘瘤　好发于中青年,多呈规则的圆形或卵圆形,或呈哑铃状伴椎间孔扩大,钙化少见,易囊变,增强扫描多呈渐进性强化,强化程度一般高于 GN。GN 大多质软形态受周围器官影响较大,呈塑形生长,体积通常比神经鞘瘤大。详见 6.1 相关内容。

(2)神经纤维瘤　CT 平扫多呈软组织密度,GN 密度较低,有时类似囊性密度,神经纤维瘤可多发,GN 一般为单发。详见 6.2 相关内容。

(3)淋巴管囊肿　可见于腹膜后,体积较大,形态不规则,边界清晰,呈多囊性改变,增强扫描无强化。GN 多形态规则,呈圆形、椭圆形或塑形生长。详见 6.2 相关内容。

(4)副神经节瘤　易出血、坏死及囊变,增强扫描实性部分呈明显强化,可伴有高血压。详见 6.4 相关内容。

(5)神经母细胞瘤　发病年龄小,多为儿童。肿块较大,分叶状伴不规则钙化,增强扫描呈中等或明显强化。详见 6.3.3 相关内容。

(6)肾上腺腺瘤　多较小,类圆形,平扫 CT 值较低,增强扫描廓清快(图 6.15)。

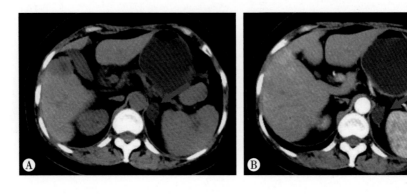

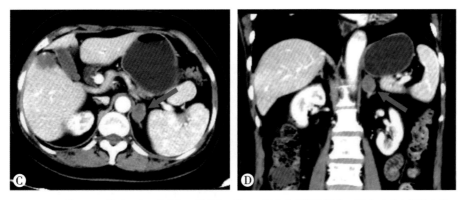

A～C.依次显示轴位平扫、动脉期及静脉期图像;D.冠状位静脉期图像。图中显示左侧肾上腺
可见一低密度结节,边界清晰,增强扫描动脉期强化不明显,静脉期呈轻中度强化。

图6.15 左侧肾上腺腺瘤

6.3.2 节细胞神经母细胞瘤

【病例展示】

病例1

(1)病例摘要 患者男性,5岁。①主诉:间断腹痛伴尿痛7 d余。②查体:双肾区无隆起,无压痛、叩击痛,双侧输尿管走行区无压痛、叩击痛,耻骨上膀胱区无膨隆、压痛。

(2)CT表现 图6.16A:轴位平扫,左侧腹膜后见团块状软组织灶,其内见少许条片样钙化影,形态不规则,边界尚清,大小约3.5 cm×3.6 cm,CT值约41 Hu。图6.16B:轴位动脉期,肿块呈轻度强化,CT值约52 Hu,肿块部分包绕腹主动脉及腹腔干。图6.16C:轴位静脉期,肿块呈不均匀渐进性延迟强化,平均CT值约76 Hu。图6.16D:冠状位静脉期,肿块包绕左肾动脉,肿块形态不规则。

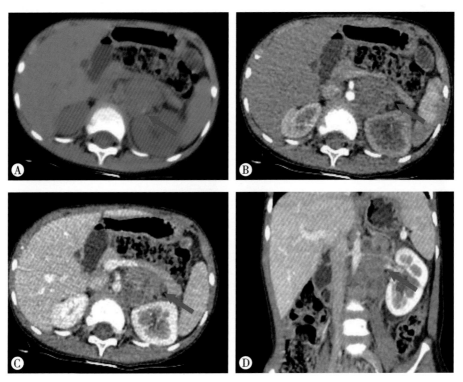

图6.16 左侧腹膜后节细胞神经母细胞瘤

（3）穿刺病理　混合型节细胞神经母细胞瘤（腹膜后肿物）。

病例 2

（1）病例摘要　患者男性，5 岁。①主诉：左腰部疼痛 1 d。②查体：腹膨隆，无腹壁静脉曲张，腹部柔软，无压痛，腹部无包块。

（2）CT 表现　图 6.17A：轴位平扫，左肾门区见一类圆形软组织密度肿块，大小约为 4.0 cm×4.2 cm，边缘稍模糊。图 6.17B：轴位动脉期，肿块呈不均匀轻度强化，周边可见静脉受压改变。图 6.17C：轴位静脉期，肿块内见明显强化的滋养动脉，与左侧肾分界清楚。图 6.17D：冠状位动脉期，左肾静脉受压。

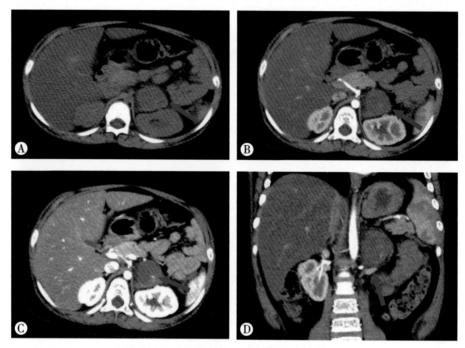

图 6.17　左侧腹膜后节细胞神经母细胞瘤

（3）手术记录　左侧腹膜后肿物位于左肾内侧，上至肾上腺区，向下压迫左侧肾静脉，内侧靠近脊柱旁，外侧毗邻肾，肿物质韧且与周围组织粘连严重。

（4）术后病理　符合节细胞神经母细胞瘤（左侧腹膜后占位）。

病例 3

（1）病例摘要　患者女性，18 个月。①主诉：间断腹泻 2 月余，发现腹部肿物 4 d。②查体：腹部稍膨隆，柔软，腹部可触及一包块，大小约 6 cm×6 cm×10 cm，表面光滑，质韧，边界清楚，活动度大。③腹部超声提示：腹膜后神经母细胞瘤，腹膜后大血管均包绕穿行，双侧髂窝淋巴结转移，双肾轻度积水，考虑瘤体包裹肾门所致（镜检）。

（2）CT 表现　图 6.18A：轴位平扫，腹膜后第 1～3 腰椎旁可见不规则团片状软组织密度肿块，密度不均，边界尚清，其内可见点状钙化灶。图 6.18B：轴位动脉期，肿块呈中度不均匀强化，病变包绕腹主动脉，病变与右侧腰大肌分界不清，右侧腰大肌强化不均；病变向第 1～3 腰椎椎体水平椎管内浸润生长。图 6.18C：轴位静脉期，肿块呈不均匀中度强化。图 6.18D：冠状位静脉期，肿块内见钙化影，双侧肾动脉受压，腹主动脉被包绕。

（3）穿刺病理　（腹膜后穿刺）节细胞神经母细胞瘤。

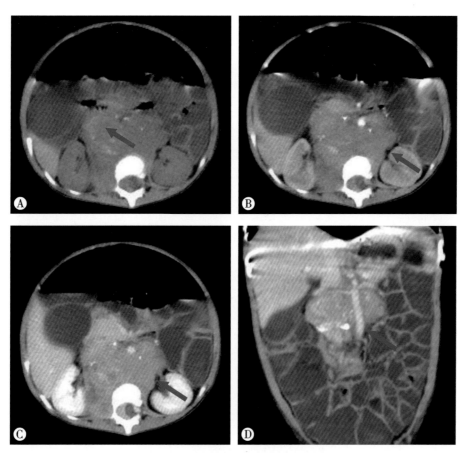

图6.18　腹膜后节细胞神经母细胞瘤

【病例分析】

外周神经母细胞瘤起源于原始神经嵴神经外胚层移行细胞,包括神经母细胞瘤、节细胞神经母细胞瘤及节细胞神经瘤。节细胞神经母细胞瘤(ganglioneuroblastoma,GNB)的分化程度及生物学行为介于高度恶性的神经母细胞瘤和良性的节细胞神经瘤之间,病理表现为施万细胞背景上残留多少不等的不同分化阶段的神经母细胞成分。GNB预后主要取决于肿瘤的分化程度,分化较差者类似神经母细胞瘤,呈局部侵袭性生长或发生远处转移。GBN好发于肾上腺、腹膜后、纵隔等,其他部位少见。多发生于儿童,20岁以上成年人少见。临床表现早期无特异性,多与肿瘤占位引起周围组织压迫有关。实验室检查血清神经元特异性烯醇化酶(neuron specific enolase,NSE)及尿香草基扁桃酸(vanillylmandelic acid,VMA)升高。

【诊断要点】

(1)平扫特征　易出血、坏死和囊变,密度不均匀,伴有不规则钙化,可有完整或不完整的纤维包膜,圆形或分叶状,可侵袭周围组织。

(2)增强特征　均匀或不均匀强化。

【鉴别诊断】

(1)神经母细胞瘤　常发生于较小儿童,尤其婴幼儿,发病年龄一般较GNB小。多浸润性生长,无包膜,边界不清。瘤周或瘤体内血管影较GNB常见。周围多伴肿大融合淋巴结,GNB较少见。可以浸润、包埋大血管,GNB以推挤血管为主。二者影像有重叠时难以鉴别。详见6.3.3相关内容。

(2)原始神经外胚层肿瘤　可发生于任何年龄,以儿童、青少年为主,钙化少见。增强扫描其内常可见滋养动脉。详见6.5相关内容。

6.3.3 神经母细胞瘤

【病例展示】

病例 1

（1）病例摘要　患者女性,4 岁。①主诉:食欲差、乏力 10 d,发热 1 周,加重 1 d。②查体:腹部无膨隆,无压痛及反跳痛,肝脾肋下未触及。③超声提示:腹膜后实性占位。

（2）CT 表现　图 6.19A:轴位平扫,腹膜后腹主动脉旁混杂密度实性肿块,密度不均匀,内伴小片状稍低密度区。图 6.19B:轴位动脉期,病灶包绕腹腔干,跨中线,病灶内似可见分隔。图 6.19C:轴位静脉期,肿块实性成分渐进性轻中度不均匀强化,胰腺明显受压前移。图 6.19D:冠状位静脉期,病灶与左侧肾上腺分界不清,腹主动脉旁可见多发肿大淋巴结,部分融合。

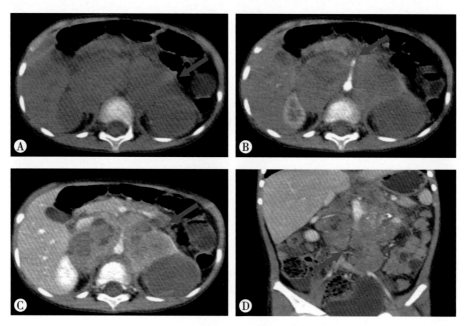

图 6.19　腹主动脉旁神经母细胞瘤

（3）穿刺病理　神经母细胞瘤。

病例 2

（1）病例摘要　患者女性,18 岁。①主诉:腹痛 1 d。②查体:腹部有压痛,无反跳痛。

（2）CT 表现　图 6.20A:轴位平扫,左侧腹膜后可见软组织密度肿块,类圆形。图 6.20B 轴位动脉期、图 6.20C 轴位静脉期,肿块轻度延迟强化,强化较均匀。图 6.20D:冠状位静脉期显示肿块紧邻主动脉,邻近主动脉未见受累。

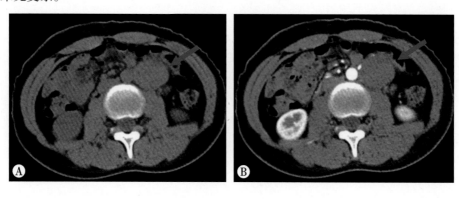

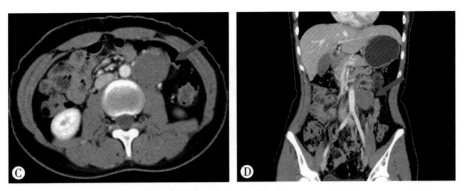

图6.20　左侧腹膜后神经母细胞瘤

（3）手术记录　穿刺活检术。

（4）穿刺病理　神经母细胞瘤。

病例3

（1）病例摘要　患者女性,5岁。①主诉:间断发热、腹痛10天余。②查体:腹部无压痛、反跳痛。

（2）CT表现　图6.21A:轴位平扫,腹膜后腹主动脉周围及髂血管分叉处混杂密度实性肿块,结节状及团块状,部分融合,密度不均匀,内伴少许斑片状稍低密度区及多发斑片状、环形及结节状钙化。图6.21B轴位动脉期、图6.21C轴位静脉期,肿块实性成分渐进性中度不均匀强化。图6.21D:冠状位静脉期,与左侧肾上腺分界不清,左侧肾局部受压,与肿块分界尚清。

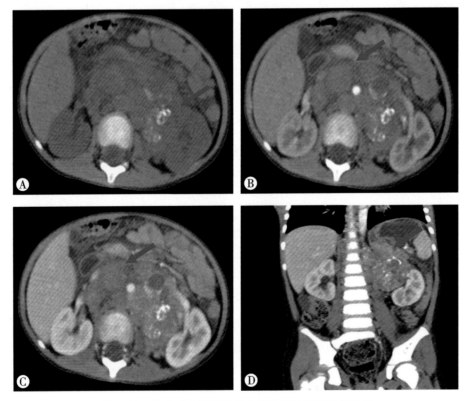

图6.21　腹主动脉周围及髂血管分叉处神经母细胞瘤

（3）手术记录　穿刺活检术。

（4）穿刺病理　神经母细胞瘤。

病例4

（1）病例摘要　患者女性，7岁。①主诉：左下腹疼痛2 d。②查体：左下腹稍隆起，可触及一巨大肿块，表面光滑，轻压痛，余未触及明显包块，无压痛、反跳痛，脾肋缘下未触及。

（2）CT表现　图6.22A：轴位平扫，左侧腹腔囊实性肿块，内见斑片状高密度影，边缘较清晰。图6.22B：轴位动脉期，其内可见条絮样轻度强化。图6.22C：轴位静脉期，肿块实性成分渐进性轻度不均匀强化，病灶边缘轻度强化。图6.22D：矢状位静脉期，左侧肾受压变形，与肿块分界尚清。

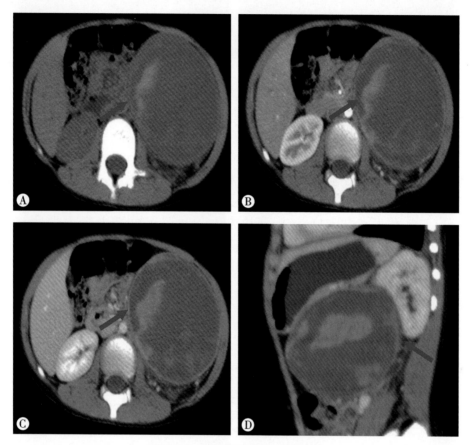

图6.22　左侧腹腔神经母细胞瘤

（3）手术记录　腹膜后可见一大小约12 cm×10 cm×9 cm肿块，呈囊实性，肿瘤外有包膜，无明显活动度，上界紧贴胰腺下缘，胰腺受压变薄，下界压迫肾，内侧紧贴腹主动脉。

（4）术后病理　神经母细胞瘤。

【病例分析】

神经母细胞瘤（neuroblastoma）是外周神经母细胞性肿瘤家族中分化程度最低、侵袭性最强的恶性肿瘤，是小儿常见的恶性肿瘤之一，5岁以下儿童好发，尤其是2岁以下婴幼儿。该肿瘤可起源于整个交感神经系统的任何部位，根据发病频率由高到低分别为肾上腺、腹膜后脊柱旁、后纵隔、盆腔及颈部。发生在不同部位的患者会表现出不同的症状，发生于腹部可表现为腹胀、腹痛，侵犯椎管可出现神经压迫症状，发生转移可表现为骨痛。肿瘤无包膜，易出血、坏死及囊变。肿瘤可分泌儿茶酚胺，实验室检查尿中其代谢产物香草基扁桃酸、高香草酸增高。

【诊断要点】

（1）平扫特征　呈分叶状，形态不规则，体积较大，没有明确包膜，变界不清，可跨中线至对侧，其内出血、坏死、钙化多见。多发可出现淋巴结转移，淋巴结数目多、形态大且有融合。

（2）增强特征　不均匀强化，可见不同程度的坏死无强化区，侵犯邻近结构，可包埋血管，浸润生长。

【鉴别诊断】

（1）原始神经外胚层肿瘤 钙化较少见,神经母细胞瘤内钙化常见。发病年龄较神经母细胞瘤稍大。二者体积均较大,增强扫描不均匀强化,神经母细胞瘤周围常伴有肿大融合的淋巴结。详见6.5 相关内容。

（2）节细胞神经母细胞瘤 鉴别诊断详见6.3.2 相关内容。

6.4 副神经节瘤

【病例展示】

病例 1

（1）病例摘要 患者男性,59 岁。①主诉:间断性右上腹胀痛10 年余,加重20 d。②查体:腹部无压痛、反跳痛。

（2）CT 表现 图6.23A:轴位平扫,下腔静脉右侧旁分叶状囊实性肿块,边界清晰。图6.23B:轴位动脉期,实性成分呈中等强化,囊性成分未见明显强化。图6.23C:轴位静脉期,肿块实性成分持续强化,肾静脉及胰腺受压向前移位。图6.23D:冠状位静脉期,下腔静脉受压变扁,向外侧移位。

（3）手术记录 右侧腹膜后近肾上腺区有一直径约8 cm肿块,位于下腔静脉背侧,包绕右肾肾门、部分下腔静脉、左肾静脉,肾周脂肪未见明显浸润性病变。

（4）术后病理 右腹膜后副神经节瘤。

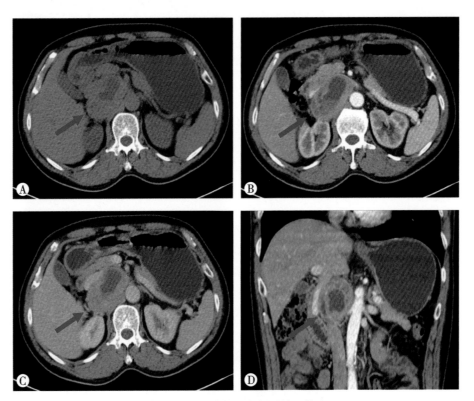

图6.23 下腔静脉右侧副神经节瘤

病例 2

（1）病例摘要 患者女性,56 岁。①主诉:发作性剑突下疼痛不适1 月余。②查体:腹平,未见腹壁静脉曲张,腹软,上腹壁有压痛,无反跳痛。

（2）CT 表现　图 6.24A：轴位平扫，腹膜后下腔静脉后方见混杂密度实性肿块，密度不均匀，内伴小片状稍低密度区。图 6.24B：轴位动脉期，肿块明显不均匀强化，紧邻主动脉，与之分界尚清。图 6.24C：轴位静脉期，肿块实性成分渐进性强化，肿块向前推挤胰头，与胰头分界尚清。图 6.24D：矢状位静脉期，肿块边界清晰，与腰椎分界清晰，未见骨质破坏征象。

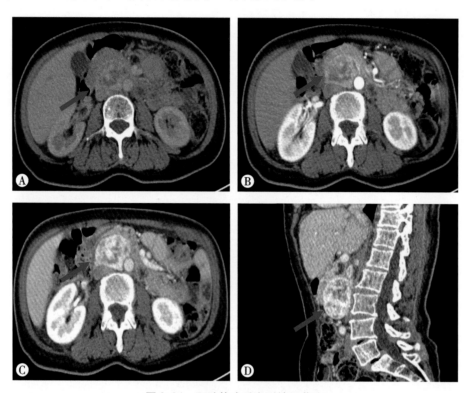

图 6.24　下腔静脉后方副神经节瘤

（3）手术记录　挑起肝，打开侧腹膜，松解粘连的肠管，将结肠翻向内侧，可见肿瘤在下腔静脉前方，与十二指肠粘连，仔细分离将十二指肠推向对侧，充分暴露肿瘤，沿下腔静脉向上分离肿瘤，再沿腹主动脉分离，将肿瘤完整切除。

（4）术后病理　右腹膜后副神经节瘤。

病例 3

（1）病例摘要　患者男性，13 岁。①主诉：发现血压高半月余。②查体：腹平坦，无腹壁静脉曲张，无胃肠型，无蠕动波，腹部柔软、无包块，肝肋缘下未触及，脾肋缘下未触及。

（2）CT 表现　图 6.25A：轴位平扫，盆腔右侧紧邻膀胱右上壁可见团状软组织密度肿块，密度不均匀，内伴小片状稍低密度区。图 6.25B：轴位动脉期，病灶内见多发增粗迂曲的滋养动脉显影。图 6.25C：轴位静脉期，病变持续强化。图 6.25D、E：冠状位和矢状位静脉期，肿块与膀胱外壁分界不清，膀胱内壁尚光整。图 6.25F：容积再现（VR），显示肿块由双侧髂内动脉分支供血。

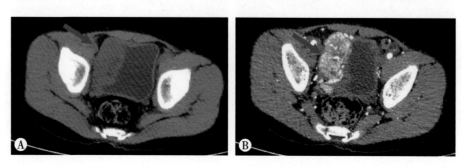

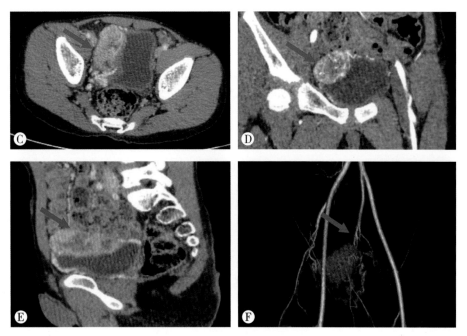

图 6.25 盆腔右侧副神经节瘤

（3）手术记录　膀胱右上壁可见一大小约 6 cm×5 cm×3 cm 肿瘤,表面血供丰富,局部可见血管栓塞情况,触摸肿物可见血压升高明显,高限可至 165/100 mmHg。

（4）术后病理　副神经节瘤。

病例 4

（1）病例摘要　患者男性,66 岁。①主诉:恶心、呕吐 10 天余,加重 2 d。②查体:腹部无压痛、反跳痛。腹部柔软、无包块。

（2）CT 表现　图 6.26A:轴位平扫,腹膜后胰头下方腹主动脉右侧可见软组织密度肿块,分叶状,内伴点状钙化灶。图 6.26B:轴位动脉期,明显强化,强化欠均匀,内可见少量条片低密度影。图 6.26C:轴位静脉期,肿块持续强化。图 6.26D:冠状位静脉期,肿块邻近主动脉,与主动脉分界尚清。

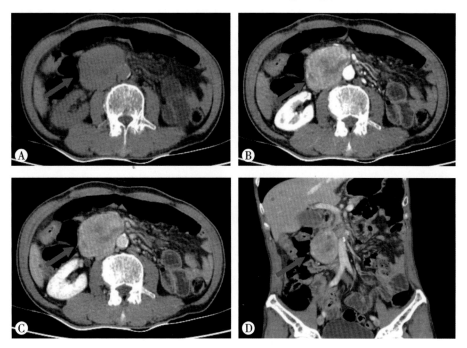

图 6.26 胰头下方腹主动脉右侧副神经节瘤

（3）穿刺病理　副神经节瘤。

病例 5

（1）病例摘要　患者女性,24 岁。①主诉:体检发现右侧腹膜后肿物 5 d。②查体:腹部无压痛、反跳痛。

（2）CT 表现　图 6.27A:轴位平扫,肝肾隐窝处可见囊性肿块,壁较厚,椭圆形,边界清晰。图 6.27B:轴位动脉期,囊壁呈环形强化。图 6.27C:轴位静脉期,囊壁持续强化。图 6.27D:冠状位静脉期,肿块与肝及右肾分界较清。

（3）手术记录　挑起肝,沿肝下缘打开后腹膜,剥离腹膜后脂肪,于肾与十二指肠之间游离分离出下腔静脉,见肿瘤在右侧肾上腺与下腔静脉之间,游离肾上腺与肿瘤间隙,再沿下腔静脉向上分离肿瘤,完整切除肿瘤。

（4）术后病理　副神经节瘤。

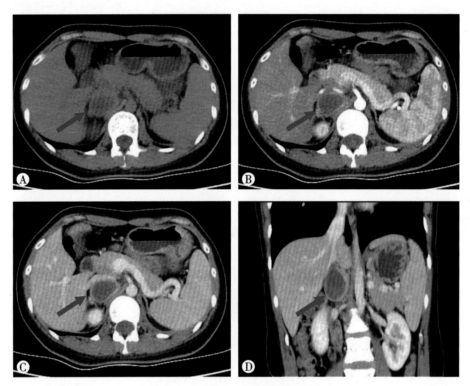

图 6.27　肝肾隐窝副神经节瘤

【病例分析】

副神经节瘤(paraganglioma)可起源于副交感神经或交感神经的副神经节。大多数源于副交感神经节的副神经节瘤发生于颅底和颈部,不分泌儿茶酚胺。交感神经副神经节瘤在肾上腺外沿交感神经链分布,约 75% 发生于腹腔,最常见于腹膜后腔静脉与左肾静脉的交汇处,约 10% 发生于胸部后纵隔,也可出现在颅底(5%)至膀胱和前列腺(10%)等部位。在人体的肾上腺髓质、交感神经节等部位存在嗜铬细胞,发生于肾上腺髓质外的起源于交感神经节嗜铬细胞的副神经节瘤亦称为异位嗜铬细胞瘤,可过度分泌儿茶酚胺。这些儿茶酚胺几乎都是去甲肾上腺素,可导致出现与肾上腺嗜铬细胞瘤类似的症状。临床症状可表现为发作性高血压、头痛、心悸、出冷汗。部分临床症状不典型,常于体检时偶然发现。以30～40 岁多见,血尿儿茶酚胺和尿香草基扁桃酸升高。肿瘤多为良性,少数可发生恶变,异位嗜铬细胞瘤较肾上腺区域嗜铬细胞瘤恶性程度增高。

【诊断要点】

（1）平扫特征　以腹主动脉旁及肾门附近多见,圆形或类圆形肿块,边缘光滑。体积较小者密度可均匀,体积越大者密度越不均匀,囊变、坏死常见,约10%患者可发生出血、10%~15%患者伴点状、线样钙化。

(2)增强特征 ①动脉期肿瘤实性成分呈明显强化。②静脉期廓清缓慢,内见片状囊变坏死区。

(3)临床症状 较典型,表现为阵发性高血压。

【鉴别诊断】

(1)局限型Castleman病(透明血管型) 一种少见的良性淋巴结增生性疾病,多发生在肾门附近。瘤体规则,多呈类圆形,边界清晰,质地均匀,极少坏死囊变,内可见点状、分支状钙化或条状低密度区。动脉期显著强化,延迟期持续强化,强化程度接近大动脉(图6.28)。

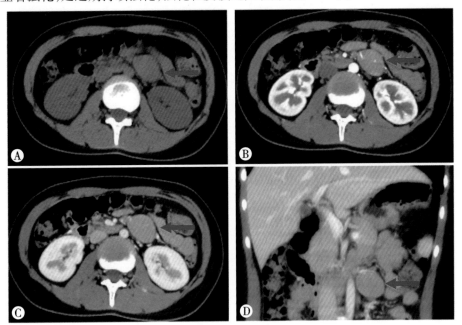

A~C依次显示轴位平扫、动脉期及静脉期图像;D为冠状位静脉期图像。图中显示左侧腹膜后可见一软组织肿块,边界清晰,增强扫描动脉期其内可见滋养动脉显影,静脉期呈渐进性强化。

图6.28 腹膜后局限型Castleman病

(2)神经鞘瘤 主要发生于脊柱旁周围神经,圆形或椭圆形,瘤体常较大,界清,易囊变。平扫呈等或稍低密度,多呈不均匀轻中等强化,强化程度低于副神经节瘤。详见6.1相关内容。

(3)神经纤维瘤 20~40岁多见,圆形,界清,密度常均匀,轻度强化,囊变少见。详见6.2相关内容。

(4)腹膜后神经内分泌瘤 起源于神经嵴嗜银细胞,具有分泌多肽类激素和神经介质的功能,腹膜后发病罕见。瘤体较大且不规则,边界模糊,质地不均,可出血、坏死,表现为巨大囊实性病灶,呈明显不均匀强化(图6.29)。

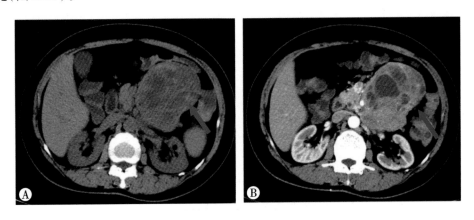

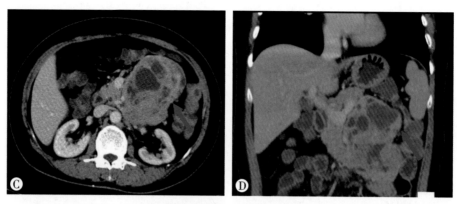

A～C.依次显示轴位平扫、动脉期及静脉期图像;D.冠状位静脉期图像。图中显示左侧腹膜后可见一囊实性肿块,部分边界欠清,增强扫描动脉期呈明显不均匀强化,静脉期呈持续强化。

图 6.29　腹膜后神经内分泌瘤

（5）间叶组织来源的肿瘤　血管外皮细胞瘤、平滑肌肉瘤、恶性纤维组织细胞瘤、胃肠道外间质瘤等。

6.5　原始神经外胚层肿瘤

【病例展示】

病例 1

（1）病例摘要　患者女性,22 岁。①主诉:右上腹痛伴发热 10 d。②查体:右上腹深压痛,无反跳痛。③检验学:无异常发现。

（2）CT 表现　图 6.30A:轴位平扫,右侧肾上腺区囊实性肿块,内伴少许点状钙化。图 6.30B:轴位动脉期,病灶内可见多发增粗迂曲的滋养动脉显影。图 6.30C:轴位静脉期,肿块实性成分渐进性中度不均匀强化。图 6.30D:冠状位动脉期,肿块位于肝肾之间,与之分界尚清。图 6.30E:矢状位动脉期,左侧肾上腺受压,与肿块分界不清。图 6.30F:容积再现（VR）,肿块由右侧肾上腺动脉供血。

（3）手术记录　腹膜后肝后方、左肾上极可见一直径约 10 cm 肿块,左侧比邻腹主动脉,与左肾上极关系密切、无法钝性分离,质韧,表面光滑,包膜完整,表面可见大量血管分布,活动度差,与周围正常组织边界清楚。

（4）术后病理　原始神经外胚层肿瘤。

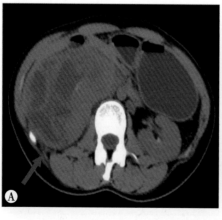 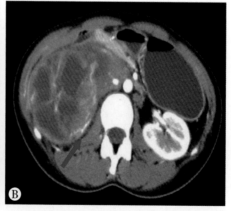

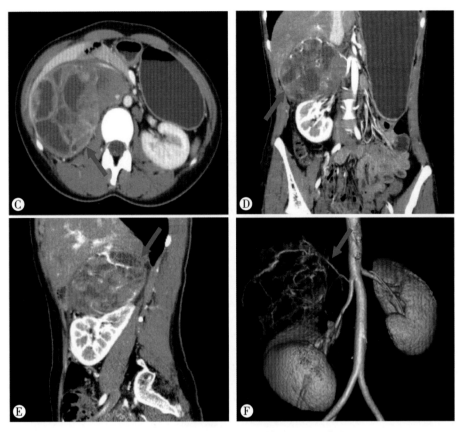

图6.30　右侧肾上腺区原始神经外胚层肿瘤

病例2

（1）病例摘要　患者女性,5岁。①主诉:排便困难1周、血便1d。②查体:行直肠指诊于5点钟方向可触及一肿物,质硬,活动欠佳,指套退出时表面未见血液。

（2）CT表现　图6.31A:轴位平扫,盆腔混杂密度实性肿块,密度不均匀,内伴小片状稍低密度区。图6.31B:轴位动脉期,病灶内可见散在纤细的滋养动脉显影。图6.31C:轴位静脉期,肿块实性成分渐进性中度不均匀强化,肿块向右侧推挤直肠,与直肠左侧壁分界不清。图6.31D:矢状位静脉期,肿块紧邻骶骨,邻近骶骨未见明显骨质破坏。

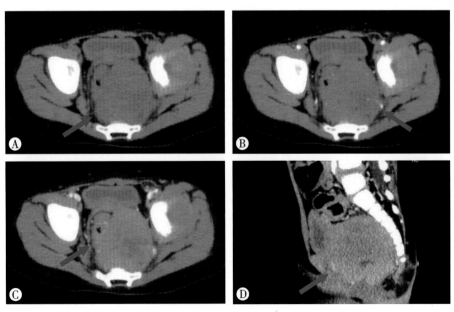

图6.31　盆腔原始神经外胚层肿瘤

（3）手术记录 瘤体位于骶尾骨前方，与尾骨关系紧密，呈实性，实性部分呈鱼肉状；瘤体向盆腔延伸，直肠被挤压且粘连明显。

（4）术后病理 原始神经外胚层肿瘤。

病例 3

（1）病例摘要 患者女性，17 岁。①主诉：腹部不适 1 月余，伴便秘。②查体：腹部膨隆，达剑突下，肝下缘及脾下缘未触及。③超声：腹盆腔多发囊实性肿块。

（2）CT 表现 图 6.32A：轴位平扫，腹腔巨大囊实性肿块。图 6.32B：轴位动脉期，病灶内可见多发增粗迂曲的滋养动脉显影。图 6.32C：轴位静脉期，肿块实性成分渐进性中度不均匀强化。图 6.32D：轴位静脉期，直肠子宫陷凹内另可见两个囊实性肿块。图 6.32E、F：矢状位动脉期及冠状位静脉期，腹腔巨大肿块，向周围推挤肠管。

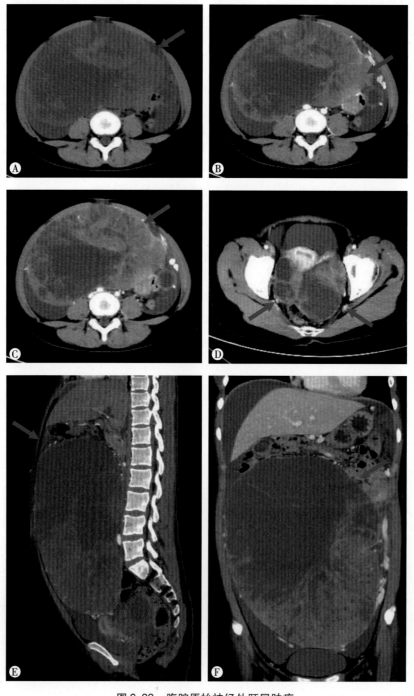

图 6.32 腹腔原始神经外胚层肿瘤

（3）手术记录　腹腔巨大肿物,上至剑突,下至耻骨联合上缘,左右至两侧肋骨,慢慢取出包块至腹外,包块下方与距离屈氏韧带下方 5 cm 处空肠相连,探查大网膜多发质硬结节,大网膜下部结构显示不清,直肠子宫陷凹可见大小约 5 cm 的 2 个肿物。

（4）手术病理　原始神经外胚层肿瘤。

病例 4

（1）病例摘要　患者男性,51 岁。①主诉:腹痛 1 月余,加重。②查体:腹部无压痛、反跳痛。

（2）CT 表现　图 6.33A:轴位平扫,中腹部大网膜处可见软组织密度肿块,分叶状,大网膜弥漫增厚。图 6.33B 轴位动脉期、图 6.33C 轴位静脉期,肿块轻度延迟强化,强化欠均匀。图 6.33D:矢状位显示肿块邻近前腹壁。

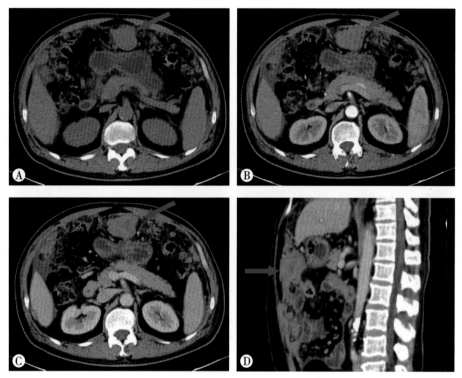

图 6.33　中腹部大网膜处原始神经外胚层肿瘤

（3）手术记录　穿刺术。

（4）术后病理　原始神经外胚层肿瘤。

【病例分析】

原始神经外胚层肿瘤(primitive neuroectodermal tumor,PNET)是一种罕见的起源于神经外胚层、处于未分化阶段且具有多向分化潜能的恶性小圆形细胞肿瘤。PNET 可发生于任何年龄,以儿童、青少年为主,男性稍多于女性。根据发生的部位分为中枢型及外周型,前者主要发生于幕上脑实质及脊髓,后者主要源于外周软组织及骨骼肌肉系统。PNET 可发生于全身各处,好发于脊柱旁、躯干、腹膜后、四肢,也可发生于头颈部及实质脏器。光镜下可见肿瘤由大量形态一致的小圆细胞组成,细胞排列紧密,呈巢状或叶状分布,核浆比高,染色质细腻,核分裂象多见,胞质内含糖原颗粒,部分瘤细胞围绕血管环状排列,形成典型的 Homer-Wright 菊形团。PNET 具有病程短、进展快、恶性程度高等特点,有转移倾向。

【诊断要点】

（1）平扫特征　肿块多较大,软组织密度或略低于周围肌肉密度,大多数密度不均匀,囊变坏死多见,钙化少见,偶可发生沙砾样细小钙化。肿块与周边软组织多分界不清,可发生转移,很少引起周围淋巴结肿大。可累及周围骨质,大多呈溶骨性骨质破坏,无明显骨膜反应及骨质硬化。

(2)增强特征 ①动脉期部分可见供血动脉,肿块内可见滋养动脉,肿块也可包绕血管生长,强化程度不一,多呈中重度不均匀强化,少数实性成分呈轻度强化。②静脉期肿块实性成分多呈渐进性延迟强化。

【鉴别诊断】

(1)副神经节瘤 囊变坏死常见,可伴钙化,强化较明显,多边界清楚,肿块体积多小于 PNET,发病年龄稍大,且大部分分泌儿茶酚胺,具有典型的临床特征。详见 6.4 相关内容。

(2)神经母细胞瘤 多密度不均匀,内伴坏死出血,肿块较大,实性部分可发生延迟强化,其内钙化常见,而 PNET 钙化较少见,少数发生细小钙化,且 PNET 发病年龄稍大。详见 6.3.3 相关内容。

(3)发生于脊柱旁的原始神经外胚层肿瘤 需要与转移瘤、淋巴瘤、神经源性肿瘤鉴别。转移瘤一般发病年龄较大,有原发肿瘤病史,病灶常多发。淋巴瘤患者年龄也较大,可有全身浅表淋巴结肿大,淋巴瘤密度多均匀,坏死少见,增强扫描多轻度强化(图 6.34)。神经纤维瘤及神经鞘瘤体积较 PNET小。神经纤维瘤密度均匀,囊变坏死少见。神经鞘瘤易囊变坏死,可跨越椎间孔向椎管内外生长。

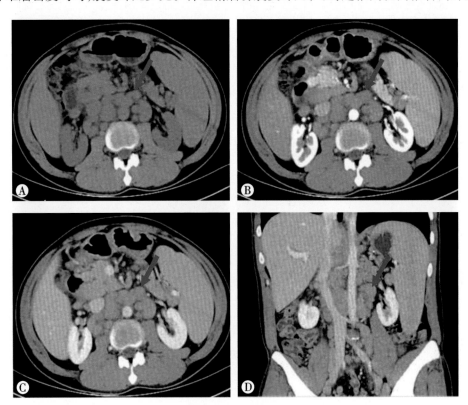

A～C.依次显示轴位平扫、动脉期及静脉期图像;D.冠状位静脉期图像。图中显示腹膜后及肠系膜区多发肿大淋巴结,周围脂肪间隙稍模糊,增强扫描轻度强化,强化均匀。

图 6.34 腹膜后及肠系膜区淋巴瘤

参考文献

[1]周建军,曾蒙苏,严福华,等.CT 鉴别腹膜后良、恶性神经鞘瘤的诊断价值及其病理基础[J].临床放射学杂志,2010,29(7):910-914.

[2]楼俭茹,郑田玲,彭丽,等.腹膜后良性神经鞘瘤的影像学特征[J].中国医学影像学杂志,2012,20(8):596-599.

[3]陆伟忠,钱林清,付引弟.腹膜后良性神经鞘瘤的 CT 表现分析[J].医学影像学杂志,2011,21(7):

1042-1044.

[4] 周建军,丁建国,周康荣,等.腹膜后良性神经鞘瘤:影像学特征与病理的关系[J].临床放射学杂志, 2006,25(12):1133-1136.

[5] 谢筱筱,秦乐,陈彩虹,等.神经纤维瘤病Ⅰ型腹部受累影像学表现的研究[J].医学研究杂志,2012, 41(11):151-154.

[6] 武刚,高晓龙,黄丙仓,等.神经纤维瘤病的影像学研究[J].同济大学学报(医学版),2011,32(2): 76-79.

[7] PILAVAKI M,CHOURMOUZI D,KIZIRIDOU A,et al. Imaging of peripheral nerve sheath tumors with pathologic correlation:pictorial review[J]. European Journal of Radiology,2004,52(3):229-239.

[8] 张蔚,陆超,刘剑羽,等.腹膜后良性神经鞘瘤与节细胞神经瘤CT表现的对比研究[J].中国医学影像学杂志,2019,27(7):491-495.

[9] ZHANG Q W,SONG T,YANG P P,et al. Retroperitoneum ganglioneuroma:imaging features and surgical outcomes of 35 cases at a Chinese institution[J]. BMC Med Imaging,2021,21(1):114.

[10] SHAO M,ZHANG W,NIU Z,et al. Computed tomography characteristics of adrenal ganglioneuroma:a retrospective analysis of 30 pathologically-confirmed cases [J]. J Int Med Res, 2020, 48 (11): 300060520945510.

[11] LUO L,ZHENG X,TAO K Z,et al. Imaging analysis of ganglioneuroma and quantitative analysis of paraspinal ganglioneuroma[J]. Med Sci Monit,2019(25):5263-5271.

[12] XIAO J,ZHAO Z,LI B,et al. Primary retroperitoneal ganglioneuroma:a retrospective cohort study of 32 patients[J]. Front Surg,2021(8):642451.

[13] 吴建满,余庆华,马明平.节细胞神经母细胞瘤的影像表现(附6例报告并文献复习)[J].临床放射学杂志,2015,34(8):1288-1292.

[14] 孙雪峰,袁新宇,杨梅,等.儿童腹膜后节细胞神经母细胞瘤与神经母细胞瘤的CT影像鉴别诊断[J].中华放射学杂志,2012,46(10):907-911.

[15] ZHUANG B,LV D K,GAO S J,et al. Differential diagnosis of CT images in children with neuroblastomas and ganglioneuroblastomas[J]. Asian Pac J Cancer Prev,2014,15(23):10509-10512.

[16] 杨双风,高军,李航,等.新生儿神经母细胞瘤的影像学表现[J].中国医学影像学杂志,2021, 29(10):1028-1034.

[17] 刘菁华,朱珍,张骥,等.儿童腹膜后神经母细胞瘤CT特征分析[J].国际医学放射学杂志,2014, 37(02):106-109.

[18] ZHANG X,LI C,XU C,et al. Correlation of CT signs with lymphatic metastasis and pathology of neuroblastoma in children[J]. Oncol Lett,2018,16(2):2439-2443.

[19] 卢瞳,居胜红.腹膜后副神经节瘤的影像学诊断与鉴别诊断[J].中华放射学杂志,2020,54(10): 1033-1037.

[20] 轩俊,吴德红,徐霖,等.腹膜后副神经节瘤的MSCT影像分析[J].医学影像学杂志,2018,28(9): 1580-1584.

[21] 吴丽兰,陈晓姗,钟莲婷,等.腹膜后典型及不典型副神经节瘤MSCT表现及鉴别诊断[J].放射学实践,2021,36(7):899-904.

[22] FARRUGIA F A,MARTIKOS G,TZANETIS P,et al. Pheochromocytoma,diagnosis and treatment:review of the literature[J]. Endocr Regul,2017,51(3):168-181.

[23] CLEMENTS H A,WILSON M S,SMITH D M. Incidental giant cystic pheochromocytoma:a case report and review of the literature[J]. Scott Med J,2020,65(2):64-70.

[24] 麦筱莉,范海健,余鸿鸣,等.原始神经外胚层肿瘤的影像学特征[J].医学影像学杂志,2016, 26(10):1765-1770.

[25] 韩嵩博,袁慧书,李敏,等.脊柱外周性原始神经外胚层肿瘤的影像学表现与病理学对照分析[J].

中国医学影像技术,2011,27(8):1676-1680.

[26] 邢新博,杨家斐,王鑫坤,等.脊柱旁区原始神经外胚层肿瘤临床特点和 MRI 影像学分析(附 3 例报告并文献复习)[J].医学影像学杂志,2017,27(5):901-905.

[27] WANG J,LI J,ZHANG X,et al. Primitive neuroectodermal tumor of the pericardium:a case report and literature review[J]. BMC Cardiovasc Disord,2021,21(1):305.

[28] TAN Y,ZHANG H,MA GL,et al. Peripheral primitive neuroectodermal tumor:dynamic CT,MRI and clinicopathological characteristics-analysis of 36 cases and review of the literature[J]. Oncotarget,2014,5(24):12968-12977.

[29] BA L,TAN H,XIAO H,et al. Radiologic and clinicopathologic findings of peripheral primitive neuroectodermal tumors[J]. Acta Radiol,2015,56(7):820-828.

7

泌尿生殖嵴源性肿瘤

7.1 畸胎瘤

【病例展示】

病例1

（1）病例摘要　患者女性，12岁。①主诉：左下腹部疼痛4 d。②查体：无异常。

（2）CT表现　图7.1A：轴位动脉期，中下腹巨大混杂密度囊实性肿块，密度不均匀，其内可见液体密度、钙化及脂肪密度，边缘清晰。图7.1B：轴位动脉期，病灶实性成分未见明显强化。图7.1C：冠状位动脉期，病灶上界达胰颈前缘，下至髂前上棘水平，肿块与周围组织分界清晰，周围组织结构呈受压推挤改变。图7.1D：矢状位动脉期，腹腔内邻近脏器受压移位。

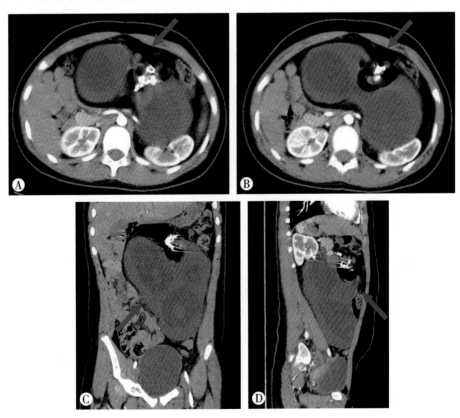

图7.1　左侧腹膜后囊性成熟性畸胎瘤

（3）手术记录　在肠系膜间可见一直径约180 mm×150 mm囊实性包块，大部分位于腹膜后，表面光滑，包膜完整，探查子宫及双侧附件未见明显异常。

（4）术后病理　肉眼所见：（左侧腹膜后肿物）灰黄灰红组织一块，大小约15.8 cm×14.5 cm×5.0 cm，切开呈囊实性，内含大量油脂及毛发，可见疑似骨样组织，实性部分灰黄，质软，未见明确头节样物，余组织切面均灰黄，质软。病理诊断：（左侧腹膜后肿物）囊性成熟性畸胎瘤，部分区域可见脑组织。

> 病例2

（1）病例摘要　患者女性，8岁。①主诉：间断腹痛半年，加重4 d。②查体：无明显异常。

（2）CT表现　图7.2A：轴位平扫，腹膜后腹主动脉左前方可见囊状低密度影，较大截面大小约为34.1 mm×40.1 mm。图7.2B：轴位动脉期，增强可见囊壁轻度强化，囊性部分未见明显强化，与腹膜后结构分界尚清晰。图7.2C：冠状位动脉期，肿块位于腹主动脉左侧，与周围组织分界清晰。图7.2D：矢状位动脉期，腹腔内邻近脏器受压移位。

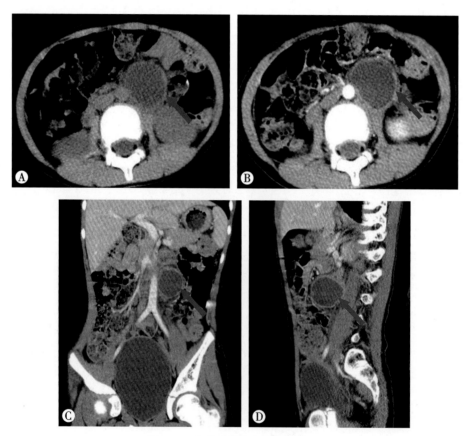

图7.2　腹膜后囊性成熟性畸胎瘤

（3）手术记录　肿物位于腹主动脉左侧，脊柱左前方，左肾及输尿管右前方，呈球形，大小约6 cm×5 cm×1 cm，包膜完整，与周围组织粘连。

（4）术后病理　肉眼所见：灰红囊壁样组织1块，大小约5 cm×4 cm×1 cm，壁厚0.2～0.4 cm，内壁尚光滑。病理诊断：（腹膜后肿物）囊性成熟性畸胎瘤。

> 病例3

（1）病例摘要　患者男性，2岁。①代主诉：发现腹胀5 d。②查体：腹部膨隆，未见腹壁静脉曲张，未见肠型及蠕动波，未触及明显包块，无压痛、反跳痛。

（2）CT表现　图7.3A：轴位平扫，腹膜后可见一巨大软组织块影，最大截面大小约81 mm×100 mm，密度欠均匀，内可见散在点片状钙化灶。图7.3B：轴位动脉期，增强扫描呈轻度不均匀强化。

图7.3C:轴位静脉期,增强扫描呈轻度不均匀强化。图7.3D:冠状位动脉期,周围脏器及肠管、腹腔干及肠系膜上动脉明显受推压。

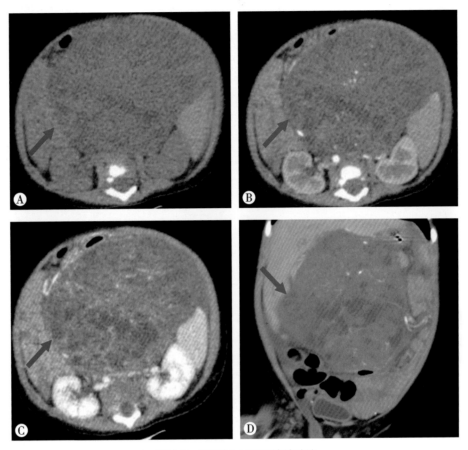

图7.3　腹膜后未成熟性畸胎瘤

(3)手术记录　探查见瘤体位于腹膜后,将门静脉、胆总管、十二指肠、小肠、结肠向前向左推挤,瘤体外覆包膜,右侧局部生长包膜破裂,大网膜粘连于此。

(4)术后病理　肉眼所见:灰白灰黄肿物一枚,大小 12 cm×9 cm×4 cm,切面灰白灰黄,局部伴出血,包膜较完整。病理诊断:未成熟性畸胎瘤(腹膜后肿物)。

病例4

(1)病例摘要　患者女性,3 个月。①代主诉:腹胀伴高热 15 d。②查体:神志清,精神欠佳,面色苍黄,口唇色淡,贫血貌,查体不配合。呼吸急促,心率快,全腹膨隆,左中上腹为著,腹壁静脉可见,未见肠型及蠕动波,肝肋下未触及,左中腹可及一巨大包块,表面光滑,质硬,无压痛,叩诊实音,脾及双肾触诊不满意,听诊右下腹可闻及肠鸣音,约 4 次/min,未闻及气过水声。

(2)CT表现　图 7.4A:轴位平扫,左侧腹膜后见一巨大软组织肿块影,病灶最大截面约 108 mm×118 mm,密度不均,见囊性低密度灶、小斑片状脂肪密度及多发钙化影。图 7.4B:轴位动脉期,增强后实质性成分轻度强化,病灶边界较清。图 7.4C:冠状位动脉期,肿瘤上界紧贴脾,瘤体将肝门部、腹主动脉挤压至右侧,下界与左肾分界不清,左侧肾被挤压呈饼状。图 7.4D:矢状位动脉期,横结肠系膜紧贴瘤体包膜,邻近肠管明显受压前移,下界与左肾分界不清,左侧肾被挤压呈饼状。

(3)手术记录　探查见肿瘤位于腹膜后,外有包膜,大小约 15 cm×12 cm×10 cm,圆形,呈囊实性,无明显活动度,横结肠系膜紧贴瘤体包膜,上界紧贴胰腺,瘤体将肝门部、十二指肠及胰腺挤压至左前腹壁,后侧紧贴左侧肾,肾被挤压呈饼状,左侧肾上腺游离附着于瘤体,将瘤体穿刺减压引流出大量黄绿色混浊液,实性部分呈分叶状,形状不规则。

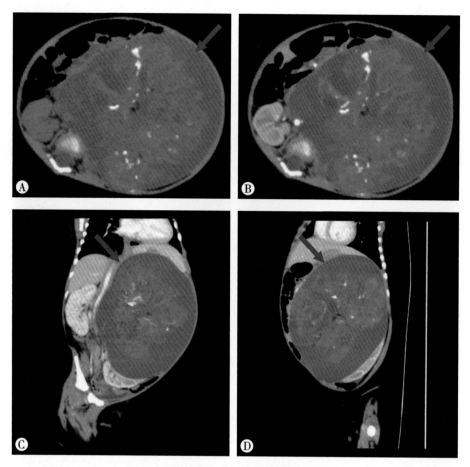

图7.4 腹膜后未成熟性畸胎瘤,Ⅰ~Ⅱ级

（4）术后病理 肉眼所见:(腹膜后肿物)灰白灰褐组织一块,大小11.0 cm×7.0 cm×4.0 cm,切面灰白灰红灰褐,质软到中。另见灰白囊壁样组织两块。大小5.0 cm×4.0 cm×1.0 cm,切开内含清亮液体,内壁尚光滑,壁厚0.1 cm,呈多囊性。病理诊断:腹膜后畸胎瘤,部分区域可见神经管样结构,考虑为未成熟性畸胎瘤。会诊意见:(腹膜后)未成熟性畸胎瘤,Ⅰ~Ⅱ级。

【病例分析】

畸胎瘤(teratoma)是最常见的一种非精原细胞来源的生殖细胞肿瘤,其可由3种不同的胚层(内、中和外胚层)组织组成。畸胎瘤多于胎儿期或幼儿期形成,可发生于人体多个部位,一般而言,好发于性腺,但肠系膜根部、胃、肝、肾、纵隔、颈部及颅内等部位畸胎瘤陆续也有过报道。成人腹膜后中发现的畸胎瘤不到全部畸胎瘤的4%。畸胎瘤可发生于不同年龄,儿童较多见,女性多于男性,发病率有两个高峰期,第一个高峰期为出生后6个月,第二个高峰期为少年期。腹膜后畸胎瘤最常见的部位是婴儿的骶尾部区域和成人的左肾上区域。畸胎瘤按照其分化程度可分为成熟性畸胎瘤(mature teratoma)和未成熟性畸胎瘤(immature teratoma),成熟性畸胎瘤是由3个胚层分化而来的成熟组织组成,未成熟性畸胎瘤常包含从未成熟到成熟各个分化阶段的组织,其由3个胚层分化而来,神经组织比较常见,部分原始神经上皮组织在显微镜下表现为类似于菊花形状的细胞团和原始神经管结构,是未成熟性畸胎瘤的特征性改变。成熟性(良性)畸胎瘤常见,而未成熟性(恶性)畸胎瘤少见,但是成熟性畸胎瘤有恶变的倾向,随着年龄的增长,恶性率逐渐增高。其中未成熟性畸胎瘤内含有卵黄囊成分,可引起血清CA125及AFP水平升高。

【诊断要点】

（1）成熟性畸胎瘤

1）平扫特征:混杂密度囊性或囊实性肿物,多为厚壁囊肿,囊性成分大于实性,其内可见发育较成熟的钙化、骨骼或牙齿影与低密度脂肪影或脂液平面影,边界清楚。钙化是腹膜后畸胎瘤 CT 扫描的特征性表现,CT 值可高达 500 Hu。含脂肪密度灶(−60~5 Hu)是其又一大特征,如果发现脂液平面、毛发、牙齿和脂液混合体则可以确诊。

2)增强特征:增强扫描未见明显强化。

(2)未成熟性畸胎瘤

1)平扫特征:腹膜后混杂密度囊实性或实性肿物,形态不规则,边缘模糊,呈浸润性生长,实性成分密度不均匀,可有坏死及出血,钙化常呈散在分布,脂肪成分少且散在分布,但若在肿瘤内找到小片状脂肪 CT 值有助于诊断。

2)增强特征:增强扫描实性成分呈轻中度强化,边界较清楚。

【鉴别诊断】

(1)髓样脂肪瘤 多见于肾上腺,CT 表现为边界清楚的低密度脂肪影,可有斑片状、索条状高密度影,一般无脂液平面,增强扫描无强化或轻度强化,肿瘤合并出血或钙化时,则鉴别困难。

(2)脂肪瘤 呈均匀性脂肪密度,密度均匀,无钙化,增强扫描无强化。

(3)脂肪肉瘤 瘤体巨大,形态不规则,可有钙化,但钙化少,无牙齿、骨骼形态。

(4)副神经节瘤 一般为均匀低密度囊性肿物,部分可表现为内含中心液化坏死的囊性结构,增强扫描逐渐强化,但无脂肪密度或脂液平面表现,内分泌检查可有血、尿儿茶酚胺升高。

7.2 恶性生殖细胞瘤

【病例展示】

病例 1

(1)病例摘要 患者男性,69 岁。①主诉:体检发现腹膜后占位 10 天余。②查体:腹部稍膨隆,无压痛,肝脾肋下未触及,移动性浊音阴性,听诊肠鸣音正常。

(2)CT 表现 图 7.5A、B:轴位动脉期,腹主动脉左侧约左肾水平见一不规则软组织团块影,可见小血管进入病灶,起源显示欠清、似起自左肾动脉,病变强化不明显,病灶局部与腹主动脉左侧壁分界不清。图 7.5C:冠状位动脉期,局部与腹主动脉左侧壁分界不清、腹主动脉管腔局部稍窄。图 7.5D:矢状位动脉期,病灶与左侧腰大肌分界不清。

(3)手术记录 肿块位于降结肠系膜后方,腹主动脉左侧,包绕左肾血管处,活动度差,可疑侵犯肾门,未侵犯十二指肠、空肠,系膜内未及稍肿大淋巴结,腹腔内肠管稍有粘连。肿瘤位于腹膜后,包绕左肾门内左肾动静脉及左侧输尿管,并与腹主动脉分解不清,局部活动度差,腔镜下较难游离。

(4)术后病理 腹膜后精原细胞瘤。

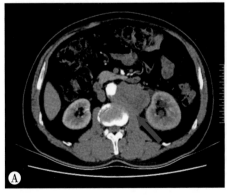
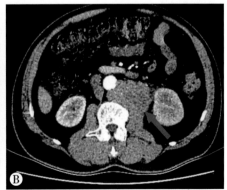

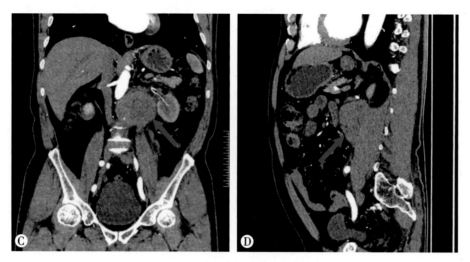

图7.5　腹膜后精原细胞瘤

病例 2

（1）病例摘要　患者男性,56 岁。①主诉:右侧腰部疼痛 3 个月,发现腹膜后占位 6 d。②查体:专科检查无异常。

（2）CT 表现　图 7.6A:轴位平扫,腹主动脉左侧可见一团块状软组织密度影,边界清。图 7.6B:轴位动脉期,增强后中度均匀强化。图 7.6C:轴位静脉期,病灶渐进性强化。图 7.6D:冠状位静脉期,病灶呈类圆形,边界清晰,左肾静脉局部明显受压。

（3）手术记录　于肾下极处寻及输尿管,沿输尿管向下游离,可见一约 3 cm×4 cm 大小实性占位,沿腰肌及腹主动脉向下钝性分离可见一约 2 cm×2 cm 肿物,左侧髂血管旁有一 2 cm×1 cm 肿物。

（4）术后病理　考虑精原细胞瘤(左侧腹膜后肿物)。

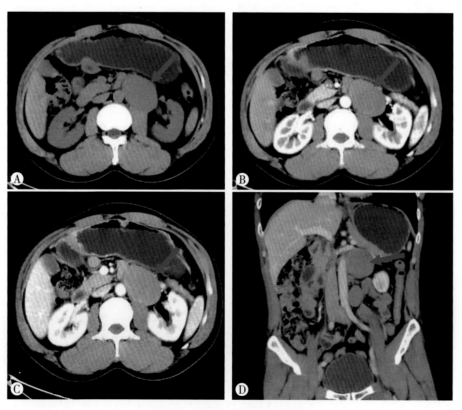

图7.6　左侧腹膜后精原细胞瘤

病例 3

（1）病例摘要　患者男性,2 岁。①主诉:发现左侧腹部后肿物 5 d。②查体:专科检查无异常。

（2）CT 表现　图 7.7A:轴位平扫,中下腹至盆腔可见一软组织肿块影,大小约为 53 mm×54 mm×66 mm,密度不均匀,内见多发小片状稍高密度影。图 7.7B:轴位动脉期,增强后明显不均匀强化,可见细条样强化血管影。图 7.7C:轴位静脉期,肿块进一步明显不均匀强化,可见片状明显强化影。图 7.7D:冠状位动脉期,肿块邻近肠管向外周推移受压。图 7.7E:冠状位静脉期,肿块邻近肠管向外周推移受压。图 7.7F:矢状位动脉期,肿块体积巨大,占据整个中下腹部,后方腹主动脉轻度受压。

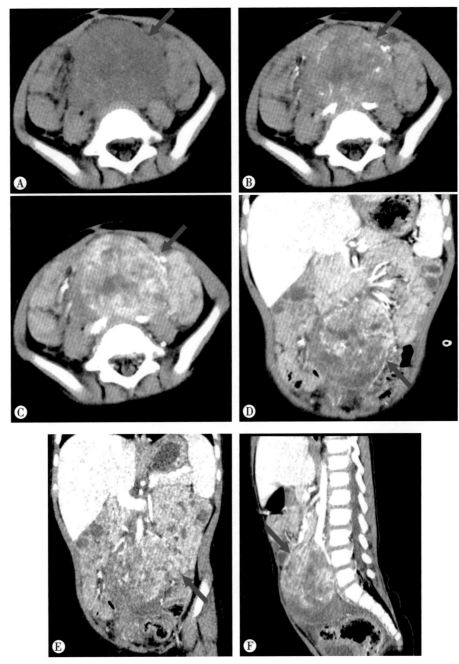

图 7.7　腹膜后卵黄囊瘤

（3）手术记录　肿物位于后腹膜后部,将后腹膜顶起,大小约 10 cm×10 cm×7 cm。切开后腹膜,见肿物上至肾下极水平,下至直肠后,后邻脊柱,前部顶起后腹膜。肿物无明显包膜且破裂于后腹膜后,部分组织呈灰白色烂鱼肉状,部分已坏死,可见陈旧性出血。清除肉眼可见肿物组织,肿物占位区渗血严重,缝扎止血后见无明显渗血,以保术康等冲洗液冲洗肿瘤占位区,保护肠管等周围组织。

（4）术后病理　卵黄囊瘤（腹膜后肿物）。

【病例分析】

性腺外生殖细胞肿瘤（extragonadal germ cell tumor,EGCT）是在胚胎发育时,原始生殖细胞沿尿生殖嵴下降过程中发生脱落,在脱落的部位（人体中线部位）停留后,一旦遇到各种致瘤因素作用便进行增殖分化,成为生殖细胞肿瘤的来源。性腺外生殖细胞肿瘤占所有生殖细胞肿瘤的2%~5%,好发于人体中线部位,尤其多见于纵隔、腹膜后区及松果体等部位,而纵隔生殖细胞肿瘤占所有性腺外生殖细胞肿瘤的50%~70%。组织学上,性腺外生殖细胞瘤可见到所有生殖细胞类型,与性腺生殖细胞瘤没有差别,在纵隔及腹膜后肿瘤中,精原细胞肿瘤约占一半。生殖细胞肿瘤（germ cell tumor,GCT）按照病例类型可分为精原细胞瘤（seminoma）和非精原细胞生殖细胞瘤（non-seminomotous germ cell tumor,NSGCT）,非精原细胞生殖细胞瘤按其成分不同分为胚胎癌、畸胎瘤（分为成熟性畸胎瘤和未成熟伴恶性分化畸胎瘤）、绒毛膜癌、卵黄囊瘤（又称内胚窦瘤）和混合性生殖细胞肿瘤。EGCT多见于20~40岁男性患者,国外报道腹膜后GCT的5年生存率精原细胞大于非精原细胞瘤。大部分NSGCT患者血清AFP升高,常伴有乳酸脱氢酶（lactate dehydrogenase,LDH）及β人绒毛膜促性腺激素（β-human chorionic gonadotropin,β-hCG）升高,仅10%左右患者AFP和β-HCG均不升高。

【诊断要点】

（1）精原细胞瘤

1）平扫特征:CT表现为呈质地中等的实质性肿块,体积一般较大;呈椭圆形或不规则形,其长轴多与睾丸下行的路径一致;肿瘤以实性成分为主,密度比较均匀,也可伴囊变坏死区,少部分则表现为不同程度出血、钙化,囊变区与肿块大小不呈比例;边缘光滑或模糊,肿瘤较小时,包膜完整,边缘光滑,肿瘤较大时多呈分叶状,边缘不光滑,常侵犯邻近的组织结构。

2）增强特征:①增强扫描肿瘤实性成分呈均匀轻中度强化,动脉期可见不规则条状血管影,与镜下瘤体内可见增生的纤维血管这一病理改变相符,周围血管不同程度被包埋。②多表现为进行性缓升型。

（2）非精原细胞生殖细胞瘤

1）平扫特征:不规则形混杂密度肿块,体积较大,形态不规则,密度不均匀,肿瘤出血、囊变坏死多见,钙化可见。

2）增强特征:①动脉期肿块内见线状明显强化影,血管非常丰富,不均匀强化。②静脉期肿块强化范围进一步扩大。

【鉴别诊断】

（1）淋巴瘤　与精原细胞瘤类似,两者都是圆形细胞肿瘤,生长方式呈匍匐状,轻中度强化,可有液化坏死,一般无钙化;大多合并肝脾大;但淋巴瘤质地更软,密度更低,增强扫描周围可见血管穿行其中,呈"血管漂浮征",而精原细胞瘤相对于肌肉呈更低密度,质实、较硬,增强扫描病变紧紧包绕血管呈"夹心面包征",大多数发生在后腹膜的肿瘤会借助坚硬的脊椎对旁边的腹主动脉等血管或者血管与血管之间有一定的推移,导致血管与脊椎、血管与血管间的距离扩大。

（2）神经母细胞瘤　和精原细胞瘤的表现极相似,鉴别困难,但神经母细胞瘤好发在年幼期,边界不清,病变钙化、出血、液化坏死常见,增强明显延迟强化。

（3）节细胞神经瘤　好发于中青年人群,多见于肾上腺区域,右侧多见,由于常含有脂质所以密度更低,边界清楚,呈伪足征钻孔征,增强扫描轻度强化。

7.3 脐尿管囊肿及肿瘤

【病例展示】

病例 1

(1)病例摘要　患者女性,46 岁。①主诉:下腹部坠痛 1 个月,发现脐尿管囊肿 5 d。②查体:耻骨上膀胱区有压痛,无膨隆。

(2)CT 表现　图 7.8A:轴位平扫,脐尿管区可见一椭圆形囊性占位,大小约 25.7 mm×31 mm×41 mm(左右径×前后径×上下径),壁较厚,囊内可见钙化。图 7.8B:轴位动脉期,囊壁呈轻度环形强化。图 7.8C:轴位静脉期,囊壁进一步强化。图 7.8D:轴位延迟期,未见对比剂进入囊性占位内。图 7.8E:冠状位动脉期,囊性占位对膀胱右上壁造成压迫,与膀胱分界不清。图 7.8F:矢状位动脉期,囊性占位对膀胱前上壁造成压迫,与膀胱分界不清。

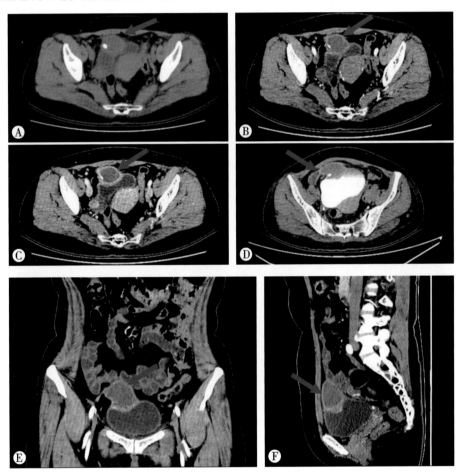

图 7.8　膀胱前顶壁脐尿管囊肿

(3)手术记录　肿物位于膀胱前顶壁,范围约 4 cm×3 cm,质硬,形态不规则,与膀胱壁无法分离,可见脐尿管向下延伸至肿块。

(4)术后病理　肉眼所见:灰红灰黄组织一块,大小 8 cm×8 cm×3 cm,上带皮肤面积 3 cm×2 cm,未见明显管状组织,上带黏膜面积 2.5 cm×2.5 cm。病理诊断:(脐尿管肿物)符合囊肿,局灶肉芽肿性炎伴坏死,请结合临床。

病例 2

（1）病例摘要　患者女性,51 岁。①主诉:发现脐下包块 3 年。②查体:脐下可触及一包块,大小约 4 cm×2 cm,质较硬轻度压痛,无明显活动度。

（2）CT 表现　图 7.9A:轴位平扫,膀胱前方可见一厚壁囊性低密度影,大小约为 32 mm×32 mm,边界不清。图 7.9B:轴位动脉期,囊壁呈轻度强化。图 7.9C、D:轴位静脉期,囊壁强化程度较动脉期稍加重,边缘模糊,与膀胱前壁分界不清。图 7.9E:矢状位动脉期,上缘至肚脐下,下缘至膀胱顶部。图 7.9F:冠状位动脉期,病灶与膀胱上壁分界不清。

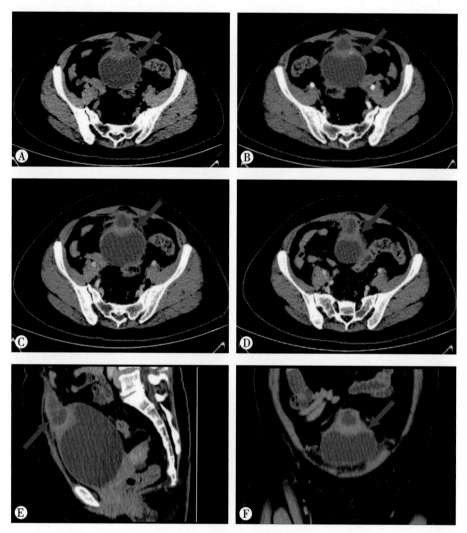

图 7.9　腹膜外脐尿管腺癌

（3）手术记录　腹壁包块位于腹膜外,自脐下至膀胱顶部大小约 3 cm×4 cm 包块,表面炎症、水肿,质硬,下腹壁腹膜完整、光滑。包块炎症、水肿较重,边界欠清,分离包块时可见黄色脓性液溢出,探查脓腔远端与膀胱分界不清,诊断脐尿管囊肿并感染明确。

（4）术后病理　肉眼所见:灰黄灰红碎组织一堆,大小共 7 cm×4.5 cm×2 cm,局部呈囊壁样,切面灰红灰黄,质软。(脐尿管囊肿壁)送检为增生的纤维、脂肪及平滑肌组织,囊性扩张及慢性炎症,符合脐尿管囊肿伴感染。

病例 3

（1）病例摘要　患者男性,29 岁。①主诉:发现膀胱占位 5 d。②查体:双肾区无隆起,无压痛、叩击痛,双侧输尿管走行区无压痛、叩击痛,耻骨上膀胱区无膨隆、压痛。

（2）CT表现　图7.10A:轴位平扫,膀胱前上壁可见一软组织肿块,内见点状致密影。图7.10B:轴位静脉期,病灶呈不均匀中度强化。图7.10C:冠状位动脉期,病灶呈分叶状,与膀胱上壁关系密切。图7.10D:矢状位动脉期,病灶前方与腹前壁分界欠清。

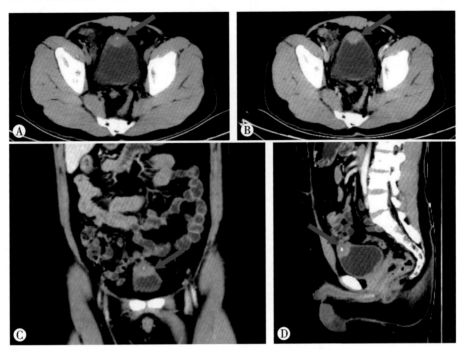

图7.10　腹前壁脐尿管腺癌

（3）手术记录　可见腹前壁肿物,与肿物粘连,右侧盆壁可见白色病灶,转移可能。电钩在脐正中韧带处打开腹膜,暴露耻骨后间隙,游离显露膀胱前壁。膀胱内灌注吉西他滨后,电钩距肿物2 cm处打开膀胱前壁,完全切除脐尿管肿物。

（4）术后病理　腺癌(脐尿管肿瘤),中分化,浸润至固有肌外脂肪组织,可见神经侵犯,未见明确脉管内癌栓;结合病灶部位首先考虑脐尿管癌,请临床检查排除消化系统转移性肿瘤,自检切缘未见特殊。

病例4

（1）病例摘要　患者女性,34岁。①主诉:发现肉眼血尿5月余。②查体:双肾区无隆起,无压痛、叩击痛,双侧输尿管走行区无压痛、叩击痛,耻骨上膀胱区无膨隆,深压痛阳性。

（2）CT表现　图7.11A:轴位平扫,膀胱前方见一囊实密度肿物影,与腹肌分界不清,周围脂肪密度增高,与膀胱前壁分界不清,似与脐部相连。图7.11B:轴位动脉期,增强扫描实性部分中度强化。图7.11C:轴位静脉期,病灶实性部分强化程度较动脉期稍减低。图7.11D:轴位延迟期,膀胱前方可见明显充盈缺损。图7.11E:冠状位动脉期,肿块与膀胱上壁关系密切,突出于膀胱轮廓之外。图7.11F:矢状位动脉期,病灶与前方腹肌分界不清。

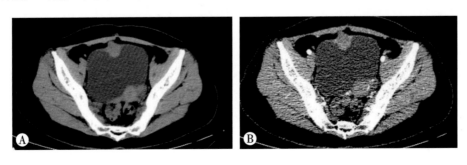

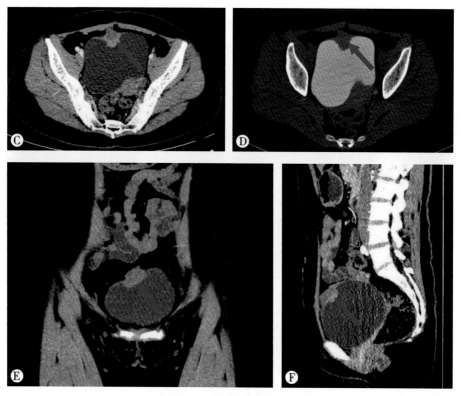

图 7.11　腹膜外脐尿管腺癌

（3）手术记录　进镜后可见腹膜外一大小约 4.5 cm×3.5 cm 类圆形肿物，悬挂于腹壁，与膀胱顶壁相连。与周围肠管分界尚清，局部可见肠管与腹壁粘连。

（4）术后病理　脐尿管（膀胱）中-低分化癌，符合腺癌。

病例5

（1）病例摘要　患者男性，39 岁。①主诉：体检发现脐尿管占位 9 月余，右肾绞痛 2 d。②查体：专科检查无异常。

（2）CT 表现　图 7.12A：轴位平扫，膀胱前上方可见一团块状混杂密度肿块影，呈分叶状，病灶内部及边缘可见弧形钙化影，病灶边界清，局部与膀胱前壁分界不清。图 7.12B：轴位动脉期，增强后病灶不均匀轻度强化。图 7.12C、D：轴位静脉期，肿块强化程度较动脉期稍减弱，病灶局部与膀胱前壁分界不清。图 7.12E：冠状位动脉期，肿块位于病灶上方，膀胱顶部受压。图 7.12F：矢状位动脉期示肿块邻近腹壁，边界尚清。

（3）手术记录　膀胱顶部一大小约 5 cm 肿瘤，通过闭锁脐尿管与脐部相连。

（4）术后病理　（脐尿管肿瘤）黏液腺癌。

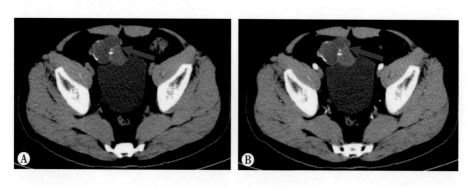

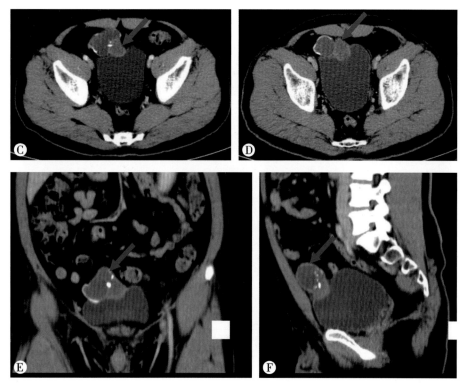

图 7.12　脐尿管黏液腺癌

【病例分析】

　　脐尿管或称脐正中韧带,是从膀胱顶向脐延伸的管状结构,尿囊胚内体腔部分的退化残余。出生前管状结构消失退化成为无功能的纤维条索,一般长度 2.0 ～ 15.0 cm,位于腹横筋膜与腹膜之间的疏松结缔组织内(即 Retzius 间隙内)。胚胎脐尿管残余持续存在则可以引起不同的临床问题。临床常有以下 4 型:①如脐尿管仅在脐部未闭则形成脐部脐尿管窦道;②若脐尿管近膀胱处未闭则形成膀胱顶部脐尿管憩室;③若两端闭合而中间段管腔未闭,由于管壁上皮层分泌液的积聚,管腔扩张而形成脐尿管囊肿;④若脐尿管完全不闭锁,则脐部有管道与膀胱相通,称脐尿管未闭或脐尿管瘘。脐尿管癌源自持续到成人时期未闭锁的内层管腔上皮,占所有膀胱恶性肿瘤的 0.5% ～ 1.0% ,2/3 患者为男性,发病年龄在 50 ～ 60 岁,预后非常差。脐尿管病变早期缺乏特有的临床表现,临床潜伏期较长,脐尿管癌进一步发展侵犯膀胱可出现血尿。若肿瘤较大,可出现下腹包块、下腹部胀痛、膀胱刺激征等。

【诊断要点】

　　(1)脐尿管囊肿

　　1)平扫特征:脐尿管走行区囊性病灶,常呈椭圆形或长条状,腔内密度均匀,囊壁光整;合并感染时,囊壁增厚,感染严重时可伴脓肿形成,甚至呈多房状包块状。灶周 Retzius 间隙可见炎症反应所致的片絮状或索条状密度增影,此征象对病变定性有很大作用。

　　2)增强特征:①单纯囊肿增强无强化;②合并感染,增强后多强化明显,以内壁强化为著;③感染严重形成脓肿时,囊壁及分隔明显强化;④当囊壁明显强化、周边不规整、伴有结节状突起时应考虑恶变,囊肿腔内出现可强化的突起结节有利于脐尿管囊肿恶变或脐尿管癌诊断。

　　(2)脐尿管肿瘤

　　1)平扫特征:①脐尿管膀胱交界区好发,多为囊性或囊实性肿块,形态不规则,可有浅分叶,可伴钙化;②当浸润邻近膀胱壁致膀胱壁增厚。

　　2)增强特征:①强化程度不等,可强化明显、轻度强化或无明显强化;②增强扫描有助于观察是否侵犯邻近膀胱壁。

　　3)CT 的 MPR 技术对本病变的诊断很有帮助,尤其是矢状位上可以观察到病变是否沿脐尿管方向。

（3）脐尿管憩室

1）平扫特征：膀胱前壁外囊腔影，囊内密度均匀，与膀胱一致，薄层扫描或矢状面重建可见囊腔与膀胱相通，可因尿液反流、炎症、尿酸盐类沉积而产生结石。

2）增强特征：①强化不明显；②CTU 延迟期可见对比剂进入囊腔内。

【鉴别诊断】

（1）膀胱癌　好发于膀胱后壁后膀胱三角区，向膀胱腔内生长的乳头状或结节状肿块，增强肿瘤实性部分明显强化，少钙化；而脐尿管癌多发生于膀胱前顶壁穹隆部与脐尿管交界区，向腔外生长，多为囊性或囊实性肿块，多有钙化。

（2）前腹壁硬纤维瘤　好发于腹直肌或腹外斜肌腱膜中，是一种少见的良性肌腱膜过度增生，发生于肌肉、腱膜和深筋膜等处，十分坚硬。多见于 30～50 岁，女性多见，CT 表现为结节状或块状均质软组织影，增强轻度或无强化，多无囊变或钙化，无周围组织侵犯。

（3）盆腔未成熟性畸胎瘤　肿瘤实性成分较成熟性畸胎瘤明显增多，脂肪成分少，实性成分密度不均匀，可有坏死及出血，散在不规则钙化，实性成分在 CT 增强扫描可有强化，但边界较清楚，若在肿瘤内找到小片状脂肪 CT 值有助于诊断。

参考文献

[1] 叶伟，陶晶，柳勇，等.纵隔未成熟性畸胎瘤的 CT 表现及临床价值[J].实用放射学杂志，2019，35（12）：1926-1929.

[2] 周维政，陈俞帆，潘静，等.婴幼儿原发性腹膜后畸胎瘤 36 例的诊断与治疗[J].中华实用儿科临床杂志，2018，33（11）：835-838.

[3] 容豫，王金清，郭应坤，等.卵巢恶性畸胎瘤的 CT 表现[J].中国医学影像学杂志，2019，27（4）：316-319.

[4] 彭丹丹，邓东，周欣可，等.原发性性腺外精原细胞瘤 CT 和 MRI 诊断[J].实用放射学杂志，2016，32（5）：749-752.

[5] 韦文桦，初建平，曹林德.性腺外精原细胞瘤的 CT 影像学表现和临床诊断途径[J].实用放射学杂志，2018，34（12）：1898-1900.

[6] 袁晓露，徐柳，刘原，等.胚胎性癌或具有胚胎性癌成分的生殖细胞肿瘤临床病理特征[J].临床与病理杂志，2019，39（9）：1896-1902.

[7] 王龙，张娇娇，王渊.脐尿管常见病变的影像学表现[J].实用放射学杂志，2022，38（8）：1310-1313.

[8] 牛磊，王明皓，王永康，等.MSCT 对脐尿管癌的诊断价值[J].医学影像学杂志，2018，28（6）：983-986.

[9] SZARVAS T，MODOS O，NIEDWOROK C，et al. Clinical，prognostic，and therapeutic aspects of urachal carcinoma-A comprehensive review with meta-analysis of 1,010 cases [J]. Urologic Oncology，2016，34（9）：388-398.

[10] 陈松，杨如武，赵明增，等.脐尿管残留常见病变的 CT 诊断及鉴别诊断[J].实用放射学杂志，2013，29（4）：605-607,627.

8

其他源性肿瘤

8.1　胃肠道外间质瘤

【病例展示】

（1）病例摘要　患者男性,57 岁。①代主诉:腹痛腹胀 10 d。②查体:全身浅表淋巴结无肿大,腹膨隆,无腹壁静脉曲张,腹壁无压痛、反跳痛,腹部柔软,右上腹可触及一约 5 cm×6 cm 大小质韧包块,有压痛,活动度差,有移动性浊音。肠鸣音 4 次/min。

（2）CT 表现　图 8.1A:轴位平扫,右侧上中腹可见一不规则状软组织密度肿块影,密度不均匀,形状不规整。图 8.1B:轴位动脉期,肿块呈中度不均匀强化。图 8.1C:轴位静脉期,肿块实性成分强化程度较动脉期加重。图 8.1D:冠状位静脉期,肿块上缘在肝下缘,与邻近肠管分界尚清。

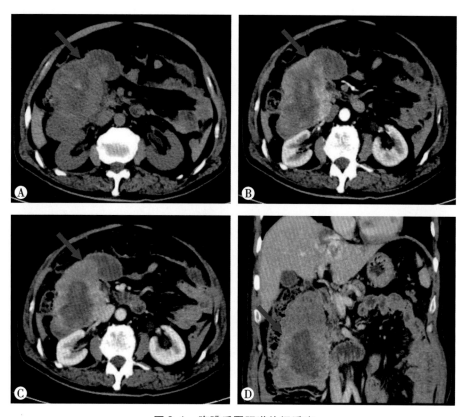

图 8.1　腹膜后胃肠道外间质瘤

(3)手术记录 探查见右上腹腹膜后可及质韧肿物,直径约 12 cm,呈不规则形,其周有网膜及胃肠粘连。将其周围网膜分离后切开肿物右侧腹膜后钝性分离肿瘤后方,进一步探查见肿物和输尿管、肾无明显粘连。将走行于肿物的滋养血管切断后将肿物向左下方牵引,将肿物和十二指肠及结肠分离后,将其与周围的粘连进一步分离解剖切断、结扎,直至将肿物完整分离后移除。

(4)术后病理 肉眼所见:灰白灰黄肿物一枚,大小 14 cm×11 cm×6.5 cm,多结节状,临床已部分切开,切面灰白灰红质脆,部分为囊性,可见包膜。病理诊断:(腹膜后肿物)结合免疫组化结果,符合高度危险性胃肠道间质瘤。

【病例分析】

胃肠道外间质瘤(extra gastrointestinal stromal tumor,EGIST)指位于腹膜后及腹腔内胃肠道外,发生于肠系膜、网膜、腹膜后及脏器的原发性间叶源性肿瘤。相对于胃肠道间质瘤(gastrointestinal stromal tumor,GIST),其发病率仅占后者的 3.0%～6.7%,而腹膜后 EGIST 更罕见,约占 EGIST 的 20%。EGSIT 好发于 50～60 岁中老年人,无明显性别差异。EGIST 的组织起源存在争议,有学者推测起源于发育异常的肠壁(肠重复)或异位 Cajal 细胞。EGIST 与 GIST 的组织形态学类似,即梭形细胞和上皮样细胞的比例相似,但在生物学行为上,其危险度分级多表现为中高级别。免疫组织化学上,EGIST 也与 GIST 相似,特征性表达 DOG-1 和 CD117 以及 CD34,局灶或不表达肌源性和神经标志物。EGIST 生物学行为较差,恶性度较高,且复发及转移的概率明显高于 GIST。

【诊断要点】

(1)平扫特征 ①体积较大,轮廓多呈分叶状或不规则形,肿块边界多清晰,密度不均,坏死、液化常见,多以囊性成分为主要表现;②肿瘤不与胃肠道腔内相通,瘤体内均未见气液平面,CT 多平面重组图像可显示肿块与相邻消化道无关;③变化体位后病灶可移动,肠管及膀胱充盈前后病灶的位置也可有较大变动。

(2)增强特征 ①明显富血供强化,肿块实性部分呈不均匀或分隔状中等至明显强化,尤以边缘强化为著,肿瘤恶性程度越高,肿瘤内新生供血动脉越多,动脉期强化越明显;②静脉期呈持续强化,静脉期强化为著;③一般不伴腹腔及腹膜后淋巴结转移。

【鉴别诊断】

(1)纤维瘤 肠系膜最常见的原发良性肿瘤,好发生于小肠系膜纤维组织,CT 表现为境界清楚,密度均匀且接近肌肉,均匀增强;而胃肠道外间质瘤密度不均匀,边缘不清晰。

(2)恶性纤维组织细胞瘤 发生率仅次于脂肪肉瘤,无特异性 CT 表现,多数肿瘤分叶明显,浸润性生长,边界模糊,肿瘤密度混杂,内出血囊变明显及黏液变性,边缘可有斑块样钙化及脂肪密度灶,囊变边缘可见结节样突起,增强肿瘤实质部分常强化明显。

(3)平滑肌肉瘤 平滑肌肉瘤形态常不规则,病变中央多有不规则的、广泛的坏死或囊变,可合并出血、少有钙化,增强肿块实质成分呈中度至明显强化,静脉期强化程度减低,部分可持续强化。

(4)神经源性肿瘤 以神经鞘瘤常见,发生于中线区,可发生明显强化,囊变常见,良性肿块边界清楚,恶性病变常围绕脊柱呈浸润性生长,可侵犯脊柱发生远处转移。

(5)淋巴瘤 肠系膜淋巴瘤多见于非霍奇金淋巴瘤,肠系膜淋巴结受累,CT 表现为多个软组织密度肿块融合成团,边缘不规则,增强扫描轻度强化,常合并肠系膜及其他部位淋巴结肿大,而胃肠道外间质瘤一般不伴腹腔及腹膜后淋巴结转移。

8.2 滑膜肉瘤

【病例展示】

(1)病例摘要 患者女性,30 岁。①主诉:左上腹隆起 5 天余。②查体:无明显异常。

(2)CT 表现 图 8.2A:轴位平扫,左肾上腺区见一囊实性肿块,边界清,密度不均匀,内见多房分隔,并片状略高密度影及液平面,大小约96 mm×134 mm×126 mm。图8.2B:轴位动脉期,增强实性成分呈不均匀强化,局部强化明显,分隔可见强化。图8.2C、D:轴位静脉期,肿块实性成分与分隔强化程度较动脉期稍加重。图8.2E:冠状位动脉期,病变上缘至脾胃间隙,下缘与左侧肾关系密切,左肾正常肾组织向下移位,左肾盏呈受压改变。图8.2F:矢状位动脉期,病变上缘至脾胃间隙,下缘与左侧肾关系密切,左肾正常肾组织向下移位,左肾盏呈受压改变。胰腺、脾血管受推前移,局部与胰腺欠清。

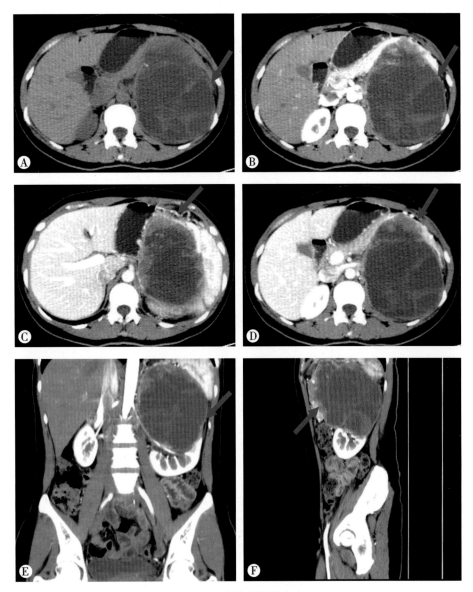

图8.2 腹膜后滑膜肉瘤

(3)手术记录 探查见腹腔内肠管与腹壁间、肠管与肠管间严重粘连,见一约9 cm×13 cm×14 cm肿物与脾、胰腺尾部、左侧结肠、左肾粘连严重。

(4)术后病理 梭性细胞恶性肿瘤(左腹膜后肿物),结合形态、免疫组化及分子检测结果,符合滑膜肉瘤。输尿管断端及肾门脉管、胰腺断端未见肿瘤累及。肾组织及脾组织未见肿瘤。

【病例分析】

滑膜肉瘤(synovial sarcoma,SS)并非来自滑膜细胞,而是一种来源于间叶组织的恶性软组织肿瘤,占所有软组织恶性肿瘤的10%。SS主要发生在四肢大关节附近,多见于下肢膝关节周围(约占2/3),发生于腹腔及腹膜后的SS较为罕见。SS多发生于青壮年,半数为20~40岁,男性女性发病无明显差异。病理学诊断SS为间叶性梭形细胞肿瘤。组织学上依据肿瘤组织中幼稚的瘤细胞、上皮样细胞、梭形细胞的数目以及分化程度的不同,可将 SS 分为 4 个类型:双向型、单相上皮型、单相纤维型和低分化型,相关文献报道单相纤维型最常见。腹膜后 SS 临床症状不典型,易误诊,患者多以腹膜后包块、消瘦、腹痛等为首发症状,或出现邻近器官受累的并发症而就诊。

【诊断要点】

(1)平扫特征 多为分叶状软组织肿块,部分呈囊实性,肿瘤体积一般较大,多>5 cm,一般边界较清晰,周围结构受压、移位,多合并出血;可出现钙化,常表现为斑块状或斑点状,主要位于肿块的周边,称为边缘性钙化;病灶较大时实性成分密度相对较低,CT 值多<20 Hu,腹膜后及盆腔淋巴结无肿大,多合并腹腔及盆腔积液。

(2)增强特征 ①血供丰富,较大肿瘤多表现明显不均匀强化;②静脉期强化更明显,呈延迟性,趋向于均匀强化。

【鉴别诊断】

(1)恶性纤维组织细胞瘤 好发于中老年,可发生于身体各部位,四肢和腹部多见;CT 表现为卵圆形、分叶状软组织肿块,肿瘤边缘模糊,瘤周水肿多见,密度不均匀,呈等、高或低混杂密度,可合并出血,常见液化坏死,可侵犯周围组织,增强肿瘤实性部分中度强化。

(2)胃肠道外间质瘤 多见于 40 岁以上,CT 表现为软组织密度肿块,大多境界清楚、光整,多富血供,动脉期见肿瘤边缘丰富的血管,静脉期强化 CT 值高于动脉期。

(3)平滑肌肉瘤 中老年好发,CT 表现为密度不均匀的软组织肿块,与周围组织分界不清,容易侵犯血管,特别是大血管,增强后强化类型为延迟性强化或快进慢出型,伴有中心大片状坏死。

8.3 腹膜后尤因肉瘤

【病例展示】

病例 1

(1)病例摘要 患者女性,21 岁。①主诉:右上腹痛伴发热 10 天余。②查体:专科查体无异常。

(2)CT 表现 图 8.3A:轴位平扫,右侧肾上腺区可见一巨大混杂密度肿块影,边界尚清,内部可见分隔影及软组织密度灶。图 8.3B:轴位动脉期,增强扫描肿块实性部分及分隔明显不均匀强化,动脉期见右侧肾上腺动脉供血。图 8.3C:轴位静脉期,肿块及分隔强化部分稍减低。图 8.3D:轴位静脉期,右肾呈受压改变。图 8.3E:冠状位动脉期,肿块下缘不规则,左下缘与左侧肾上腺分界不清,肝右叶及右肾呈受压改变。图 8.3F:矢状位动脉期,肝右叶及右肾呈受压改变。

(3)手术记录 腹膜后肝后方、右肾上极可见一直径 10 cm 肿块,左侧比邻腹主动脉,位于下腔静脉后方关系密切,与左肾上极关系密切、无法钝性分离,质韧,表面光滑,包膜完整,与周围组织呈炎症性粘连,表面可见大量血管分布,活动度差,与周围正常组织边界清楚。

(4)术后病理 外周原始神经外胚层肿瘤/骨外尤因肉瘤(腹膜后肿瘤)。

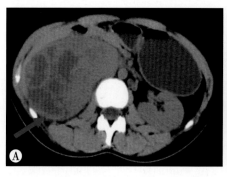
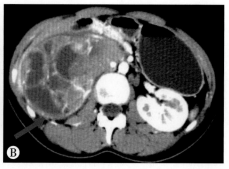

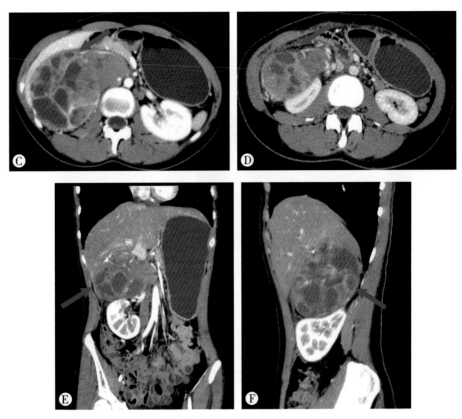

图8.3　腹膜后尤因肉瘤（肝后方、右肾上极）

病例 2

（1）病例摘要　患者男性，14岁。①主诉：间断腹痛 2 个月，双下肢疼痛 5 d。②查体：腹膨隆，下腹部可触及一肿块，质硬，边界清楚。

（2）CT 表现　图 8.4A：轴位平扫，盆腔内可见一巨大软组织肿块影，密度不均。图 8.4B：轴位静脉期，病灶中度不均匀强化。图 8.4C：冠状位静脉期，上至髂上缘，下至盆腔底部，分界欠清。图 8.4D：矢状位静脉期，邻近膀胱、直肠显示受压向前移位，分界欠清，后缘骶骨骨质未见明显异常。

（3）手术记录　打开腹膜，见瘤体巨大，位于下腹部盆腔并深入小骨盆，后方紧邻骶尾骨并粘连，瘤体将直肠顶起挤压至前方并浸润性生长，肿瘤大小约 15 cm×15 cm×18 cm，呈囊实性，实性部分呈鱼肉状，囊性部分含大量咖啡色坏死液，瘤体血运丰富，固定不活动。

（4）术后病理　小细胞恶性肿瘤（盆腔），符合原始神经外胚层肿瘤/尤因肉瘤。

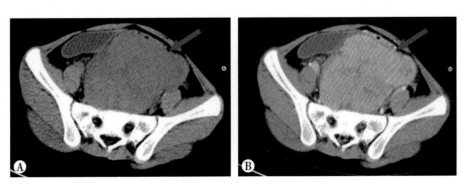

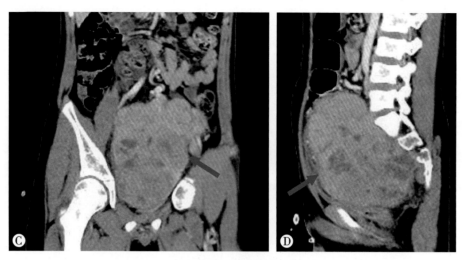

图 8.4　盆腔尤因肉瘤

病例 3

（1）病例摘要　患者女性,34 岁。①主诉:腰疼 3 月余。②查体:腹部柔软,中下腹部压痛,腹部无包块。

（2）CT 表现　图 8.5A:轴位动脉期,腹膜后及左侧髂血管区见不规则状软组织密度肿块,边界不清,密度不均匀,集中位于左侧肾静脉水平至双侧髂静脉分叉水平,病灶不均匀强化。图 8.5B:轴位静脉期,病灶不均匀渐进性强化。图 8.5C:冠状位静脉期,病灶周围推压移位。图 8.5D:矢状位静脉期,显示肿块包绕主动脉。

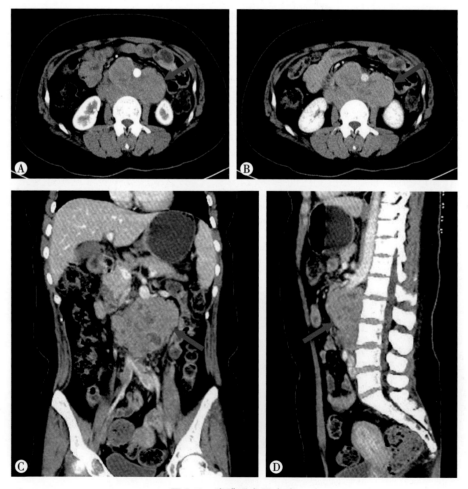

图 8.5　腹膜后尤因肉瘤

（3）穿刺病理　原始神经外胚叶肿瘤/尤因肉瘤（腹腔肿块穿刺）。

【病例分析】

骨外尤因肉瘤（extraskeletal Ewing sarcoma，ES）是一种少见的软组织恶性肿瘤，起源于神经外胚层，由原始未分化的小圆细胞组成；骨外尤因肉瘤、外周原始神经外胚层瘤（primitive neurotodermal tumour，PNET）以及胸肺部恶性小圆细胞肿瘤同属尤因肉瘤家族。它们在组织形态、免疫表型、细胞和分子遗传学上相同，往往不能区分，2013 年版 WHO 分类统称为骨外尤因肉瘤。骨外尤因肉瘤好发于青年人，年龄范围多在 15～30 岁，很少超过 40 岁，男性略多见，主要发生在躯干（特别是胸壁和肩背部），其次为头颈、四肢和脊柱（椎管内或椎旁），罕见发生于腹膜后。由于腹膜后的骨外尤因肉瘤发病部位隐蔽，临床症状不特异，发现时往往已经是晚期，致使患者预后极差。

【诊断要点】

（1）平扫特征　常位于中线旁，偏一侧；肿瘤体积较大，其内可见坏死、出血及囊变，形态不规则，钙化少见。

（2）增强特征　①增强扫描实性部分中等强化，坏死及囊变区强化不明显；②肿瘤易累及邻近血管及脏器，淋巴结转移少见，脊柱旁肿瘤容易造成溶骨性骨质破坏。

【鉴别诊断】

（1）胃肠道外间质瘤　常见于老年人，多发生于网膜及肠系膜，其次是腹膜后腔，多为恶性；肿瘤边界多清晰，肿瘤坏死液化明显，密度不均匀，多以囊性成分为主；增强扫描肿块呈中等不均匀强化，静脉期较著，液化坏死区无明显强化，肿瘤实性部分强化较骨外尤因肉瘤稍显著，坏死较明显，钙化相对较多。详见 8.1 相关内容。

（2）恶性间叶组织肿瘤　常为体积较大的不规则软组织肿块，密度常不均匀，可见坏死、出血、囊变或钙化。脂肪肉瘤为含脂密度的巨大软组织肿瘤，无明显强化，但实体型脂肪肉瘤不易鉴别。纤维组织细胞肉瘤常见于老年人，肿瘤内见到钙化对提示诊断有帮助。平滑肌肉瘤中心多有大片状坏死区，不伴有钙化。

（3）淋巴瘤或淋巴结转移瘤　常表现为腹膜后血管周围多发软组织密度灶，大小不等，可融合成团。

8.4　血管平滑肌脂肪瘤

【病例展示】

病例 1

（1）病例摘要　患者男性，55 岁。①主诉：体检发现双肾囊肿 1 年余，发现右肾囊肿增大 7 d。②查体：专科查体无异常。

（2）CT 表现　图 8.6A：轴位平扫，右侧腹膜后见一不规则囊实性肿块影，边界尚清，中心见不规则片状低密度强化区。图 8.6B：轴位动脉期，增强后中度不均匀强化，与右肾下极实质分界不清，可见腹主动脉发出分支血管供应。图 8.6C、D：轴位静脉期，肿块周围见迂曲静脉显影，病灶与右肾下极实质分界不清。图 8.6E：矢状位静脉期，肿块与右肾下极实质分界不清，下腔静脉呈受压改变。图 8.6F：冠状位静脉期，肿块周围肠管受压改变。

（3）手术记录　在下腔静脉右侧打开 Gerota 筋膜，在肾上极内上方的肾周脂肪中可见右侧肾上腺区肿物，大小约 13 cm×10 cm。

（4）术后病理　（右侧腹膜后占位）具有血管周围上皮样细胞瘤/上皮样血管平滑肌脂肪瘤。

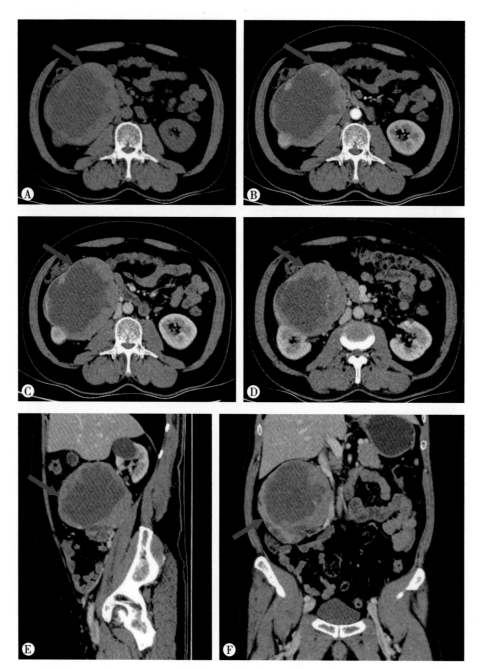

图8.6　右侧腹膜后上皮样血管平滑肌脂肪瘤

病例2

（1）病例摘要　患者女性，45 岁。①主诉:中下腹部持续性疼痛 2 d 余。②查体:专科检查无异常。

（2）CT 表现　图 8.7A:轴位平扫,腹主动脉左侧见一低密度肿块影,边缘欠清,与十二指肠水平部分界不清。图 8.7B:轴位动脉期,病灶呈环形轻度强化。图 8.7C、D:轴位静脉期,病灶环形强化程度较动脉期稍加重,边缘模糊。图 8.7E:冠状位动脉期,病灶位于腹主动脉左侧,形态呈类圆形。图 8.7F:矢状位动脉期,病灶位于第 2 或 3 椎间盘前方。

（3）手术记录　于屈氏韧带下方可触及一大小约 4 cm×3 cm 肿物,位于小肠系膜下方,质地较硬,活动性差。

（4）术后病理　间叶源性肿瘤(腹膜后),考虑血管平滑肌脂肪瘤。

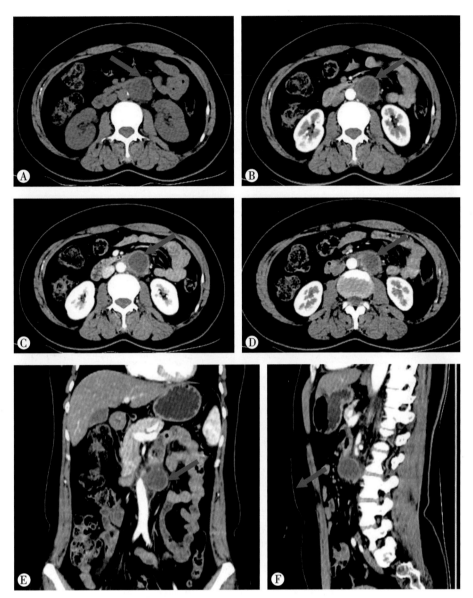

图 8.7　腹膜后血管平滑肌脂肪瘤

病例 3

（1）病例摘要　患者女性,27 岁。①主诉:腹胀 1 年余,发现左侧腹部占位 7 d。②查体:腹平坦,腹部可触及一大小约 30 cm×15 cm 质硬包块,活动度差,右侧下腹部可见一 10 cm 纵行切口,无腹壁静脉曲张,腹壁无压痛、反跳痛,腹部柔软,无移动性浊音。

（2）CT 表现　图 8.8A:轴位平扫,左侧腹膜后见一巨大软组织密度肿块影,其内见多发索条状略软组织密度影及脂肪密度影,CT 值分别为 44.5 Hu、-82 Hu,边缘光整,似有包膜。图 8.8B:轴位动脉期,增强扫描实性部分明显强化,脂肪部分未见强化,内有粗大血管影。图 8.8C、D:轴位静脉期,实性部分进一步明显强化。图 8.8E:冠状位静脉期,左侧肾及周围肠管受压、移位。图 8.8F:矢状位静脉期,病灶周边肠管及邻近器官推移。

（3）手术记录　探查见腹腔巨大占位,囊性,与脾、降结肠、左肾上极、左侧肾上腺粘连,并将左肾推向右侧。

（4）术后病理　血管平滑肌脂肪瘤(腹膜后肿物)。

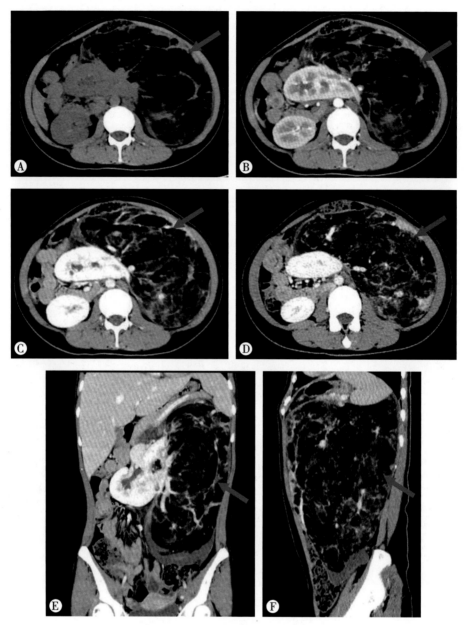

图 8.8　腹膜后血管平滑肌脂肪瘤

【病例分析】

血管平滑肌脂肪瘤(hepatic angiomyolipoma,HAML)是一种常见的间叶来源肿瘤,最多见于肾,其次发生于肝和子宫,而腹膜后肾外血管平滑肌脂肪瘤(retroperitoneal extrarenal angiomyolipoma,ERAML)则极罕见,国内外也仅是个案报道。经典 HAML 的 3 种组织成分包括缺乏弹力纤维的厚壁血管、梭形和上皮样平滑肌细胞以及成熟脂肪组织,3 种成分以不同比例混合存在。研究证实 HAML 来源于血管周围上皮样细胞(perivascular epithelioid cell,PEC),PEC 是一种围绕血管腔的细胞,具有多潜能性,是 HAML 的前体细胞,可分化为脂肪、血管和平滑肌。有 PEC 来源的肿瘤被称为血管周围上皮样细胞瘤(perivascular epithelioid,PEComa),是一个肿瘤家族。肾 HAML 与结节性硬化症有关,但 ERHAML 绝大部分与结节性硬化症无关。HAML 任何年龄均可发病,以女性居多,ERAML 患者男女比例为 1∶9,表现为腹痛、腹胀、出血、血尿等多种症状。

【诊断要点】

(1)平扫特征　一般体积大,边界清晰或部分模糊,其内密度不均,含有大量脂肪和索条状软组织密度影,可见出血。

(2)增强特征 ①动脉期可见其内增粗迂曲血管;②轻度或中度不均匀强化。

【鉴别诊断】

(1)脂肪肉瘤 中老年男性多见,而 HAML 多见于中年女性;脂肪肉瘤为恶性肿瘤,一般边缘模糊,对周围结构有侵犯,而 HAML 为良性肿瘤,一般边缘清晰,致周围组织受压推移。脂肪肉瘤强化程度不如 HAML 明显,且出血少见,而 HAML 易发生出血。

(2)脂肪瘤 几乎没有软组织成分,极少有出血,增强后无强化。

(3)畸胎瘤 可见到骨骼、牙齿或毛发,即可确诊。

(4)脂肪变性的平滑肌瘤 一般呈圆形或椭圆形软组织肿块,边缘光滑清晰,密度均匀,明显强化,发生脂肪变性时,可出现无强化的低密度区,呈厚壁,且密度较 HAML 高。

参考文献

[1]沈琳,李健,秦叔逵,等.中国胃肠间质瘤诊断治疗共识(2013 年版)[J].临床肿瘤学杂志,2013, 18(11):1025-1032.

[2]刘洋,林俊东.腹内胃肠道外间质瘤的多层螺旋 CT 表现[J].实用医学影像杂志,2020,21(2):135-138.

[3]曾云富,陈竹碧,吴和刚,等.腹膜后胃肠道外间质瘤的 MSCT 表现及鉴别诊断[J].实用放射学杂志,2012,28(9):1387-1389.

[4]沈旺,王新允,郑海燕,等.胃肠道及胃肠道外间质瘤216 例临床病理学特点分析[J].中国实用外科杂志,2011,31(8):693-695.

[5]高晓玲,刘瑛.腹腔原发性滑膜肉瘤的 CT 诊断(附 2 例报道并文献复习)[J].肿瘤影像学,2020, 29(6):599-602.

[6]傅晓琴,梁付奎,郭威.原发腹膜后滑膜肉瘤一例[J].放射学实践,2013,28(10):1086-1087.

[7]赵松涛,罗鹏,吴准,等.原发性腹膜后滑膜肉瘤 1 例并文献复习[J].现代泌尿生殖肿瘤杂志,2017, 9(1):48-49,51.

[8]RIGGI N, STAMENKOVIC I. The biology of ewing sarcoma-cancer letters[J]. Cancer Letters, 2007, 254(1):1-10.

[9]张海芳,高德宏.原发腹膜后尤文肉瘤 6 例临床影像病理分析[J].中国组织化学与细胞化学杂志, 2020,29(3):268-273.

[10]刘妍,于小平,张文华.外周性原始神经外胚层肿瘤的影像学表现与病理对照分析[J].影像诊断与介入放射学,2012,21(3):205-209.

[11]张倩,牛猛,姬健智,等.肾外腹膜后血管平滑肌脂肪瘤 2 例报道及文献复习[J].医学影像学杂志, 2022,32(3):538-540.

[12]戴宇平,王飞,梁月有,等.腹膜后肾外血管平滑肌脂肪瘤的诊断与治疗[J].中华泌尿外科杂志, 2007,28(10):675-677.

[13]辛建伟,张言敏,宋志远,等.腹膜后肾外血管平滑肌脂肪瘤 1 例报告[J].现代泌尿外科杂志, 2015,20(11):840.

9 囊肿性病变

9.1 支气管源性囊肿

【病例展示】

病例1

（1）病例摘要　患者女性，25岁。①主诉：无明显诱因上腹痛伴2月余。②查体：无异常发现。③检验学：无异常发现。

（2）CT表现　图9.1A：轴位平扫，肝胃间隙可见不规则囊性低密度影，边界光滑，最大截面约56 mm×66 mm，CT值约43 Hu，囊壁薄。图9.1B轴位动脉期、图9.1C轴位静脉期，囊壁以及囊内容物均未见强化。图9.1D：冠状位静脉期，囊壁周围胃壁受压。

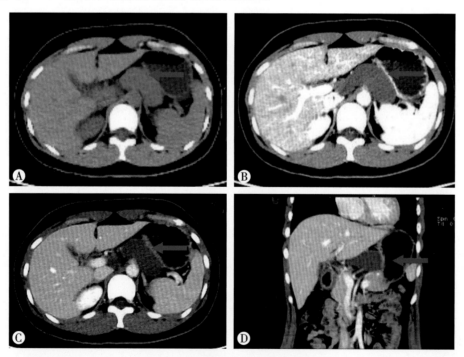

图9.1　肝胃间隙支气管源性囊肿

（3）手术记录　胃后壁与胰腺之间可触及囊性包块，包膜完整。

（4）术后病理　肿物切开，切面呈灰褐色胶冻样。腹膜后良性囊性病变，被覆复层纤毛柱状上皮，符合支气管源性囊肿。

病例 2

（1）病例摘要　患者女性，52 岁。①主诉：无明显诱因上腹痛伴 2 月余，疼痛可忍受，一段时间后可自行缓解。②查体：无异常发现。③检验学：无异常发现。

（2）CT 表现　图 9.2A：轴位平扫，左侧肾上腺区软组织肿块影，大小约 30 mm×60 mm，边界清，密度不均，周围脏器受压改变。图 9.2B：轴位动脉期，边缘可见实性成分，轻度不均匀强化。图 9.2C：轴位静脉期，实性成分轻度强化。图 9.2D：冠状位静脉期，轻度不均匀强化。

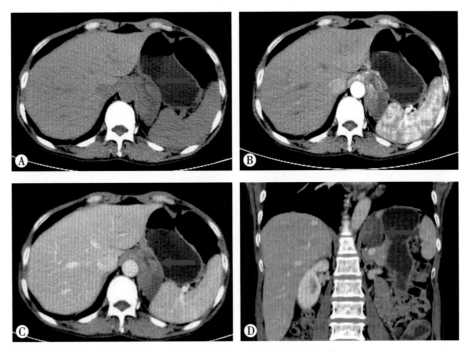

图 9.2　左侧肾上腺区支气管源性囊肿

（3）手术记录　近贲门食管处中线偏左可见肿物，毗邻胃后壁及胰腺，包膜完整。腹腔干水平可见腹主动脉分支血管供应肿物。

（4）术后病理　肿物切开，局部胶冻样，可见坏死及钙化，包膜完整。腹膜后囊性病变，被覆纤毛柱状上皮，局部钙化，符合支气管源性囊肿伴钙化。

【病例分析】

支气管源性囊肿（bronchial cyst，BC），也被称为支气管囊肿，是一种由胚胎发育障碍引起的先天性病变。当异常发育的支气管芽附着在原始前肠时，囊肿发生在胸腔或肺实质。当胸膜腔、腹膜腔融合封闭的过程中，脱落的支气管芽与原始前肠完全分离，由于受挤压等，异常的支气管芽迁移进入腹腔。BC 56%~85% 发生在纵隔，7%~23% 发生在肺内。少数可异位在心、胸膜、腹腔、腹膜后、颈部、头部等部位。腹腔异位支气管囊肿罕见，容易误诊。腹部支气管囊肿的男性发病比例略高于女性，约 80% 囊肿位于左侧腹部。临床症状无特异性，主要与其囊肿部位、大小和邻近器官受压有关。囊肿增大出现压迫症状，伴有腹部隐痛。囊肿内可出现出血或感染，长期反复感染可发生恶变。影像学检查是术前诊断的主要依据。

【诊断要点】

（1）平扫特征　腹腔异位支气管囊肿多位于左上腹，形态规则，边界多清晰锐利，部分边界可模糊不清。囊内密度均匀，囊壁薄且光滑。病多表现为单房，有时可表现为多房。囊壁可见点状钙化。平扫 CT 值一般大于 20 Hu。可发生在组织间隙时，可随间隙呈塑形性生长。当合并感染或出血时，可出现密度增高，密度不均匀，边界欠清晰，与周围的组织分界不清。

(2)增强特征　①动脉期囊内容物多不强化,囊壁多不强化,部分可强化。②静脉期囊肿内容物多不强化,部分可轻度强化。囊壁多不强化,部分可强化。

【鉴别诊断】

(1)淋巴管瘤　通常表现为单房或多房的水样密度的囊性肿块,囊壁极薄,边界光滑,密度均匀,可有轻度强化。在正常结构之间扩张但没有压迫邻近管腔。详见 5.3.1 相关内容。

(2)畸胎瘤　畸胎瘤分为成熟性畸胎瘤和未成熟性畸胎瘤。CT 示成熟性畸胎瘤一般表现为混杂密度肿块,包括软组织、脂肪、骨骼密度等。未成熟畸胎瘤没有或少有成形的组织,结构不清。详见 7.1 相关内容。

9.2　肠源性囊肿

【病例展示】

病例1

(1)病例摘要　患者女性,56 岁。①主诉:大便次数增多 1 年余,发现结肠息肉 1 个月。②查体:肠镜示阑尾口处隆起。③检验学:无异常发现。

(2)CT 表现　图 9.3A:轴位平扫,盲肠可见囊状低密度影,边界清楚,大小约为 13 mm×14 mm,囊壁厚约 2.3 mm。图 9.3B:轴位动脉期,囊内容物未见强化,囊壁轻中度强化。图 9.3C:轴位静脉期,囊内未见强化,周围结构未见受压改变。图 9.3D:冠状位静脉期,可见囊性肿物位于肠腔内,阑尾入口处。

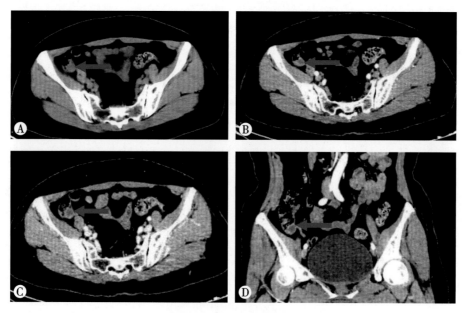

图9.3　盲肠肠源性囊肿

(3)手术记录　盲肠壁可见囊性包块,盲肠壁无明显水肿。阑尾红肿,增粗。

(4)术后病理　囊性肿物,切开内有灰白渗出液,内壁壁厚 0.1 cm。慢性阑尾炎,局部见部分由肠壁组织构成的囊性结构,与阑尾相邻,考虑肠源性囊肿。

病例2

(1)病例摘要　患者男性,49 岁。①主诉:体检发现腹腔占位 1 月余。②检验学:无异常发现。

(2)CT 表现　图 9.4A:轴位平扫,肝胃间隙见不规则形囊状低密度影,CT 值约为 39 Hu,边界清晰。图 9.4B:冠状位平扫,肿物边界清晰,局部紧贴胃壁。

(3)手术记录　肿瘤位于肝胃韧带上方,质软,与胰腺、胃壁粘连。

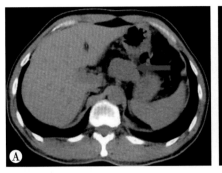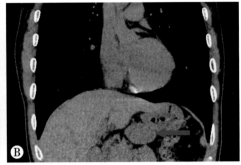

图9.4 肝胃间隙肠源性囊肿

（4）术后病理 囊实性肿物,切开内含灰黄胶冻样物,实性区灰红质软。腹膜后肿物,局灶被覆柱状上皮及少量黏液上皮,考虑肠源性囊肿。

【病例分析】

肠源性囊肿(intestinal cyst)是一种罕见的先天性发育畸形。WHO将其定义为囊肿内衬壁有能分泌黏液的、类似于胃肠道的上皮。多数学者认为其发生与消化道形成时脊索与原肠未完全分离有关。当胚胎发育第3周时,有部分内胚层组织与中胚层未分离,内胚层继续发育为前肠即形成了肠源性囊肿,可癌变。好发于椎管内、后纵隔。发生于腹部的囊肿罕见。肠源性囊肿可发生于任何年龄,以儿童多见。发生于椎管内或颅内的肠源性囊肿发病年龄小,病灶较小时即可出现压迫症状。与之不同的是,腹部肠源性囊肿因腹腔容积大、活动度大,故较晚才会出现囊肿压迫引起的症状。CT检查不能明确囊肿的起源,但可准确评估病灶的大小、范围及与周围组织结构的关系。

【诊断要点】

（1）平扫特征 肿块呈圆形或椭圆形或不规则形,呈水样密度或少许高密度影。包膜完整,常厚薄不均,有明显的钙化灶或乳头样隆起。当合并感染后出血时,可出现密度不均匀、边界欠清晰、与周围的组织分界不清。

（2）增强特征 ①动脉期囊内容物未见强化,囊壁可无强化,或轻至中度强化,周围结构可有受压改变。②静脉期囊内容物未见强化,囊壁可无强化,或轻至中度强化。

【鉴别诊断】

（1）肾上腺囊肿 肾上腺囊肿是临床上较少见的一种良性病变,病理类型可分为4种,即内皮性囊肿、假性囊肿、上皮性囊肿、寄生虫性囊肿。无特异性临床症状,囊肿体积较大的患者可能会出现血压升高、消化道症状以及腰腹部胀痛等。通常CT表现为肾上腺区类圆形肿块、壁薄,低密度灶,强化不明显,对于较大囊肿有时也难以确定其来源(图9.5)。

（2）胃肠道外间质瘤 间质瘤多呈不规则分叶状,易囊变和坏死,囊性病变内可出血。边界多清晰,增强后实性部分明显强化,病灶边缘或中央可见多发迂曲的强化影。详见8.1相关内容。

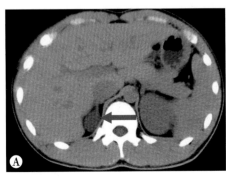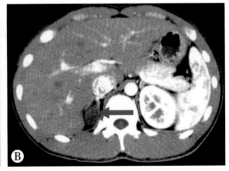

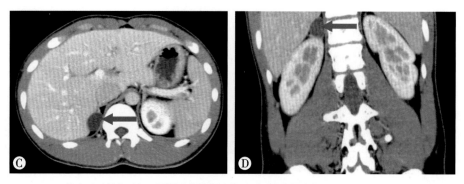

A～C. 依次显示轴位平扫、动脉期、静脉期图像;D. 冠状位静脉期图像。图中显示右侧肾上腺囊肿,增强扫描内容物未见强化。

图9.5 右侧肾上腺囊肿

9.3 尾肠囊肿

【病例展示】

病例 1

(1)病例摘要 患者男性,75 岁。①主诉:发现骶尾部肿块 2 年余,发热 13 d。②查体:骶尾部肿块,质硬,有压痛,肿块破溃,流出脓性液体。③检验学:无异常发现。

(2)CT 表现 图 9.6A:轴位平扫,骶尾部见低密度影,形态不规则。囊内容物密度均匀。图 9.6B:轴位动脉期,病灶未见强化。图 9.6C:轴位静脉期,囊壁部分中度强化。图 9.6D:冠状位静脉期,囊壁局部增厚,中度强化。

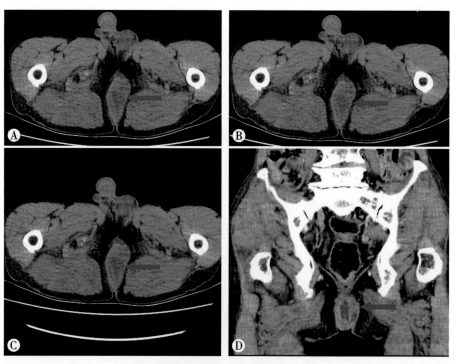

图9.6 骶尾部尾肠囊肿

(3)手术记录 肿物约 3 个,共腔;按压肿物,可见脓液从点状破口流出。

(4)术后病理 肿物切开灰白质中,局部呈囊性,内壁灰白光滑。骶尾部肿物符合尾肠囊肿。

病例2

（1）病例摘要　患者女性,59 岁。①主诉:体检发现骶前占位 1 周。②查体:全腹无压痛,输尿管点无压痛。③检验学:无异常发现。

（2）CT 表现　图 9.7A:轴位平扫,尾骨前方囊性占位,大小约为 95 mm×69 mm×80 mm,CT 值约为 27 Hu,边界清楚,邻近组织受压。图 9.7B:轴位动脉期,病灶无强化。图 9.7C:轴位静脉期,部分囊壁轻度强化。图 9.7D:矢状位静脉期,囊内容物密度欠均匀。

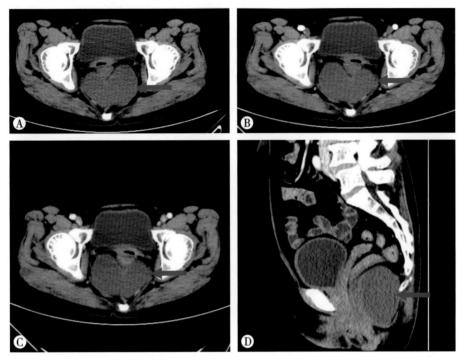

图 9.7　尾骨前方尾肠囊肿

（3）手术记录　肿瘤位于肛提肌下方,尾骨尖前方,包膜完整。

（4）术后病理　灰黄囊腔样组织,切开可见灰黄色黏稠样物,囊壁粗糙。囊壁被覆腺上皮,鳞状上皮,囊壁上平滑肌排列紊乱,符合尾肠囊肿。

【病例分析】

尾肠囊肿(tailgut cyst,TGC),又名囊性错构瘤,是一种特殊类型的肠源性囊肿,发病罕见,因其发病位置固定,影像表现特殊,故单独介绍。通常被认为是由胚胎时期尾肠的残迹发育而来,又名直肠后发育期囊肿,多发于女性,可在任何年龄出现,常见于中年人。常见部位为骶前间隙,也可发生于肾周、肛周、直肠前、骶后、臀、大腿等处。尾肠囊肿患者可有临床症状,也可无临床症状。常出现的临床症状为直肠或更低的部位出现疼痛,排便过程中发生疼痛,直肠饱胀感,无痛性直肠出血,尿频,大便直径改变。尾肠囊肿多是由于压迫邻近组织结构引起相应临床症状,无特异性。合并感染后可形成脓肿甚至肛周瘘。极少数尾肠囊肿可恶变,引起骶尾部结构的受侵症状,可出现类似于复发性藏毛窦脓肿、肛周脓肿或肛瘘等明显的症状和体征。尾肠囊肿首选外科手术完整切除以防止复发、感染及恶变。影像检查可为手术方案的制订提供重要信息。

【诊断要点】

（1）平扫特征　直肠后与骶尾骨前间隙内的薄壁囊性肿块,多为多囊或多房样改变,可单囊,边界清楚,囊壁可见钙化,囊液密度多均匀。合并感染后,囊液密度可不均匀,囊壁可增厚。

（2）增强特征　①动脉期囊内容物无明显强化;②当合并感染后,静脉期囊壁可轻度强化。

【鉴别诊断】

（1）皮样囊肿　皮样囊肿也称为囊性畸胎瘤，成人较少见，好发于儿童及女性。囊肿形态规则，边缘清晰，囊内容物通常呈液性密度，常含脂肪，甚至毛发、骨骼、牙齿等。伴或不伴薄而均匀的分隔，囊壁厚薄均匀，增强扫描囊内分隔及囊壁可呈中度强化。皮样囊肿囊壁钙化和囊内脂肪成分是其特征性表现。好发于眼眶四周、鼻根部、头枕部，骶尾部较少见。如果出现多囊，可能更倾向于尾肠囊肿（图9.8）。

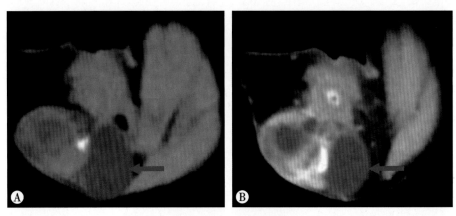

A、B.分别显示轴位平扫、静脉期图像。图中显示右侧骶尾部囊性肿块，边界清，增强扫描未见强化。

图9.8　骶尾部皮样囊肿

病理：成熟性畸胎瘤，内含大量成熟脑组织。

（2）肛周脓肿　肛门周围软组织发生化脓性感染形成脓肿，临床主要表现为肛周硬结肿块，伴有逐渐加重的持续性肿痛或跳痛，常伴低热，有时出现高热。其分为非瘘管性、瘘管性和特殊类型脓肿3种。非瘘管性主要位于皮内、皮下、直肠黏膜下、骨盆直肠间隙、直肠后间隙；瘘管性主要位于皮下、皮内、直肠壁内、坐骨直肠窝、肛管后深间隙。影像学主要用于高位脓肿的评估。CT多表现为圆形、条形或不规则形软组织，壁厚环形强化，内部坏死，可见气泡，周围软组织可出现渗出、积气等。典型的临床表现和影像征象有助于脓肿与肿瘤性疾病的鉴别（图9.9）。

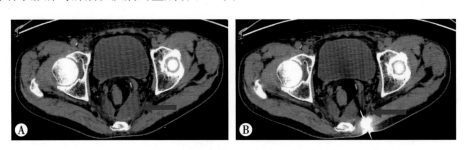

A、B.依次显示轴位平扫、穿刺抽吸术中图像。图中显示肛周低密度影，周围渗出。

图9.9　肛周脓肿

手术记录：经穿刺抽吸术和引流术后好转。

9.4　米勒管源性囊肿

【病例展示】

病例1

（1）病例摘要　患者男性，29岁。因胸壁巨细胞瘤术后复查CT，泌尿系统无明显症状。

（2）CT表现　图9.10A：轴位动脉期，前列腺中央带偏后方见小囊状低密度影，无强化。图9.10B：轴位静脉期,病灶无强化。图9.10C:冠状位静脉期。图9.10D:矢状位静脉期,前列腺后方囊状无强化低密度影。

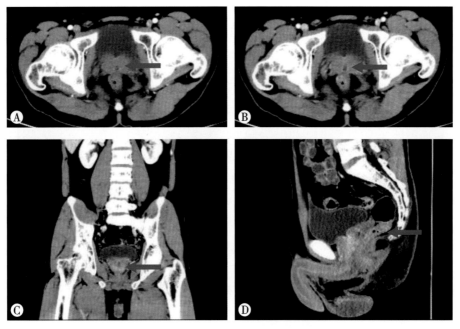

图9.10　前列腺内米勒管源性囊肿

(3)手术记录　未行手术。

(4)术后病理　未行病理学检查。

病例2

(1)病例摘要　患者女性,47岁。①主诉:阴道出血4 h,加重伴腹痛3 h。②查体:输尿管点无压痛,腹部无压痛。③超声检查:提示宫颈多发囊肿。

(2)CT表现　图9.11A:轴位平扫,宫颈多发囊状低密度影,密度均匀。图9.11B轴位动脉期、图9.11C轴位静脉期,囊肿未见明显强化。图9.11D:矢状位静脉期,宫颈多发囊状无强化低密度影。

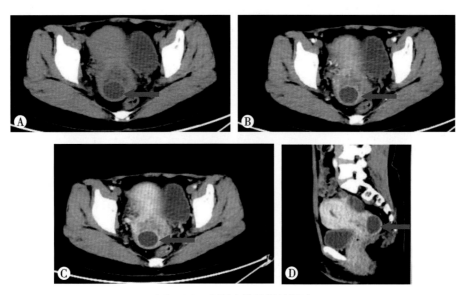

图9.11　宫颈米勒管源性囊肿

(3)手术记录　腹腔镜下子宫全切术与双侧输卵管切除术。

（4）术后病理　子宫腺肌病。宫颈囊肿,衬覆米勒上皮。右侧输卵管系膜囊肿。

【病例分析】

米勒管源性囊肿（Mullerian cyst）,又称为中肾旁管源性囊肿。人胚第 6 周时,男、女两性胚胎均具有两套生殖管道,一对中肾管和一对中肾旁管,又称苗勒管。由体腔上皮先凹陷形成纵沟,然后沟缘闭合成管。女性的米勒管在胚胎发育过程中分化为生殖器官子宫与阴道。男性米勒管在胚胎第 8~10 周迅速退化,仅留下头和尾部,分别形成睾丸附件和前列腺尿道的后部膨出的前列腺囊。如果因某种原因导致其尾侧融合部退化不全,即米勒管残存。来源于米勒管残存的囊肿称为米勒管源性囊肿。因女性的米勒管分化为生殖器官,所以米勒管囊肿大多见于男性,年龄多在 20~40 岁,好发于骨盆尤其多见于膀胱及前列腺后面附近,也可发生于腹膜后、肾附近。影像学检查是术前诊断米勒管源性囊肿的重要方法,能提供重要信息,可以明确病灶的部位、囊壁及囊液的性质、强化特点以及对周边脏器的压迫情况,还可显示囊肿与周围大血管的关系,为手术方案的制订提供重要信息。

【诊断要点】

（1）平扫特征　前列腺内米勒管囊肿一般位于前列腺基底部、尿道后上方中线处。病灶一般为单囊,部分可为多囊。囊肿容物可为水样密度,或稍高于水样密度。囊壁较薄,边界清楚,形态规则,边缘可见斑点状钙化。当合并感染后出血时,可出现密度不均匀,囊壁增厚,边界欠清晰,与周围的组织分界不清。

（2）增强特征　①动脉期囊内容物无强化,囊壁一般无强化,少部分可轻至中度强化,囊壁边界显示更加清晰。②静脉期囊内容物无强化,囊壁一般无强化,少部分可轻至中度强化。

【鉴别诊断】

（1）射精管囊肿　前列腺内的米勒管囊肿与射精管囊肿表现类似。纵切面射精管囊肿位于前列腺前下方中央区、尿道后侧,横切面位于前列腺中央区、偏一侧之射精管行程上,囊肿可指向精阜。而前列腺内的米勒管囊肿多位于基底部、尿道后上方中线处,与精囊和输精管无相连。排精试验可鉴别两种囊肿。射精管囊肿时,排泄物通过囊肿后再进入后尿道、进入并滞留于囊肿内或未发生排泄,而米勒管囊肿时,排泄物从囊肿外周绕行。

（2）卵巢囊肿　前列腺外米勒管源性囊肿应主要与盆腔其他囊性占位鉴别。卵巢囊肿是一种妇科常见良性病变,附件区囊性低密度影,壁薄,可有钙化,囊内容物不强化,囊壁可轻度强化（图 9.12）。

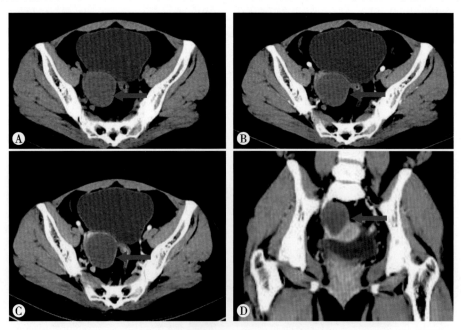

A~C.依次显示轴位平扫、动脉期、静脉期图像;D.冠状位静脉期图像。图中显示右侧附件区囊性肿块,边界清,密度均匀,增强扫描内容物未见强化,外壁可见强化。

图 9.12　右侧附件子宫内膜异位囊肿

病理:右侧卵巢子宫内膜异位囊肿。

9.5　中肾管囊肿

【病例展示】

病例 1

（1）病例摘要　患者女性，86 岁。①主诉：发现盆腔囊肿 1 个月。②查体：全腹无压痛。

（2）CT 表现　图 9.13A：轴位平扫，盆腔内见囊性低密度影，壁薄，边界清晰，大小约为 135 mm×105 mm，周围肠管受压。图 9.13B：轴位动脉期，囊内容物未见强化，部分囊壁轻度强化。图 9.13C：轴位静脉期，部分囊壁轻度强化。图 9.13D：冠状位静脉期，囊内分隔可见钙化灶。

（3）手术记录　右侧附件切除术。右下腹囊性包块，内有淡黄色液体，可见 3 个囊肿粘连，来源于右侧卵巢。卵巢萎缩，表面大量大小不等囊肿。

（4）术后病理　右侧卵巢良性囊性病变，内壁灰白光滑，符合中肾管囊肿。

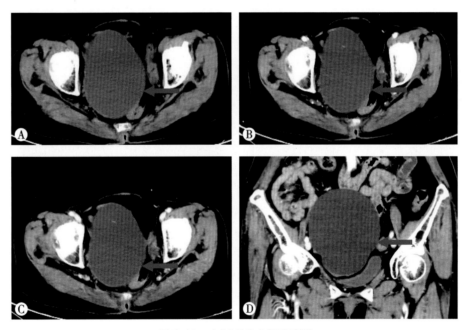

图 9.13　右侧附件中肾管囊肿

病例 2

（1）病例摘要　患者男性，30 岁。①主诉：发现右侧睾丸 6 年。②查体：右侧睾丸可触及直径约为 1 cm 类圆形肿物，质硬，活动一般，有压痛。

（2）CT 表现　图 9.14A：轴位平扫，右侧睾丸前上方可见一囊状低密度影，直径约为 13 mm，部分囊壁稍厚。图 9.14B：轴位动脉期，囊内容物未见强化。图 9.14C：轴位静脉期，部分囊壁强化。图 9.14D：冠状位静脉期，囊肿内容物密度低于正常睾丸密度。

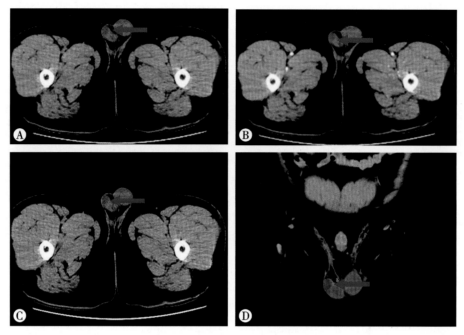

图 9.14　右侧附睾中肾管囊肿

（3）手术记录　右侧附睾囊肿切除术。

（4）术后病理　右侧附睾囊肿,衬覆柱状上皮,考虑中肾管囊肿。

【病例分析】

中肾管囊肿（mesonephric duct cyst）,又名卵巢冠囊肿或 Gartner 囊肿,以女性多见。在胚胎 4 周末,前肾小管大部分退化,前肾管与中肾小管连通后即称为中肾管（或称沃尔夫管、Wloffian 管）。胚胎发育过程中,中肾管系统退化不完全,形成中肾管囊肿,多发生于育龄期女性。中肾管是在输卵管系膜中走向内侧子宫侧壁→宫颈侧壁→阴道前侧壁而止于阴道口,女性胚胎发育过程中,中肾管退化,但是部分残留下来并不少见。因此,在这一沿途中都可能有残留的部分并有可能发生囊肿。一般多见于输卵管伞端、卵巢冠、阔韧带、阴道壁及外阴部。残留的中肾和中肾导管在女性生殖系统内根据其部位有不同的名称。①卵巢冠:指输卵管系膜内靠近卵巢门的一组中肾小管。②卵巢旁体:指部分位于子宫角与卵巢之间的中肾小管。③卵巢冠纵管:指中肾导管的头部部分,位于输卵管系膜内。它和输卵管平行,也是卵巢冠的一个组成部分。④Gartner 管:指中肾导管的远端 2/3 部分,这部分中肾导管由卵巢冠纵管部分连续下来,沿着子宫、宫颈侧壁肌层中走行,然后向着宫颈阴道部分的背侧及下方伸展,再由此向外侧到达阴道顶,以后沿着阴道壁走行呈狭窄的管道,一直伸展到处女膜。中肾管囊肿除可在成人卵巢和输卵管之间、阔韧带、宫颈及阴道壁内形成囊肿外,亦可在腹膜后形成囊肿,位于肾附近、结肠后、胰头或胰尾附近,可在男性精索形成囊肿。中肾管囊肿好发于生育年龄,发病高峰在 40～50 岁。

大多中肾管囊肿无症状,少数囊肿因体积增大而对周围邻近结构形成压迫,或因发生在特殊部位,而产生相应的症状。影像学检查能提供重要信息,可以明确病灶的部位、囊壁及囊液的性质、强化特点以及对周边脏器的压迫情况,还可显示囊肿与周围大血管的关系,为手术方案的制订提供重要信息。

【诊断要点】

（1）平扫特征　病灶多为单发,多表现为单囊。一般表现为圆形、卵圆形或不规则形囊状低密度影,边界清楚,囊壁薄,内可见分隔。根据囊内成分不同,可为不同密度。部分囊壁可见钙化。

（2）增强特征　①动脉期囊内容物未见强化,囊壁可不强化或部分强化。当合并感染时,囊壁可明显增厚,强化明显。②静脉期囊内容物未见强化,囊壁可不强化或部分强化。

【鉴别诊断】

（1）卵巢囊肿　卵巢囊肿是一种妇科常见良性病变,附件区囊性低密度影,壁薄,可有钙化,囊内容物不强化,囊壁可轻度强化。当合并感染后出血时,可出现密度不均匀、囊壁增厚、边界欠清晰、与周围的组织分界不清(图9.12)。

（2）卵巢囊腺瘤　囊腺瘤分浆液性囊腺瘤和黏液性囊腺瘤,前者多为单房,后者多为多房,囊内密度均匀,囊壁、分隔及实性部分增强后可见强化(图9.15)。

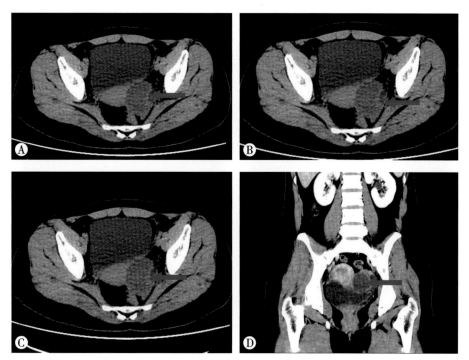

A～C.依次显示轴位平扫、动脉期、静脉期图像;D.冠状位静脉期图像。图中显示左侧卵巢交界性浆液性囊腺瘤,增强扫描分隔及软组织可见中度强化。

图9.15　左侧卵巢交界性浆液性囊腺瘤

病理:左侧卵巢浆液性囊腺瘤,局部交界性改变。右侧卵巢交界性浆液性肿瘤。

参考文献

[1]白人驹,韩萍,于春水.医学影像诊断学[M].4版.北京:人民卫生出版社,2017.

[2]尚亚雷,覃玲艳,戴慧,等.胸腺区支气管源性囊肿121例CT表现分析[J].中华医学杂志,2020,100(39):3109-3111.

[3]吴忠毅,许元鸿,龙锦,等.腹部支气管源性囊肿七例临床分析[J].中华普通外科杂志,2017,32(3):220-223.

[4]彭显月,李浩,杜江,等.胃壁巨大肠源性囊肿误诊为左侧肾上腺囊肿一例[J].中华胃肠外科杂志,2020,23(10):1006-1007.

[5]宋殿宾,张晶晶,迟强,等.肾上腺肠源性囊肿一例报告[J].中华泌尿外科杂志,2020,41(9):705-706.

[6]张效杰,唐上坤.成人尾肠囊肿1例CT及MRI表现[J].中国医学影像学杂志,2017,25(11):817,819.

[7]唐晓雯,王中秋,王绍娟,等.骶前尾肠囊肿的MRI表现:4例报告并相关文献复习[J].临床放射学杂志,2018,37(1):162-165.

[8]王玉豪,顾志远,齐静雯,等.尾肠囊肿2例临床病理观察[J].诊断病理学杂志,2017,24(1):34-37.

[9]周建鹏,石小举,孙晓东,等.腹膜后米勒管源性囊肿误诊为肝囊肿一例[J].中华肝胆外科杂志,2015,21(2):116,144.

[10]林建中,石广东,吴宏飞,等.射精管囊肿2例诊治报告并文献复习[J].中华男科学杂志,2018,24(3):236-240.

[11]祁峰,成功,徐浩翔,等.附睾中肾管囊肿一例报告[J].中华泌尿外科杂志,2018,39(4):309.

10

继发性病变

10.1 腹膜癌性转移

【病例展示】

病例1

（1）病例摘要　患者女性,72 岁。①主诉:确诊结肠癌 1 年。②正电子发射计算机断层成像（positron emission computerized tomography,PECT）:提示盆腔囊性肿块代谢活跃,升结肠肠壁增厚代谢活跃,盆腔腹膜多处增厚代谢活跃,考虑转移。③乙肝表面抗原、乙肝核心抗体阳性。④肿瘤标志物:甲胎蛋白、癌胚抗原正常,CA125、CA72-4 升高。

（2）CT 表现　图 10.1A:轴位平扫,腹膜污垢样改变。腹腔少许积液影。图 10.1B:轴位动脉期,腹膜增厚,轻度强化。图 10.1C:轴位静脉期,腹膜增厚,渐进性强化。图 10.1D:轴位静脉期,盆腔囊实性占位,实性成分中度强化。

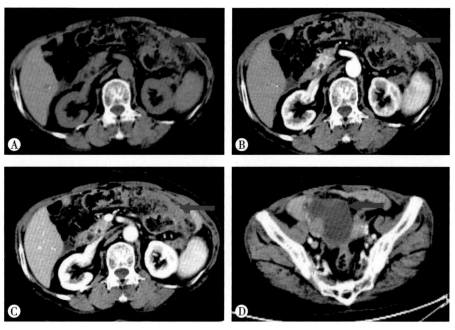

图 10.1　结肠癌腹膜转移

（3）穿刺病理　升结肠腺癌,盆腔腺癌。

病例 2

（1）病例摘要　患者男性,49 岁。①主诉:腹胀、纳差 3 个月。②既往史:因十二指肠球部溃疡行胃部分切除术后 30 年,胃癌扩大根治术后 1 年。③肿瘤标志物:甲胎蛋白、CA125 正常,癌胚抗原、CA19-9、CA72-4 升高。

（2）CT 表现　图 10.2A:轴位平扫,残胃壁厚,肝周、腹腔见积液影。图 10.2B:轴位动脉期,残胃壁厚,腹膜增厚,轻度强化。图 10.2C:轴位动静脉期,残胃壁厚,腹膜增厚,渐进性明显强化。图 10.2D:冠状位静脉期,腹腔大量积液。

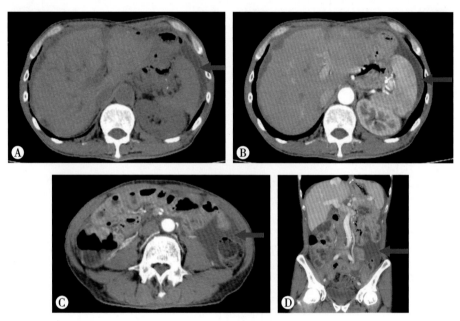

图 10.2　胃癌腹膜转移

（3）病理　腹水中可见异型细胞。

【病例分析】

腹膜癌性转移(peritoneal metastasis,PM)常被认为是癌症疾病的晚期阶段,预后极差。近年来随着新的技术和医疗策略的发展,腹膜转移患者的无病生存率和总生存率有所提高。腹膜转移最常见于胃肠道、生殖道和泌尿生殖道的癌症。卵巢癌、结肠癌和胃癌是迄今为止最常见的疾病。因为卵巢与腹膜的密切接触,所以卵巢癌是引起腹膜转移最常见的肿瘤性疾病,约占 46%。腹腔热灌注化疗与减瘤术联合应用,可增加腹膜转移患者的中位生存期,改善患者的预后。

胃癌腹膜转移程度的评估,主要有 3 种方法:1996 年提出的腹膜癌病指数(peritoneal cancer index,PCI);Gilly 分期,即通常提及的里昂得分,我国主要采用日本胃癌学会推荐并使用的腹膜转移评估方法。腹膜转移分期表示如下。PX:无法判断腹膜是否转移。P0:腹膜无转移。P1:存在腹膜转移。P1a:腹膜存在局限转移,转移部位仅局限小范围腹膜,例如胃周、大网膜、小网膜、横结肠膜前叶、胰腺膜、脾周围等处的腹膜。P1b:腹膜转移存在上腹部,包括横结肠的脏侧腹膜转移的情况。P1c:中下腹部和盆腔存在腹膜转移灶。P1x:确定存在腹膜转移,无法评估转移的具体部位和分布。腹腔游离癌细胞分期如下。CYX:无法进行腹腔灌洗液细胞学检查或因某种原因无法确定检查结果。CY0:腹腔灌洗液细胞学检查显示没有癌细胞。CY1:腹腔灌洗液细胞学检查未检测出癌细胞。

【诊断要点】

（1）平扫特征　腹膜局部增厚,或者弥漫性不规则增厚,呈饼状或污垢状改变,网膜增厚并见结节,呈饼状改变,肠系膜增厚,腹腔内脂肪间隙密度明显增高,或者呈多发条索样改变,大量腹水。当合并卵巢转移时,附件区可见囊实性或实性分叶状包块,实性部分明显不均匀强化。肠壁增厚,强化明显。

肝包膜下见多发小结节样异常强化灶。CT可以检测出50 mL以上的腹水。肠壁表面受侵时,肠壁可增厚并强化。

(2)增强特征 ①动脉期腹膜结节轻中度强化,较平扫更加明显。②静脉期腹膜结节轻中度强化,较平扫动脉期更加明显。

【鉴别诊断】

(1)肝硬化腹水 腹水密度呈水样,常无明显边界,肠管呈流动性向腹前部推移,有肝硬化及门静脉高压表现(图10.3)。

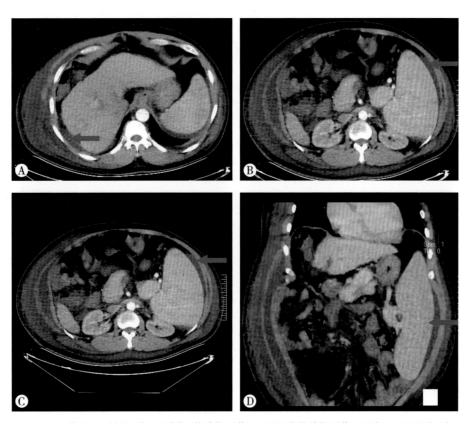

A~C.依次显示轴位平扫、动脉期、静脉期图像;D.冠状位静脉期图像。图中显示肝硬化、脾大。肝周、脾周积液,腹腔渗出,腹壁皮下水肿。

图10.3 肝硬化腹水

手术记录:同种异体肝移植术。

(2)结核性腹膜炎 好发于青壮年,临床上表现有低热、盗汗、消瘦等结核症状,腹部触诊呈柔韧感。CT表现为腹水、腹膜增厚,增厚的腹膜较为光整,增强后可见强化(图10.4)。

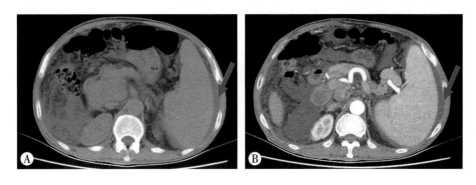

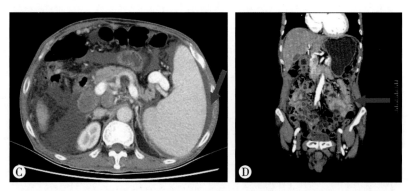

A～C. 依次显示轴位平扫、动脉期、静脉期图像;D. 冠状位静脉期图像。图中显示腹水、腹膜增厚。

图 10.4　结核性腹膜炎

病理:大网膜肉芽肿性炎,局灶可疑坏死。

(3)恶性腹膜间皮瘤　好发于中年女性,一般有石棉接触史,CT 表现腹膜囊实性改变为主,完全囊性罕见,囊壁厚薄不均匀,可出现囊内结节,增强扫描后囊内结节及实性部分强化明显(图 10.5)。

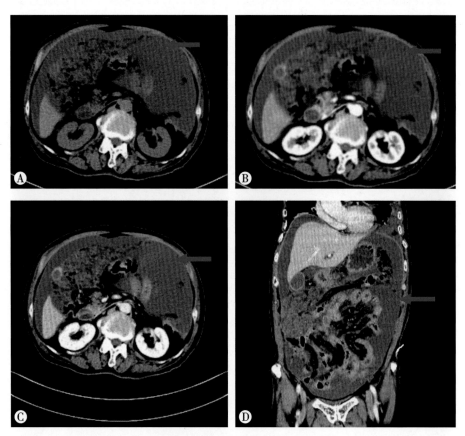

A～C. 依次显示轴位平扫、动脉期、静脉期图像;D. 冠状位静脉期图像。图中显示腹腔脂肪区域呈现广泛弥漫性混浊肿胀及多发斑片混杂液体密度影。

图 10.5　腹膜间皮瘤

病理:腹腔穿刺活检,符合恶性间皮瘤。

10.2 腹膜假性黏液瘤

【病例展示】

病例 1

（1）病例摘要　患者女性,57 岁。①主诉:阵发性腹胀 1 年,加重 1 个月。②既往史:左卵巢黏液肿瘤术后 3 年。③肿瘤标志物:癌胚抗原、CA125、CA19-9 升高。

（2）CT 表现　图 10.6A:轴位动脉期,脾大。肝外缘可见扇贝样压迹,脾内多发囊性结节,未见强化。图 10.6B:轴位静脉期,囊性结节未见强化。图 10.6C:冠状位静脉期,腹腔弥漫性改变,盆腔积液。腹、盆腔、小网膜囊多发囊性低密度团块,密度均匀,CT 值约 12 Hu。图 10.6D:矢状位静脉期,腹、盆腔多发囊性低密度团块,未见强化。

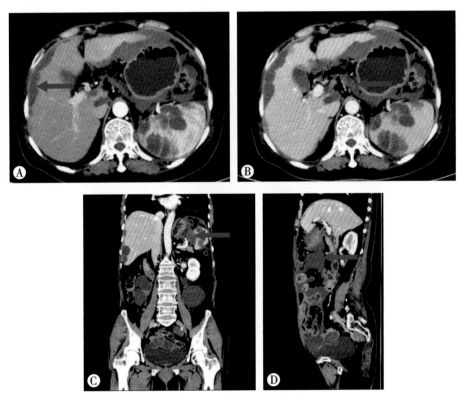

图 10.6　卵巢癌术后腹腔假性黏液瘤

病例 2

（1）病例摘要　患者男性,50 岁。①主诉:右下腹间断性疼痛 2 个月。②既往史:26 年前有"阑尾炎"病史,治愈后未复发。③肿瘤标志物:癌胚抗原、CA19-9 升高。

（2）CT 表现　图 10.7A:轴位平扫,阑尾未见显示,阑尾区可见肠管积液,扭曲成团,周围可见积液。图 10.7B:轴位动脉期,肠管壁轻度强化,其内及周围积液未见强化。图 10.7C:轴位静脉期,肠管壁持续强化,其内及周围积液未见强化。图 10.7D:冠状位静脉期,腹盆腔可见积液。

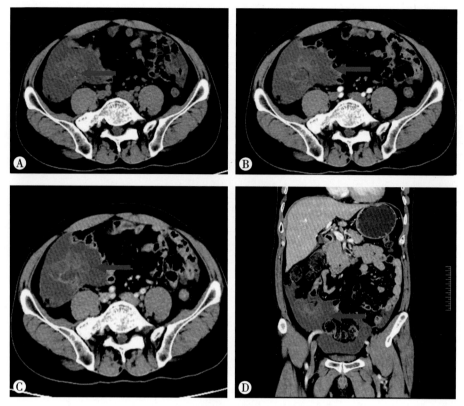

图 10.7　阑尾低级别黏液瘤伴假性黏液瘤

　　(3)手术记录　阑尾切除术。盆腔内满布胶冻样黏液。盲肠壁水肿,阑尾包裹于肿块内与周围粘连。

　　(4)术后病理　阑尾低级别黏液瘤伴假性黏液瘤。

【病例分析】

　　腹膜假性黏液瘤(pseudomyxoma peritonei,PMP),又称腹膜假黏液性腹腔积液,是腹膜转移性肿瘤的一种特殊表现类型。多由卵巢、阑尾的黏液性囊腺瘤或囊腺癌的破裂,致使黏液外漏,以腹腔内存在大量胶状黏液并引起腹膜广泛种植为特征的少见临床病变,每年发病率约为万分之一。近年研究发现腹膜假黏液瘤绝大多数起源于阑尾的黏液水平增生或肿瘤。术前影像检查十分必要,CT 应作为首选的检查方案,能很好地显示病变的分布范围及形态特征,判断疾病来源,为病变的评估提供有价值的线索。其主要治疗手段是减瘤术联合腹腔热灌注化疗,该疾病在组织病理学上属于低度恶性疾病,但因其黏液瘤细胞分泌黄色胶冻样液体容易在腹腔内种植、转移,故复发率高,一般死于肠梗阻、肠瘘、恶病质、多器官衰竭等并发症。术前肿瘤标志物水平、病理类型、发病年龄、辅助治疗等均可影响患者预后。

【诊断要点】

　　(1)平扫特征　腹腔呈弥漫性改变。肝脾等内脏外缘可见不同程度扇贝样压迹,腹盆腔黏液性团块,黏液团块大小不一,囊内密度略高于水,密度较为均匀,通常合并有网膜、肠系膜增厚,呈饼状或污垢状改变,密度增高或伴有网膜饼、结节等,阑尾或附件区可见囊状低密度肿块,CT 值略高于水。当肿瘤广泛性浸润腹膜、网膜,甚至与脏器粘成一块,使肠管不同程度聚拢,无漂浮感,形成"冰冻腹"。可有腹膜后淋巴结肿大或腹腔积液。胰腺、脾等内脏器官可被浸润或出现转移灶。

　　(2)增强特征　①动脉期腹盆腔黏液性团块未见明显强化,团块边缘轻度强化,腹膜结节轻中度强化,阑尾或附件区肿块增强后边缘轻度强化。内脏浸润或转移灶较平扫明显。②静脉期腹盆腔黏液性团块边缘轻度强化,腹膜结节轻中度强化,阑尾或附件区肿块增强后边缘轻度强化。内脏浸润或转移灶较动脉期显示更加明显。

【鉴别诊断】

同 10.1 腹膜癌性转移。

10.3　腹膜后淋巴结转移

【病例展示】

病例1

（1）病例摘要　患者男性,60 岁。①主诉:上腹部不适,反酸,恶心 1 个月。②肿瘤标志物:癌胚抗原、CA125、CA19-9、CA72-4 升高。

（2）CT 表现　图 10.8A:轴位平扫,胃窦壁增厚,胃窦周围、肝胃间隙、腹膜后多发增大淋巴结。大网膜局部增厚。图 10.8B:轴位动脉期,腹膜后增大淋巴结均匀中度强化,部分融合成团。图 10.8C:轴位静脉期,淋巴结渐进性强化。图 10.8D:冠状位静脉期,腹膜污垢样改变,腹腔积液。

（3）手术记录　胃窦活检。

（4）术后病理　胃窦腺癌,淋巴结可见转移癌。

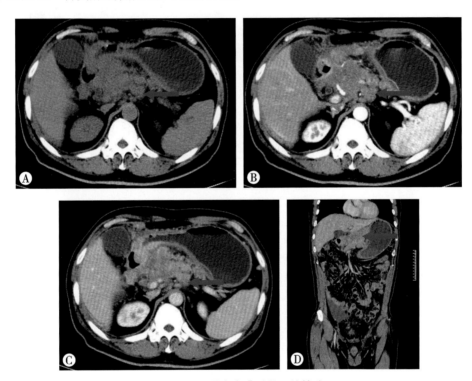

图 10.8　胃癌腹膜后淋巴结转移

病例2

（1）病例摘要　患者男性,73 岁。①主诉:体检发现左肾占位 1 周。②肿瘤标志物:癌胚抗原、CA125、CA19-9 正常。

（2）CT 表现　图 10.9A:轴位平扫,左肾中下极软组织占位,腹膜后可见多发增大淋巴结。图 10.9B:轴位动脉期,左肾占位明显强化,腹膜后淋巴结明显不均匀强化。图 10.9C:轴位静脉期,左肾占位强化程度减低,腹膜后淋巴结持续强化。图 10.9D:冠状位静脉期,腹膜后可见多发增大淋巴结,明显强化。

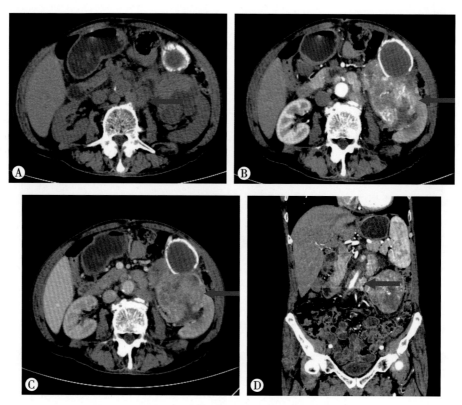

图 10.9　左肾癌并腹膜后多发淋巴结转移

（3）手术记录　腹腔镜下探查取标本。

（4）术后病理　左肾透明细胞肾细胞癌,淋巴结可见转移癌。

【病例分析】

　　腹膜后淋巴结转移(lymphnode metastases),主要指主动脉旁淋巴结及主动脉后淋巴结。淋巴转移是肿瘤常见的转移方式,一旦腹膜后淋巴结发生转移,则可能累及腹腔神经丛,引发腹痛、腹胀等一系列不良反应,不仅严重影响肿瘤患者生存质量,也是患者预后的重要影响因素。腹膜后淋巴结转移最常见于胃肠道和泌尿生殖道的癌症。明确腹膜后淋巴结是否转移十分重要,或可为腹膜后淋巴结清除术的临床应用提供指导意见。CT 检查不仅可以显示淋巴结的分布范围及形态特征,以及与腹部大血管的关系,还可显示原发病变,判断转移淋巴结来源。正常人的 CT 图像上,主动脉旁或下腔静脉旁看不见淋巴结。通常认为<5 mm 为正常,5～10 mm 为可疑,>10 mm 为异常。但明确有肿瘤病变存在时,即使<5 mm,也应疑为肿瘤所致。

【诊断要点】

　　（1）平扫特征　腹膜后淋巴结转移,分布范围比较局限,淋巴结形态大部分为圆形或类圆形,短长径比增大。密度可均匀,也可发生坏死。大多边界清楚,也可见多个淋巴结成簇分布,融合成团,隐约可分辨出淋巴结轮廓,或分辨不出单个淋巴结轮廓。

　　（2）增强特征　动静脉期淋巴结可均匀、不均匀或环形强化,强化程度明显。

【鉴别诊断】

　　（1）腹膜后淋巴瘤　一般可表现为椭圆形,也可以是圆形,多数融合成团块状,少数可见坏死,大多边界清楚,多部位同时受累。累及邻近血管时,肿大淋巴结对邻近血管不是侵蚀浸润和压迫使之变形,而是包埋血管,故称之为血管漂浮征或包埋征,增强扫描多表现为均匀密度增大淋巴结。不遵循淋巴引流途径,这是与转移淋巴结的鉴别点。

　　（2）腹膜后结核　由于淋巴结结核病灶中心常为干酪样坏死,而周边为炎性肉芽组织增生,增强后绝大多数表现为周边环状强化,且彼此易融合成"多房样"征象,这是其与转移性淋巴结的鉴别点。

（3）巨淋巴结增生 巨淋巴结增生包括局限型和弥漫型。局限型主要表现为单个肿块,弥漫型主要表现为全身多部位弥漫性淋巴结肿大、肝脾增大、腹水以及腹膜后水肿等。CT 增强扫描示病变强化明显,强化程度几乎与胸腹主动脉同步,延迟持续中度强化,局限型病灶中心可有钙化。其强化程度有助于与转移性淋巴结的鉴别。

参考文献

[1]中国抗癌协会胃癌专业委员会.胃癌腹膜转移防治中国专家共识[J].中华胃肠外科杂志,2017,20(5):481-490.

[2]韩方海,杨斌.解读第15版日本胃癌处理规约[J].中华胃肠外科杂志,2018,21(4):409-412.

[3]李刚,易亚辉,苏刚,等.腹膜假性粘液瘤CT表现特征及其诊断价值[J].医学影像学杂志,2017,27(2):369-372.

[4]王睿,李靖,梁盼,等.能谱CT术前预测胃腺癌淋巴结转移的价值[J].临床放射学杂志,2019,38(3):469-474.

[5]李靖,高剑波,王睿,等.基于增强CT影像组学术前预测胃腺癌淋巴结转移[J].中国医学影像技术,2022,38(6):878-883.

汉英名词对照索引